Stephanie Faber

unter Mitarbeit von Anita Furdek

Geheimnisse der Heilkosmetik

Ganzheitlich schön mit ätherischen Ölen und Pflanzen
Mit über 100 Rezepten

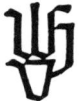

WILHELM HEYNE VERLAG
MÜNCHEN

HEYNE RATGEBER
08/5141

Stephanie Faber
unter Mitarbeit von Anita Furdek
Geheimnisse der Heilkosmetik
Ganzheitlich schön mit ätherischen Ölen und Pflanzen

Umwelthinweis:
Dieses Buch wurde auf chlor- und säurefreiem Papier gedruckt.

Copyright © 1993 by Wilhelm Heyne Verlag GmbH & Co. KG, München
Genehmigte Taschenbuchausgabe 1997
Printed in Germany 1997
Umschlaggestaltung: Atelier Adolf Bachmann, Reischach
Umschlagabbildung: Christophe Schneider, Darmstadt
Satz: Layer, Ostfildern
Druck und Verarbeitung: Ebner, Ulm

ISBN 3–453–12272–0

Inhalt

Die Natur als Lehrmeisterin der Kultur

Wenn wir die Begriffe *Natur* und *Kultur* miteinander zu einer ganzheitlichen Vorstellung der *Naturkultur* verbinden, wo wir uns selbst als Natur verstehen, stoßen wir auf Grenzen, die, vom Weltbild abendländischen Denkens errichtet, zwischen uns und der Natur als persönliche Erfahrung stehen. Die Erde, Bäume, Pflanzen, Steine und Elemente als lebende Wesen zu sehen, die ständig formend und neuschaffend sind, als Teil des Ganzen, und verwandt mit uns selbst zu begreifen – das werden wir eher über unsere Empfindung wahrnehmen und weniger über den Intellekt. Wir sehen, daß uns das naturwissenschaftliche Studium nicht gelehrt hat, die Erde zu lieben. Die Weltsicht der Überhebung gegenüber der Natur, seit Jahrhunderten gefördert durch Kirche und Wissenschaft, Forschung und philosophische Abgehobenheit, mit der sich der »Geist« seinen Platz über der Natur sucht, hat uns über viele Generationen geprägt und uns von der Einfachheit und der Klarheit entfernt, mit denen wir unsere eigene Naturkultur verstehen können.

Der Ungeist, der sich von der Natur getrennt hat, sie ohne Respekt benutzt, bedeutete in der naturwissenschaftlichen Forschung und Lehre, die Natur in Einzelteile zu zerlegen, um sich über die Funktionen oder die vom Ganzen isolierten Stoffe ein Bild zu machen, dem durch Abtrennung das Leben entzogen wurde. Wenn auch die Kenntnis der Einzelstoffe vorteilhaft ist, indem wir beispielsweise wissen, wie Vitamine, Mineralien oder Spurenelemente im Organismus wirken, so zerstörerisch ist dieses Wissen, wenn wir die Ganzheit aus dem Auge verlieren, sie nach der Analyse nicht wiederhergestellt wird, und wir nicht erfahren, weshalb das Wesen der Pflanzen, der Bäume oder der Elemente eine lebendige Symbiose mit allem und jedem bildet. Durch Teilung, Messung und Zählung lernen wir kaum etwas über den ursprünglichen Sinn in der Natur, daher auch wenig über unsere eigene Natur, und erfahren nicht, weshalb im ganzheitlichen Miteinander die jeweilige Individualität einer Naturerscheinung eine ganz bestimmte Idee, ihre eigene Naturintelligenz hat, die der Erhaltung der Vielfalt allen Lebens, auch unseres eigenen, dient. Die Kultur des Sinns geht verloren. Und schließlich bemerken wir, daß unser Wissen, wenn es sich mit der Aufzählung von Funktionen und ihren Wirkungsfeldern zufriedengibt, leer ist, da der lebendige Sinnbezug zum Sein der Natur und unserer eigenen Natur durch diese Methode des Studiums nicht gefunden, sondern zugebaut wird.

Die alten Kulturen, zum Beispiel die Naturkulturen sogenannter Primitiver, zeigen uns, weshalb die Menschen früher sich als Teil des Ganzen der Natur verstanden, wie sie Ehrfurcht und Achtung gegenüber der Natur zum Ausdruck brachten, indem sie der Natur zuhörten, mit der Natur und nicht, wie unsere Gesellschaft heute, gegen sie lebten. Das Unverständnis gegenüber der Natur, von dem wir seit Generationen geprägt sind, bedeutet heute für Pflanzen quälerische Monokultur, für Tiere unsägliches Elend, für die Elemente Vergiftung und für die Menschen geistige Verrohung. Und da heute die gleichberechtigte Lebensgemeinschaft von Natur und Mensch kein Teil unserer Kultur mehr ist, sind wir auch naiv geworden und glauben, es gäbe ein gesundes physisches oder psychisches Überleben ohne die Gesundheit der Natur. Der Zustand unserer Erde ist der Spiegel, die Projektion der inneren Verfassung der Menschen, die sie bewohnen. Wir mißhandeln uns selbst, wenn wir die Natur treten, die ein Teil von uns ist, und jedes Vergehen an der Natur ist eine Schädigung an uns selbst. Es ist nicht das Ziel der Forschung und der Industrie, Menschen, Erde, Pflanzen und Tiere glücklicher zu machen. Höchstmengenbelastet, stehen uns nicht einmal mehr die Grundgüter der Existenz, Sonne, Wasser, Luft und Erde, gefahrlos zur Verfügung.

Es wäre schön, wenn es angesichts dieser staatlich und intellektuell subventionierten Ausbeutung und Zerstörung eine sanfte Revolution der Naturintelligenz gäbe, die das Leben auf subtile Weise fördert, indem wir der Natur ermöglichen, ihren Lehren zuzuhören, um sie in der eigenen Existenz zu verwirklichen. Und da wir relativ wenig über die ganzheitliche Wirkungsweise der Natur, unserer Natur, gelernt haben, sind wir auf den Wissensschatz der alten Kulturen, auf unser eigenes Naturgedächtnis und auf unseren Instinkt angewiesen. Der Wahrheitsgehalt des Naturwissens, das unsterblich ist, ist uns nicht fremd und sitzt in jeder unserer Poren. Unser Umgang mit naturlichen Stoffen, den Düften, Aromen, Pflanzen und Ölen, trägt dazu bei, über die Sinne die Wiedererinnerung zu beleben, so daß wir physisch und psychisch großen Nutzen daraus ziehen. Sind wir bereit, den Lehren der Natur zuzuhören und ihnen zu folgen, führt sie uns doch auf ihre kluge Weise in unser eigenes Zentrum, wo wir jene Naturkultur wie einen verborgenen Schatz entdecken, nach dem wir lange gesucht haben. Vieles wird uns in Erinnerung kommen, das uns nicht fremd ist, weil wir es schon immer gewußt haben, so daß wir uns fragen, weshalb wir es je vergessen konnten.

Anschaulich zeigt eine kleine Geschichte aus der jüdischen Mystik das langsame Zerfallen und die Wiederauferstehung einer Bewegung alter Natur-weisheit im Judentum. Wir könnten auch sagen, daß diese tiefsinnige kleine Anekdote über die Wandlung, die alle Werte erfahren, bevor sie wiedergefunden werden, eine Hoffnung für die Zukunft symbolisiert, in der die Werte neu ver-standen werden und ihr geheimes Leben wieder fließt wie das klare Wasser, das in den Herzen der Generationen immer zu Hause war.

»Wenn der Baal-schem etwas Schwieriges zu erledigen hatte«, so erzählt die Geschichte aus dem alten Judentum, »so ging er an eine bestimmte Stelle im Walde, zündete ein Feuer an und sprach, in mythische Meditationen versunken, Gebete – und alles geschah, wie er es sich vorgenommen hatte. Wenn eine Gene-ration später der Maggid von Meseritz dasselbe zu tun hatte, ging er an eine Stel-le im Walde und sagte: ›Das Feuer können wir nicht mehr machen, aber die Gebete können wir sprechen.‹ – Und alles ging nach seinem Willen. Wieder eine Generation später sollte Rabbi Leib jene Tat vollbringen. Auch er ging in den Wald und sagte: ›Wir können kein Feuer mehr anzünden, wir kennen auch die geheimen Meditationen nicht mehr, die das Gebet beleben. Aber wir kennen den Ort im Walde, wo all das hingehört, und das muß genügen.‹ Und es genügte. Als aber wieder eine Generation später Rabbi Israel jene Tat zu vollbringen hatte, da setzte er sich in seinem Schloß auf einen goldenen Sessel und sagte: ›Wir können kein Feuer machen, wir können keine Gebete sprechen, wir kennen auch den Ort nicht mehr, aber wir können die Geschichte davon erzählen.‹ Und da sie die Tat diesmal nicht vollbringen konnten, wohl aber wußten, im alten Wissen den Schlüssel dafür zu finden, begannen sie von neuem zu suchen.«

Kontakt mit dem inneren Wesen

In den Naturkulturen war die Achtung gegenüber der Natur begleitet von ent-sprechend fürsorglicher Behandlung. Die in der Bibel vorgetragene Hoffnung Gottes, der Mensch möge Hüter der Erde sein, wurde vor allem von den indi-genen Kulturen bewahrheitet und gelebt. Vor kurzem berichtete das »Times Magazine«, daß durch die mit der Abholzung der tropischen Urwälder Malay-sias verbundene Ausrottung der Eingeborenen der Welt auch ein bedeutender medizinischer Wissensschatz verlorenginge, der durch die an den westlichen Universitäten üblichen Forschungsmethoden nicht mehr eingeholt werden könne, da die Kenntnis von der Kombination der Stoffe und ihren Anwendungsmöglichkeiten im Ausbildungsbereich der herkömmlichen Forschung nicht vermittelbar sind.

Die Pflanzen und die aus ihnen gewonnenen Heilmittel wurden auch bei den Ägyptern als lebendige Wesen angesehen, die beseelt sind. Und da das Wesen in der Natur dem eigenen Wesen verwandt ist, bestand ein Ritual vieler alter Völker darin, das eigene Wesen mit dem des Naturstoffs in engen Kontakt treten zu lassen. Bei diesem Wesen-zuWesen- Kontakt ersuchte derjenige, der den Naturstoff für Heilzwecke anwenden wollte, das innere Wesen der Pflanzen um Hilfe und verband das eigene Wesen mit der Pflanze oder mit dem aus ihr extrahierten Stoff. Die Hinwendung zum Geist der Pflanze, dieser Seele-zu-Seele-Kontakt, sollte eine Symbiose herstellen, die besagte: »Was du in mir bist, stärke in mir.« Denn jedes kleinste Teilchen der Natur, jedes Atom, wurde nicht als vom Menschen getrennter Teil, sondern als Teil des All-Seins betrachtet. Die geistige Hinwendung steigerte die energetische Kraft, das Potential der Stoffe, indem sie den Gleichklang aufnahm. Materie durch liebevolle Zuwendung zu beeinflussen, zu verändern und energetisch steigern zu können, wird unserer Vorstellung, die eine solche Innigkeit mit der Natur nicht mehr kennt, fremd vorkommen. Doch mag uns die eigene Erfahrung vertraut sein, daß alles, was wir mit Liebe und Hingabe tun, schöner wird, mehr strahlt und gedeiht, sei es ein Garten, ein mit Liebe zubereitetes Gericht oder eine Arbeit, die uns besser gelingt, weil wir Freude daran haben. Was wir mit Liebe tun, bekommt Glanz, was wir mit Gleichgültigkeit oder sogar Abneigung machen, wird stumpf, schwer und verliert Geist.

Wir sind gewohnt anzunehmen, daß jede Materie aus Atomen besteht, d. h. aus Systemen von einem Kern und Elektronen. In den letzten Jahren haben uns die Forschungen in der Physik gezeigt, daß Materie auch noch ein Konglomerat von Elementarteilchen ist, die nicht in einem atomaren Verbund stehen. Ein solcher Zustand der Materie erhielt die Bezeichnung Plasma. Die eigentlichen Eigenschaften des Plasmas treten durch die Einwirkung von Magnetfeldern zutage, und unter Einwirkung eines Magnetfeldes wird die Teilchenbewegung geordnet. Eine kollektive, wechselseitige Beeinflussung der Teilchen tritt dann deutlich auf, wenn die Bewegung eines Teilchens sich im Takt mit der Bewegung anderer Teilchen vollzieht. Forschungen haben auch gezeigt, daß sich fast die gesamte Materie des Weltalls, von dem wir ein Teil sind, im Plasmazustand befindet.

Nehmen wir also an, daß Zuwendung und Liebe starke Energien sind, die Magnetfelder mobilisieren, und nach den alten naturweisen Vorstellungen das *Gleiche vom Gleichen* erkannt beziehungsweise das *Gleiche vom Gleichen* gefördert und geheilt werden kann. Heute haben wir die Möglichkeit, durch die Methode der Kirlian-Fotografie derartige Veränderungen an den Objekten sichtbar zu machen. Die Methode, benannt nach ihren russischen Entdeckern Semjon und Walentina Kirlian, ist eine Fotografie, die mit Hilfe von Hochfrequenzströmen arbeitet. Die Bilder zeigen die Verteilung elektrischer Ladungsträger – Elektronen, negative oder positive Ionen – in einem Hochspannungs-Hochfrequenzfeld. Anhand der Qualität der Leuchterscheinungen – Form, Struktur und Farbe – läßt sich der bioenergetische Zustand eines so fotografierten Objekts beurteilen. In der medizinischen Diagnostik dient die Kirlian-Fotografie der Hände beziehungsweise der Fingerspitzen dazu, den Gesundheits- und Bewußtseinszustand der Patienten abzubilden.

Bei unserer Vorbereitung für die Kirlian-Fotografie mit Naturstoffen suchten wir Wesen-zu-Wesen-Kontakt, eine liebevoll-meditative Hinwendung zum fotografierten Objekt, nachdem es zuvor ohne Berührung der Hände fotografiert worden war, damit wir die Unterschiede sehen konnten. Wir starteten die Versuche mit der Verwendung von normalem Leitungswasser, mit Wasser aus einer Heilquelle und einen weiteren Versuch mit natürlichem Jasminöl. Unsere Vorbereitung bestand darin, mit den Flüssigkeiten, die wir in kleinen Fläschchen in die Hände nahmen, Wesen-zu-Wesen-Kontakt aufzunehmen, die Seele der Naturstoffe mit der eigenen Seele in Verbindung zu bringen, begleitet von dem Wunsch, in der Symbiose Mensch und Natur gemeinsam das höchste Potential zu entfalten. Wir sehen auf den Abbildungen (siehe Bildteil) deutliche Veränderungen im energetischen Umfeld der fotografierten Stoffe, mehr Vitalität, eine wesentlich ausgedehntere Konzentration ihres Abstrahlungsfeldes. Es gab keinen Zweifel, daß die Energie durch den Wesen-zu-Wesen-Kontakt erweitert worden war.

Wenn wir also mit allen Dingen und mit den natürlichen Stoffen, von denen wir wünschen, daß sie uns heilen, gesünder und schöner machen, liebevoll umgehen, werden wir größere Erfolge mit ihnen und mit uns selbst haben, und dieses Leben zu fühlen, wird uns helfen, das Geben und Nehmen zwischen den Naturstoffen und uns in natürlich freundliches Gleichgewicht zu bringen. Wenn wir Schönheits- und Heilmitteln und auch Nahrungsmitteln mit diesem Bewußtsein begegnen und empfinden, daß wir es mit lebenden Stoffen zu tun haben, die uns ähnlich sind wie Bruder und Schwester, die uns fördern und bereichern, dann werden wir zu einer Kultur des Zwecks finden, aus der wir physisch und psychisch großen Nutzen ziehen. Die Naturstoffe schicken ihre Botschaften an die Einheit Mensch als ganzheitliches System, das schließt Körper, Geist, Psyche und Denken ein. Über die Erfahrung unserer Sinne werden wir herausfinden, welche Nachrichten die Natur uns schenkt, was uns hilft, uns selbst als Natur mehr zu verstehen, was uns gesünder und schöner macht. Der Wert der Heilkosmetik besteht darin, uns mit der Natur zu verbinden, damit wir die Schönheit in uns selbst wiederfinden.

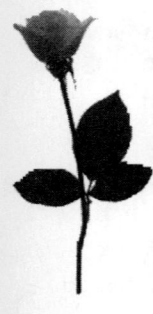

Von Kindheit an waren Düfte für mich
der Ausdruck des innersten Wesens der Dinge,
und ich hatte immer das Gefühl,
daß ich mich durch den Geruch mit den Dingen
vereinige. Blumen, ätherische Öle
und besonders duftende Harze waren für mich
unzweifelhaft Durchbrüche in dieser Welt
und Zugänge zu einer anderen.
Pawel Florenski

Die Heilkraft der Düfte

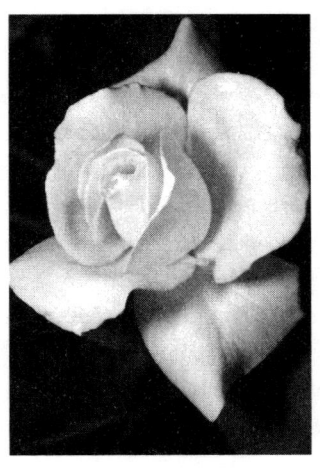

Die Naturbotschaft der Düfte

Die Wahrnehmung unserer äußeren und inneren Welt ist ohne festlegbare Grenzen verwoben in ein Wechselspiel unserer Sinne: Das Hören und das Sehen, der Tastsinn, der Geruchs- und der Geschmackssinn vermitteln uns lebendige Wirklichkeit in einer Fülle von Vorstellungen, die von unserer Sinneswahrnehmung geprägt sind. Über das Hören nehmen wir Laute, Sprache und Klang wahr, über das Sehen Farben und Formen, über das Tasten Struktur, Wärme und Kälte, über das Schmecken die Nuancen von süß-bitter, salzig-sauer und über den Geruchssinn, im Wechsel zwischen Ein- und Ausatmen, die unendliche Vielfalt wohlriechender Düfte oder unangenehmer Gerüche. Die Düfte oder Gerüche haben unmittelbaren Zugang zu Bewußtsein, Gewahrsein und Erleben, und meist sind unsere Vorlieben oder Abneigungen für bestimmte Düfte mit Erlebnissen verknüpft, an die wir, bedingt durch die sie begleitenden Geruchseindrücke, subjektives Erinnern herstellen. Mit jeder Berührung, mit Wort, Klang, Geruch und Geschmack, mit Farb- und Formeneindruck sind Empfindungen verbunden, die, ineinander vernetzt, unsere Vorstellungswelt und unser individuelles Erinnerungsvermögen gestalten.

Die Besonderheit oder Energie eines Dufts steht also in unmittelbarem Zusammenhang mit unserem Gedächtnis, und die Herkunftsunterscheidung von Gerüchen entstammt, neben unserem individuell geprägten Erinnern, auch unserem Instinkt und angeborenen Naturgedächtnis. So können wir beispielsweise sagen, daß jeder den Duft von Rosen angenehm finden wird, sozusagen ein kollektives Naturgedächtnis für die Lieblichkeit dieses Dufts besteht, und doch mancher ihn ablehnen wird, weil für ihn mit Rosenduft vielleicht unliebsame Erinnerungen verbunden sind. Trotzdem bleibt die Rose eine Rose. Die feinen Fäden zwischen Verstand und direkter, intuitiver Naturerfahrung zu knüpfen ermöglicht uns, die Natur in uns als lebendig wahrzunehmen, uns zusammengehörig mit aller Natur zu empfinden. Es wird uns klar, daß der durch die Atmung in den physischen Körper eintretende Duft in seiner spezifischen Charakteristik im großen Rechenzentrum unseres Erinnerungsvermögens von unserem Naturgedächtnis erkannt werden kann, weil der Gleichklang dieses Dufts in uns nichts Artfremdes antrifft und er bereits in unserem Naturgedächtnis zu Hause ist. Der Mystiker Meister

Eckehart drückt dieses Wiedererkennen sehr schön aus: *»Betrachte ich die Lilien auf dem Felde, dann sehe ich wohl ihren Schein, ihre Farbe und ihre Blätter, aber ihren Duft sehe ich nicht. Warum? Weil der Duft in mir ist. Was mich ansprechend dünkt, das ist in mir, und ich spreche es aus mir heraus.«*

Und schließlich stellen wir auch fest, daß die sinnen- und duftfeindliche Weltanschauung mancher Menschen eine Projektion ihrer Innenwelt ist, die der natürlichen Sinnenfreude den Krieg erklärt hat und – wie beim Philosophen Immanuel Kant, der sich beim Spazierengehen ein Taschentuch vor die Nase hielt, damit er die Düfte der Welt nicht wahrnehmen mußte – in einer geradezu neurotischen Angst vor der Herausforderung der die Düfte begleitenden Naturbotschaft gipfelt. Und von abendländisch sinnesfeindlicher Naturentfremdung geprägt, behandelten auch die Kirchenväter die Düfte, als seien sie eine Erfindung des Teufels und nicht ein göttlicher Urgedanke der Schöpfung.

Stellen wir uns vor, die Natur als Schöpfung und auch unser Naturgedächtnis seien intelligenter, als wir zu denken in der Lage sind, so mag die Raffinesse, die sich bei der wissenschaftlichen Analyse von Duftstoffen zeigt, darin liegen, daß die Information der Düfte in bestimmten, für das Auge nicht wahrnehmbaren Farben und Formen an das Bewußtsein übermittelt wird. So haben kampferartige Düfte kugelförmige Moleküle, moschusartige scheibenförmige, Blumendüfte runde, mit einer Art ovaler Verlängerung, und mentholhaltige Düfte keilförmige Moleküle. Wenn wir Düfte einatmen, insbesondere die ätherischer Öle, verursacht ihre Energie molekularer Schwingung, Form und Farbe Veränderungen in den Schleimhäuten, sie schwingt in den feinen Härchen und Geruchsnerven mit und stimuliert das Geruchsfeld des Gehirns. Alle Düfte – oder üblen Gerüche – rufen Stimmungen hervor und können sie verstärken. Sie bewegen das Gemüt und stimulieren die subtile bewußte oder unbewußte Wahrnehmung. Durch Form und Farbe und die in ihrem Gesamtcode enthaltene Information gelangen die Düfte in unser Bewußtsein.

Da Duftstoffe das Bewußtsein programmieren und vor allem das Kaufverhalten manipulieren können, haben sich raffinierte Werbeleute trickreiche Mischungen von Duftnoten für Geschäfte und Kaufhäuser ausgedacht, welche die Käufer in leichte und heitere Stimmung versetzen, damit sie weniger auf ihre Geldausgaben bedacht sind. In Verbindung mit berieselnder Stimmungsmusik sind diese scheinbar harmlosen Unterhaltungsmethoden gezielte Strategien der Verkaufstechnik auf dem Schlachtfeld der Umsatzsteigerung.

Die Tatsache, daß unser Alltagsleben mehr von eher unangenehmen Gerüchen und Gestank als von heilwirksamen, lebensbejahenden Wohlgerüchen begleitet ist, sollte uns auch klarmachen, wie sehr die destruktiven, naturverneinenden Gerüche unsere Empfindungswelt, unsere Stimmungen, unsere Gefühle und schließlich unsere natürlichen Instinkte schädigen. Der Ansturm unnatürlicher, negativer Gerüche ist gewaltig. Er beginnt in Wohnungen und Häusern, wo wir vom Baumaterial bis zum Teppichboden, von der Wandfarbe bis zum Alleskleber von destruktiven Gerüchen umgeben sind, das setzt sich fort mit chemischen Spül- und Waschmitteln, in der synthetischen Chemie der Kosmetika und einer Vielzahl von Dingen des täglichen Bedarfs bis hin zum Abgasgeruch auf der Straße. Wenn die natürlichen, schönen Düfte in der Lage sind, unser Bewußtsein durch ihre Naturinformation heilend und positiv zu beeinflussen, sollten wir auch beachten, wieviel destruktive Negativität wir täglich über die Atmung konsumieren. Ich bin der Ansicht, daß die große Zunahme psychosomatischer Störungen durch den zerstörerischen Gestank der Alltagschemikalien gefördert wird, und geistiges Wohlbefinden und körperliches Gleichgewicht und Gesundheit durch die Verbannung des Gestanks aus unseren Häusern wachsen würden. Die sanfte Therapie der Wohlgerüche könnte das allgemeine Bewußtsein über das symbiotische Zusammenspiel zwischen Mensch und Natur wiederherstellen, unser Naturgedächtnis und unsere Überlebensinstinkte stärken und gesunden lassen. Gegen die destruktiven Gerüche der Straße oder die umweltvergiftenden Chemikalien in Luft und Wasser können wir uns nur bedingt wehren; daß wir aber in den eigenen vier Wänden destruktive Chemie freiwillig dulden, ist unverständlich, und wir sollten uns fragen, ob wir nicht schon viel Naturinstinkt eingebüßt haben, wenn wir uns willig zum Opfer einer verantwortungslosen Industriemechanistik machen lassen.

Die Heilkraft der Düfte und Aromen

Wenn wir die Kulturgeschichte der Wohlgerüche betrachten, wird uns mehr und mehr bewußt, weshalb die ausgeprägte Duftkultur der Antike, der asiatischen Völker und der indianischen Naturkulturen die ganzheitliche Beziehung und Symbiose zwischen Mensch und Natur besser verstand als wir heute. Wir leben in einer Zeit, deren Mangel an Wissen über die vielfältigen Beziehungen zwischen Mensch und Natur vor allem in der medizinischen Forschung zu einer verhängnisvollen Entfremdung des Menschen von seiner eigenen Natur geführt hat. Eine der wichtigsten Prämissen der Forschung besteht darin, nur sichtbare Erscheinungen und das sogenannte Beweisbare, mit welch fragwürdigen Methoden dies Beweisbare auch immer herausgefunden wurde, für gültig zu erklären. Dieser Denkansatz führte in die mechanistische Auffassung vom Menschen und damit in die Apparatemedizin, die seine Vielfalt und Vernetztheit in ein System von Körper, Geist, Psyche und Denken nicht ganzheitlich berücksichtigt. In den antiken Kulturen, wo Ärzte noch Priester, Heilige, Weise und Seher waren, wurde die Natur im Menschen geachtet, und die Verwendung von Düften und Aromen diente dazu, die im Menschen inhärente Natur, die durch die Krankheit ins Ungleichgewicht gekommen war, wieder in Balance zu bringen. Und dazu wählte man Mittel, Düfte, Aromen und Farben, deren Information an die Psyche – wie ein Code – Rückerinnerungskraft an den gesunden Naturzustand besaß, um die Selbstheilungskraft zu stärken und die Molekularstruktur des physischen Körpers zur Wandlung anzuregen.

Diese holistische Auffassung des Gesamtsystems Mensch als Natur, heilbar durch Stoffe, die seiner Natur ähnlich und nicht wesensfremd sind, hatte die weise Lehrmeisterin Natur ernst genommen und sich nicht eitel über sie erhoben. Wir sehen, daß eine weitere Heilvorstellung der alten Kulturen darin bestand, über die Sinne zum Sinn zu finden, und die geistige Information, die in den Duftstoffen zu Hause ist, ein wichtiger Aspekt ihrer ganzheitlichen Heilmethoden war. Ihre hohe Kultur bestand darin, den Geist in der Materie zu kennen und zu wissen, wie er über die Atmung wirkt. Die Heilkunst war nicht theoretisch, sondern wurzelte in tiefverstandener geistiger Erfahrung, die von der Achtung gegenüber der Natur geprägt war.

Es wird deutlich, daß die Wohlgerüche, die über die Sinne zum Sinn führen, für zahlreiche Zwecke eingesetzt wurden. Räucherwerk diente der Ehre der Götter, Salbungen mit duftenden Ölen den Übungen der inneren Einkehr, andere Wohlgerüche der Liebeskunst und Verführung, der Schönheit und Körperpflege, viele waren sowohl Küchengewürz als auch Heil- und Schönheitsmittel, und viele Aromen halfen üble Gerüche oder das Böse schlechthin auszutreiben. Nicht immer wurden die Anwendungsbereiche, wie die sakraler Verehrung, medizinischer Anwendung, der Schönheitspflege, von Magie und Liebeskunst streng voneinander getrennt, und mit Ausnahme der geheiligten Öle und Aro-

men, die ehrfurchtgebietenden Respekt verlangten, auch weil sie Uneingeweih-
te in den Wahnsinn treiben konnten, finden wir zahlreiche Überschneidungen
der Anwendungsgebiete. Ein weiteres Feld war das der Rauschmittel und Opia-
te, die durch Einatmen oder Kauen von duftenden Blättern oder Beeren in
Ekstase versetzten, plötzliche Inspiration oder Delirium hervorriefen. Ein
schöpferischer Hauch, ein Funke, der das Bewußtsein erhellen half, war in vielen alten Kulturen, insbesondere bei den Griechen, nicht nur den Erleuchteten
vorbehalten.

Die Beschaffenheit der Wahrnehmungen der Natur ähnlich zu machen,
bedeutet, die Weisheit der Natur als identisch mit der eigenen Natur anzuer-
kennen und die Göttlichkeit ihres Wissens in uns auf eine Weise zu stimulieren,
die der ganzheitlichen Gesundung und Schönheit des inneren und äußeren
Menschen dient, also auch unserem Denken und Handeln. Wenn wir von der
Natur etwas bekommen, von ihr nehmen, verpflichten wir uns, etwas zurück-
zugeben. Dies ist auf viele Arten möglich, und ein Geschenk an die Natur könnte darin bestehen, daß wir dazu beitragen, ihre Würde wiederherzustellen,
indem wir ihre Lehre verstehen.

Bei der Entwicklung innerer und äußerer Schönheit verleihen uns die über
die Atmung auf das Nervensystem einwirkenden Düfte subtile Heilkraft, deren
Ziel das ganzheitliche Schönwerden ist. Die Duftwirkung auf Körper, Geist und
Psyche, auf Denken, Verhalten und Handeln trägt dazu bei, unser natürliches
Gleichgewicht zu finden und mit manchen Herausforderungen des täglichen
Lebens leichter zurechtzukommen. Blumen, Heilkräuter, duftende Öle und
Aromen sind die Freunde der Menschen, und wir sollten wieder lernen, in Symbiose mit ihnen zu leben. Sie helfen uns, Wege zu ebnen, Anschauungen zu wan-
deln, das Herz zu öffnen, damit wir mehr sehen, hören und verstehen. Werden
sie angemessen, zur rechten Zeit und zum rechten Zweck verwendet, entfalten
sie in uns die Qualitäten ihrer Werte und Tugenden, sie transformieren veraltete Anschauungen und unterstützen unser natürliches Wachstum. Sie vertiefen
und erhöhen unsere Sinne, unser Fühlen, und sie zeigen uns Wege, zu innerer
Harmonie zu gelangen. Mehr Entspanntheit und Ruhe, mehr Gelassenheit und
Balance lösen uns von körperlichen und psychischen Spannungen, die wir
schließlich als Hindernisse auf dem Weg zu ganzheitlicher Schönheit erkennen
und zu meistern wissen. Wir lernen Werte, die in unserer Vorstellungswelt
unentdeckt und ungenutzt waren, neu zu schätzen, so daß wir die Vielfalt und

Lebendigkeit unseres Gesamtausdrucks als Individuum auch als Teil einer großen Ganzheit der Natur sehen werden. Unsere Naturzugehörigkeit als Realität zu empfinden, wird uns glücklicher und unser Leben erfüllter machen.

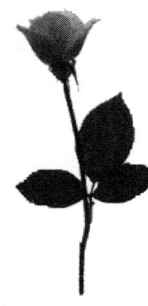

Müsset im Naturbetrachten
Immer eins wie alles achten:
Nichts ist drinnen, nichts ist draußen;
Denn was innen, das ist außen.
So ergreifet ohne Säumnis
Heilig öffentlich Geheimnis.

Freut euch des wahren Scheins,
Euch des ernsten Spieles;
Kein Lebendiges ist Eins,
Immer ists ein Vieles.

Johann Wolfgang von Goethe

Düfte im Haus

Potpourris Unter Potpourri verstehen wir ein aus verschiedenen Melo-
dien zusammengesetztes Musikstück und in der Duftwelt
ein kleines Meisterwerk aus Duftnoten. Die vielfältige
Zusammenfügung wohlriechender Materialien, getrockneter
Blütenblätter, Rinden, Schalen, Gewürze und Parfümöle
erschaffen die Komposition eines Potpourris, das wir als
Duftkörbchen oder Duftschale in allen Räumen aufstellen
können. Der französische Osmologe Piesse sagte, die
Zuordnung der Pflanzendüfte zu den Tönen der Musik sei
wie eine Tonleiter von Duftnoten und die Gesamtwirkung
der Töne der Düfte so harmonisch wie eine gute Komposition. Hier sind seine Duftstoffzusammenstellungen, entsprechend der Tonleiter der Musik.

c   Veilchen, Akazie, Tuberose, Zitronenblüte, frisches
     Heu, Eberraute
d   Bittere Mandel, Portulak, Narzisse, Pfeifenstrauch,
     Pfefferminze
e   Bergamotte, Zeder, Ambra, Magnolie, Lavendel
f   Minze, Ananas, Zitrone
g   Patschuli, Vanille, Steinbrech, Storax, Gewürznelke,
     Sandelholz
a   Heliotrop, Lilie, Moschus, Riechbohnen, Tolonbal-
     sam, Zimt, Rose
h   Waldrebe, Kalmus, Pergularia, Perubalsam, Geranie,
     Nelke

Potpourri- Getrocknete Blüten, Blätter, Rinden, Schalen, Gewürze sind
Zubereitung die Grundlagen des Potpourris. Wir sammeln die Blütenblätter oder auch ganze Blütenköpfe und legen sie zum

Trocknen für einige Tage auf Zeitungspapier oder breiten sie auf Korbgeflechten aus. Getrocknet werden die Pflanzen immer im Schatten, niemals in der Sonne. Sobald die Blätter getrocknet sind und wie Pergamentpapier rascheln, können sie mit den anderen Zutaten in das Potpourri gegeben und mit Parfümöl parfümiert werden. Die Mischung wird in einen Korb, in eine schöne Glas-, Holz- oder Keramikschale gefüllt, je nachdem, in welchem Raum sie aufgestellt werden soll. So verströmt das Potpourri seinen köstlichen Duft im Haus, in den Schlaf- und Wohnräumen, in Bad und Toilette, im Hausflur oder in der Küche. Da im Lauf der Zeit der Duft des Potpourris nachläßt, werden wir die getrockneten Pflanzenteile erneut mit Parfümölen beträufeln; je länger wir das Potpourri haben und je häufiger es mit Duft angereichert wird, desto gehaltvoller ist sein Aroma.

Um die Duftöle im Potpourri besser haftbar zu machen, *Füllstoffe* können wir den Pflanzenteilen Füllstoffe untermischen. Hierbei gibt es verschiedene Möglichkeiten: Als Füllstoff verwendet man in der Parfümerie Iriswurzelpulver, das ein hervorragender Träger und Bewahrer von Düften ist. Auch Watte eignet sich gut dazu; wir zupfen daraus kleine Bällchen, die zwischen die Blüten- und Kräutermischung gestreut werden und die Düfte recht gut festhalten. Eine alte Methode besteht darin, Sägemehl unter die Mischungen zu heben; in einer üppigen Mischung aus Blüten und Gewürzen wird das Sägemehl sogar in einem Glasgefäß nicht identifiziert, es verunstaltet also keineswegs ein hübsches Kunstobjekt.

Wie das Potpourri zusammengestellt wird, hängt davon ab, welche Blüten uns zur Verfügung stehen und welchem Zweck die Duftkomposition dienen soll. Für die Küche eignen sich Gewürzmischungen und getrocknete Küchenkräuter, für Bäder erfrischende Zitrus- und Pfefferminzmischungen, für Wohn- und Schlafräume blumige Aromen. Die

nachfolgenden Duftbeschreibungen sollen verschiedene
Anregungen geben; wir sollten nicht unterschätzen, wie subtil die verschiedenen Potpourris auf Menschen und Raumatmosphäre wirken.

Sachets   Sachets sind duftende Riechkissen, die wir in den Kleider-
schrank zwischen die Kleider hängen oder im Wäsche-
schrank zwischen die Wäsche legen. Die kleinen Stoffkissen
sind einfach zu nähen, etwa 10 cm breit, 15 cm hoch, aus
Baumwolle, Leinen oder Futterseide. Das gefüllte Kissen
wird mit einem hübschen Band zugebunden. Die Füllung
wird aus der großen Vielfalt der duftenden Pflanzenteile
dem Zweck entsprechend ausgesucht, und die getrockneten
Pflanzenteile und Gewürze werden, wie beim Potpourri, mit
dem passenden Duftöl parfümiert.

Aromalampe   Eine weitere Möglichkeit, Düfte im Raum zu verbreiten, bietet die Aromalampe. Die auf einem Rechaud stehende Schale
wird mit Wasser gefüllt und mit einigen Tropfen ätherischem
Öl oder Ölmischungen versehen. Beim Kauf einer Aromalampe sollten Sie darauf achten, daß die Schale nicht zu klein
ist, denn wenn sie nur wenig Wasser faßt, muß häufig Wasser
nachgefüllt werden, noch bevor das Teelicht abgebrannt ist.
Gelegentlich wollen wir die Duftlampe über Nacht im
Schlafzimmer brennen lassen, und es würde unnötige Mühe
machen, wenn man sie nach kurzer Zeit nachfüllen muß.
Wenn Sie keine Duftlampe haben, nehmen Sie eine kleine
Schale aus Jenaer Glas oder ein feuerfestes Keramikschäl-
chen, das etwa eine Tasse Wasser faßt, und stellen Sie es auf
den Rechaud, das erfüllt den gleichen Zweck.
    Wenn das Wasser erhitzt wird, verdunsten die auf seiner
Oberfläche schwimmenden Öltröpfchen und gelangen über
die Atmung in den Organismus. Diese wirksame Methode der
Duftverteilung hilft uns, ganz gezielt Nutzen aus ihrer Heilkraft zu ziehen und der ganzheitlichen Schönheit zu dienen.

Eine weitere Möglichkeit, Duft durch Dampf zu verteilen, besteht darin, einige Tröpfchen ätherisches Öl in die an den Heizkörpern angebrachten Luftbefeuchter zu geben. In den Wintermonaten ist dies eine einfache Methode, den Räumen frischen Duft zu verleihen und den heilenden Einfluß der Öle auf den Organismus wirken zu lassen. Andere Geräte für die Raumbefeuchtung dienen dem gleichen Zweck, und die allereinfachste Methode besteht darin, eine kleine Schale mit parfümiertem Wasser auf den Heizkörper zu stellen.

Wenn wir mit der Wirkung mancher Düfte näher vertraut werden und mit ihnen arbeiten wollen, wird schon das Riechen eines Duftöls zum heilwirksamen Informanten. Abgefüllt in ein kleines Fläschchen können wir das Duftöl in der Handtasche bei uns tragen und den Duft einatmen, wann immer uns danach zumute ist. Manche Düfte beruhigen uns in Streßsituationen, daher ist das Riechfläschchen eine gute Sache für Menschen, die beruflich bedingt häufig solchen Situationen ausgeliefert sind. **Riechfläschchen**

Manche Aromen, wie Harze oder getrocknete Kräuterteile, die nicht wasserlöslich sind, geben ihren heilwirksamen Duft durch Verbrennen ab. Diese Stoffe werden auf ein wenig Holzkohle, die wir in eine kleine Schale aus Gußeisen legen, verbrannt. Die Holzkohle wird angezündet, zum Glühen gebracht, dann werden die Duftkörper darübergestreut. Der aufsteigende aromatische Rauch dient ganz bestimmten Zwecken, sei es für Räume, Körper und Wohlbefinden, die wir, im einzelnen beschrieben, im nachfolgenden Textteil vorstellen. **Duftender Rauch**

Den flachen Ring aus hitzefester Keramik können wir in Natur- und Bioläden kaufen. Wird der Ring mit ätherischem Öl beträufelt und auf die Glühbirne einer Lampe gelegt, ver- **Keramikring**

dampft durch die Hitze das Öl und steigt als duftender
Rauch in den Raum. Auch das ist eine gute Methode, Düfte
im Raum zu verteilen, das Raumklima zu verbessern und
den Duft über die Atmung wirken zu lassen.

Anis

Ein Gewürz für süße Träume

**Bräuche,
Mythen und
Legenden**

Eine der berühmten Rezeptsammlungen der römischen
Küche, *De re coquinaria,* vom Ende des 4. Jahrhunderts
n. Chr., geht auf den in Rom lebenden Gastronomen Apici-
us zurück. Er führt eine Liste der aromatischen Pflanzen
und Gewürze an, deren Geruch und Geschmack in der
Duftvielfalt eines Haushalts stets vorhanden sein sollten;
dazu gehören: Anis, Baldrianblatt, Costus, Dill, Fenchelsamen, Ingwer, Kardamom, Koriander, Echter Kümmel,
Lavendel, Liebstöckel, Myrtebeeren, Nelken, Petersilie,
Pfeffer, Rauke, Safran und Sesam.

Anis wurde auch in Ägypten und in Griechenland
benutzt, nicht nur zum Würzen von Kuchen, Brot und
Gebäck, in Indien zur Herstellung bestimmter Currys, sondern wie vielen anderen Gewürzen wurden ihm auch
bestimmte Wirkungen auf die Psyche zugesprochen. Anissamen wurden in Duftkissen oder in Kräutermischungen im
oder unterm Bett verteilt, um einen ruhigen Schlaf zu garan-
tieren. Es hieß, wer mit Anissamen unter dem Bett schlafe,
behalte während der ganzen Nacht ein Lächeln auf dem
Gesicht.

Die Griechen nahmen Anis, um die künstlerische Kreativität und die poetische Natur anzuregen. Ein Krieger hätte
nicht die Wahl getroffen, auf Anissamen zu schlafen, da er
zu sanft und zu zart auf die Psyche wirkt. Anis wurde mehr
von Sensiblen bevorzugt, von Dichtern, Komponisten, Mu-
sikern und Malern. Anissamen wurde auch verbrannt, um

mit dem Duft seines Rauchs die Phantasie zu stimulieren.
Die Griechen begnügten sich nicht nur damit, ihre Idole,
Altäre, Priester und Priesterinnen zu beräuchern, sie ver-
wendeten Duftrauch auch in Häusern und für die Kleidung.

Nun gehört Anis zu den Gewürzen, von denen eine
Überdosis Erschöpfung und Gefühlsverwirrung auslösen
kann; dies gilt auch für eine Überdosis Absinth, der aus
Anissamen gewonnen wird. Im 19. Jahrhundert war die
Abhängigkeit von Absinth in Frankreich weit verbreitet,
und es war Mode, nach dem Essen Anis- und Fenchelsamen
zu kauen, um den Atem zu reinigen. Die alte Regel, »die
Dosis macht das Gift«, gilt sowohl für den Mißbrauch von
Absinth wie auch für die Überdosierung von Anissamen
und Anisöl.

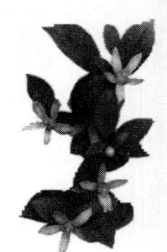

In natürlicher, sanfter Dosierung wird Anis in der Naturheilkunde und in der Aromatherapie als krampflösendes
Mittel eingesetzt, auch werden ihm magen- und herzstär-
kende Eigenschaften zugesprochen. Bei Husten und Bron-
chialbeschwerden empfiehlt die Naturheilkunde einen Tee,
der aus je einem Teil Anissamen, Fenchelsamen, Alantwur-
zel, Huflattich, Lavendel- und Lindenblüten besteht. Auch
gab es früher Fenchelhonig, der im wesentlichen aus mit
einigen Tropfen Anis- und Fenchelöl aromatisiertem Bienenhonig bestand und für die Gesundung der Atemwege
empfohlen wurde.

Naturheilkunde
Körper,
Wohlbefinden,
Schönheit

In der Schönheitspflege spielt das Anisöl keine große
Rolle, durchaus aber in der Parfümeriekunst, wo das aus
Anis oder Sternanis gewonnene Anethol kostbaren Parfüms
als Duftkomponente zugesetzt wird.

Der würzig-süße Geruch von Anis und Sternanis kommt
vom Anethol, das wir in geringer Menge auch in Fenchelsamen finden; er verstärkt die Fülle der Duftkomposition für
Potpourris und Sachets. Anis paßt gut in Gewürzmischun-

Potpourris
Sachets
Aromalampe

gen mit Fenchel, Koriander, Kardamom, sei es als Öl oder als Samen. Gemischt mit getrockneten Blütenblättern von Rose und Jasmin, Weißdorn, Flieder und Hyazinthe ist die Duftfülle anregend in Potpourris und Sachets, vor allem für Wohnräume und Arbeitszimmer.

In der Aromalampe sollte die Dosierung sehr sparsam sein, es genügen zwei bis drei Tropfen; Anisöl sollte stets gemischt und nicht für sich allein verwendet werden. Es eignet sich vorzüglich zur Mischung mit den genannten Gewürzölen und Blumendüften, es wirkt anregend und sorgt auf seine zarte Weise in Wohnräumen für eine geistig stimulierende Atmosphäre. Ein Riechfläschchen mit Anisöl kann auch im Büro hilfreich sein, da der anregende Duft die Kreativität fördert und die Schaffenskraft stimuliert.

Baldrian

Entspannung im Kreisrund

Bräuche, Mythen und Legenden

Der Anpflanzung des Baldrians wurde in der Pflanzenheilkunde stets große Aufmerksamkeit geschenkt, denn die Wurzel, aus der das wertvolle Öl gewonnen wird, mußte genügend Platz haben, um ungehindert nach allen Richtungen wachsen zu können. Da der Wurzelstock Energie aus allen vier Himmelsrichtungen aufnimmt, bildet er im Wachstum ein kreisrundes Energiefeld; die Heilwirksamkeit der Wurzel und das daraus gewonnene Öl werden bei sorgfältigem Anbau ganz besonders wertvoll.

Der mythologische Hintergrund der Wirkungsfähigkeit des Baldrians als entspannendes Heilmittel geht auf die Vorstellung zurück, daß die Kreisenergie als Information an den Organismus die Verbindungen mit der kosmischen Ordnung aller Dinge im Organismus wiederherstellen kann. Die Kreisinformation an die Zellen und den Gesamtorganismus rundet und glättet Ecken, Kanten und hemmt extreme

Zuspitzung, sowohl im Körper wie auch im Denken und Verhalten.

Wie die geistige Information einer Droge sowohl den physischen Körper als auch unsere Psyche, unser Denken und Verhalten beeinflußt, konnten die Weisen der antiken Naturheilkunde aus der Schöpfungsidee der Pflanze heraus erläutern.

Den in der Naturheilkunde der Völker beschriebenen ganzheitlichen Eigenschaften des Baldrians, dem aus den Wurzelteilchen zubereiteten Tee, der Tinktur und dem Baldrianöl, wurden zahlreiche Heilwirkungen zugesprochen, die sowohl der Regeneration des Körpers wie auch des Denkens und Verhaltens nützen, da der Baldrian über das Nervensystem und die Zirbeldrüse Einfluß auf die Entfaltung von Fähigkeiten nimmt. Die aus dem Wurzelstock gewonnenen Produkte, das Öl, die Tinktur und der aus den Wurzeln zubereitete Tee galten als Heilmittel bei schweren Kopferkrankungen, Kopfverletzungen und Migräne. Auch bei Erkrankungen des Gehirns, der Gehirnhaut, nach Schlaganfällen und Nervenzusammenbrüchen galt der Baldrian als Mittel, das über Nervensystem und Zirbeldrüse Kraft verleiht und im ineinander verwobenen System von Körper, Verstand, Geist und Seele die Rückkehr zur Ordnung weist. Bei neurotischen Angstzuständen und Verwirrung, bei Übererregtheit und bei Schlaflosigkeit wurde Baldrian als »Wegweiser zur Ordnung« betrachtet.

Naturheilkunde
Körper,
Wohlbefinden,
Schönheit

Die Römer nannten den Baldrian auch »Droge der Helden«, denn der Baldrian wurde von Soldaten eingenommen, die, vom Krieg in die Heimat zurückgekehrt, die Traumata des Kampfes hinter sich lassen wollten, um in die Beruhigtheit des Alltags zurückzufinden. Eine interessante Parallele bietet die Verwendung des Baldrians in der ayurwedischen Heilkunde, wo die Pflanze als begleitende Hilfe für karmische Ablösungsprozesse empfohlen wird. War eine bestimmte, karmisch bedingte Problematik zu Ende gebracht, wurde mit Hilfe der Ärzte Baldrian als begleitendes Mittel verwendet, um alte Verhaltensweisen in gesunde Anschauungen zu transformieren und das Denken einem sich verändernden Bewußtsein zu öffnen.

Die vorgeschriebenen Mengen für die Einnahme von Tinktur, Dragees, Tee oder Öl müssen bei den Baldrianprodukten genau beachtet werden; vor zu hoher Dosis und allzu langem Gebrauch wird gewarnt. Da Baldrianöl keinen angenehmen Geruch hat, wird es nicht in der Aromalampe verwendet; außerdem würde der Baldrian in der Aromalampe zu große Passivität schaffen.

Basilikum

Die Wiederherstellung des Gleichgewichts

Bräuche, Mythen und Legenden

Die Geschichte des ursprünglich in Indien beheimateten Basilienkrauts mit seiner Verwendung als Heilmittel, Gewürzkraut und Aroma geht weit zurück. In den Grabkammern der Pyramiden wurden Pflanzenteile des Basilikums gefunden, und in der Zeit der römischen Kaiser gehörte das Basilikumöl wie auch das Öl anderer Gewürze zu den sakralen Aromen, über die der Naturphilosoph Plinius d. Ä. und der berühmteste Pharmakologe des Altertums, Dioskurides, anschaulich berichten. Das Basilikumöl wurde verehrt, da ihm die Fähigkeit zugesprochen wurde, das Gleichgewicht zu erhalten oder es, wenn es aus der Balance geraten war, wiederherzustellen. Die Antike verwendete das Öl nicht nur als Heilmittel für den Körper, sondern auch für die Psyche, für Denken und Verhalten, als Mittel, extreme Vorstellungen und unangemessenes Verlangen bewußt zu machen und einzudämmen.

Die Signaturenlehre der Alten, die später auch von Paracelsus aufgegriffen wurde, sah in Form und Aussehen von Blüten, Blättern, Stengel und Rinde von Heilpflanzen bereits das Bezeichnende ihrer Heileigenschaften: also im nierenförmigen Blatt des Basilikums eine Heilpflanze für Nierenleiden, Blasenkatarrh, Harnbrennen und vaginale Leiden, Störungen des Verdauungstrakts, Darmentzündungen und Magenbeschwerden.

Naturheilkunde Körper, Wohlbefinden, Schönheit

In der ganzheitlichen Betrachtung des Körpers und seiner Vernetztheit mit Verstand, Geist und Psyche wurden die Nieren als Paar stets als Symbol des Gleichgewichts angesehen. Eine Verschiebung des Gleichgewichts im Gesamtsystem schafft Disharmonie und Krankheit. Die Mystikerin Hildegard von Bingen bezeichnete die Nieren als das Organ, in dem die Liebesfähigkeit des Menschen ihren Ausdruck in der Materie des Körpers sucht: »Gott prüft unsere Liebesfähigkeit in den Nieren und unser Denken im Herzen.« Diese häufig von ihr zitierte Vision findet ihre Analogie in der antiken ganzheitlichen Naturheilkunde und in der indischen, ayurwedischen Medizin, die den Geist von der Materie nicht trennt.

So wirkt das Basilikum anregend auf die Wiederherstellung der Balance, auf Harmoniebewußtsein und Schönheit. Auch als Heilmittel für die Regulierung des Säure-Basen-Gleichgewichts in den Verdauungsorganen wird Basilikum verwendet, und neuere Forschungen zeigen, daß es auch bei manchen Darmkrankheiten hilfreich ist.

Harmonie, Liebe und Schönheit – wie sollte es hier nicht zahllose Rezepte geben, in denen das Basilikumöl zur Wirkung kommt? Wegen seiner hautverschönernden, tonisierenden Eigenschaften ist das Öl als aromatische Zugabe in Gesichtswässern vorzüglich geeignet (siehe Rezeptteil). Auch für Gesichtsdampfbäder, zum Verdampfen in der Sauna und für Wannenbäder ist es gut zu verwenden. Ein paar Tröpfchen Basilikumöl, in etwas Honig verrührt und dem Badewasser zugesetzt, wirken über die Atmung auf die Organe und das Nervensystem, sie klären das Hautbild und geben der Haut ein glattes Aussehen. Auch für die Schönheit des Haars wird Basilikum gelobt, und wir sollten viel Basilikumkraut essen, um die Gesundung des Körpers, Schönheit, Liebesfähigkeit und Harmonie zu fördern.

Potpourris
Sachets
Aromalampe

Getrocknete Basilikumblatter verlieren sehr rasch ihren Duft, daher sind sie als Füllung für Potpourris nicht geeignet, wohl aber das Öl, das als Duft fürs Potpourri oder in der Duftlampe auf die Haut wirkt und über die Atmung harmonisierende Duftinformation bringt. In den alten Schriften der Naturheilkunde heißt es, daß es auch die harmonische Körperbewegung fördert und sich für jene eignet, die sich zu kantig, hektisch und nervös bewegen.

Zusammen mit Rosengeranium und Jasmin wirkt es in der Duftlampe sehr zart und bringt in dieser Mischung die sanftmütige Natur des Menschen in Erinnerung. Das liebliche Aroma übermittelt die Botschaft der Ausgewogenheit und des Wohlbefindens, der Harmonie und der Zufriedenheit auf sehr subtilen Ebenen. Und schließlich dringt, durch die langsame Gewöhnung an den Inhalt dieser Botschaft, auch die Bewußtheit über die schädigende Dimension der Disharmonie ins Denken und Verhalten, womit der erste Schritt zur Veränderung getan ist.

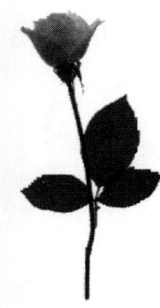

Die ganze äußere sichtbare Welt mit all ihren Wesen
ist eine Bezeichnung oder Figur der inneren geistigen Welt;
alles was im Innern ist, und wie es in der Wirkung ist,
also hat es auch seinen Charakter äußerlich:
Gleich wie der Geist jeder Kreatur seine innerliche
Geburtsgestalt mit seinem Leibe darstellt und offenbart.
Paracelsus

Bergamotte

Die Behaglichkeit

Das Wort Bergamotte stammt von dem türkischen *bey armudu,* die Herrenbirne, und die orangenartige Frucht der Bergamotte, eine Pomeranzenunterart, zählt botanisch zu den Zitrusfrüchten. Das aus den Fruchtschalen gewonnene Bergamottöl hat in der Kulturgeschichte der Duftstoffe einen Ehrenplatz, da es zu den 60 wichtigsten Aromen des antiken Rom gehörte, wie Priester und Naturgelehrte in der Zeit Kaiser Vespasians notierten.

Bräuche, Mythen und Legenden

Im England der Kolonialzeit wurde die Bergamotte als Aroma des »Earl Grey Tea« bekannt, und die Engländer, die den Duft der Bergamotte in Europa populär machten, schätzten ihn für eine gemütliche, winterwarme Raumatmosphäre. Nach Bergamotte duftende Kerzen und Duftpomander, mit Gewürznelken besteckte und mit Zimt- und Bergamottöl parfümierte getrocknete Orangen, hingen zur Winterzeit an schönen Bändern in der Nähe der Kaminfeuer, um die häusliche Behaglichkeit des »home, sweet home« zu unterstreichen. Da der Duft der Bergamotte über die Atmung das menschliche Thermostatsystem beeinflußt und im Organismus ein Gefühl der Erwärmung aufkommen läßt, war die Bergamotte ein beliebtes Winteraroma. Die aromatischen Mischungen mit Bergamotte, weniger anregend für geistige Aktivität, galten dem gemütlich-häuslichen Beisammensein, dem entspannten Plaudern. Wegen ihrer ausgleichenden Duftwirkung gehört die Bergamotte zu den wertvollsten Substanzen bei psychischen Spannungszuständen, da sie stimmungsaufhellende Wirkungen hat.

**Naturheilkunde
Körper,
Wohlbefinden,
Schönheit**

Als antidepressives Mittel hat der Duft der Bergamotte in der Aromatherapie einen festen Platz. Ängstliche und deprimierte Patienten geben die Bergamotte als Duftvariante in die Aromalampe, und das Öl wird auch zur Parfümierung von Massageöl verwendet. Allerdings sollte man sich nach der Massage nicht in der Sonne aufhalten, damit das Öl keine Hautflecken hinterläßt, da es sich bei Lichteinwirkung verändert. Wegen seiner antiseptischen Wirkung verwendet es die Naturheilkunde auch bei der Behandlung ansteckender Hautkrankheiten.

Außer in der Parfümerie wird die Bergamotte kaum in der Körper- und Schönheitspflege eingesetzt. Sie ist Bestandteil des klassischen Kölnischwasser und vieler anderer Parfüms. Ein Nachteil besteht darin, daß sie, wie bereits erwähnt, Flecken auf der Haut hinterlassen kann.

*Potpourris
Sachets
Aromalampe*

Für eine gemütliche Raumatmosphäre ist die Parfümierung mit Bergamotte in Potpourris geeignet. Vor allem in der Vorweihnachtszeit paßt der Duft zu den klassischen Weihnachtsdüften Sternanis, Koriander, Zimt, Orange, Vanille und Gewürznelke.

Da der Duft der Bergamotte Insekten vertreibt, wurden früher Schranksachets damit parfümiert und Duftsachets in Räumen aufgehängt, um sich vor Moskitos zu schützen. In manchen handelsüblichen natürlichen Mitteln für Insektenvertreibung ist die Bergamotte noch immer enthalten. Zusammen mit Nelkenöl und Lavendel eignet sich Bergamotte gut zur Parfümierung von Schranksachets für die Aufbewahrung von Kleidern. In der Aromalampe empfiehlt sich der Duft als Beruhigungsmittel, bei nervöser Unausgeglichenheit und bei angespannten körperlichen und psychischen Zuständen. Geeignet sind Duftmischungen mit Basilikum, Geißblatt, Rosenholz und Rosengeranium, die die krampflösende Wirkung des Bergamottöls unterstützen.

Eukalyptus

Der Bote zum Himmel

Der Eukalyptusduft hat eine prägnante Eigenständigkeit, er ist unverwechselbar, fügt sich kaum ein und vermischt sich nicht gut mit anderen Düften. In der Antike wurde der Eukalyptus verehrt, da sein aromatischer Duft beim Verströmen in andere Sphären alchemisch nicht zerfällt und sein Aroma von der Gottheit wohlwollend empfangen wird. Auf der Reise von der Erde in die Himmel bleibt der Eukalyptusduft unversehrt, so berichten die Mythen, und es gibt kein Dazwischentreten anderer Energien, so daß der Eukalyptusbote seinen Zweck nicht verliert, wenn er sich in die Wolken erhebt. Und während das Öl verbrannt wurde, sprachen die Seher eine Nachricht an die Gottheit und verschickten sie mit dem Begleitboten Eukalyptus in die Himmel, damit sichergestellt war, daß die Botschaft wohlbehalten reisen konnte. Lobpreis, Gelübde und Fragen wurden an die Gottheit gesandt, begleitet wurden die eukalyptusverschickten Fragen mit der Bitte um göttliche Antwort: »Ja, ich bin einverstanden« oder »Nein, ich bin nicht einverstanden«. Und da die Gottheit durch Zeichen spricht, erwartete der Frager die Antwort in Träumen, Symbolen und enigmatischen Botschaften.

Die brahmanischen Priester Indiens schätzten das Eukalyptusöl, sie trugen ein wenig auf die Handgelenke und das »dritte Auge« zwischen den Augenbrauen auf, damit der Duft sie zur Gottheit tragen möge und um sicher zu sein, daß der Körper wohlbehalten blieb, während sich ihr geistiger Körper auf Astralreisen in himmlischen Sphären befand.

Bräuche, Mythen und Legenden

**Naturheilkunde
Körper,
Wohlbefinden,
Schönheit**

Die Ägypter versuchten die Fähigkeit des Eukalyptusöls, unverwandelt seinen Weg zu gehen, medizinisch anzuwenden, indem sie mit dem Öl *ideale* Linien zogen, an denen sich die durch Krankheit veränderten Formen orientieren sollten. Bei Wirbelsäulenverkrümmung beispielsweise zogen sie entlang der Wirbelsäule eine gesunde, gerade Linie, um die verkrümmte Linie an die Vorstellung der Veränderung in Richtung der geraden Linie zu gewöhnen.

Die Römer wuschen den Körper, vor allem die Füße, in Eukalyptuswasser, bevor sie öffentliche Bäder besuchten. Warmem Wasser wurde ein wenig Eukalyptusessenz zugesetzt, und die Körperdusche half ansteckende Krankheiten und Bakterien abzuwenden, die in öffentlichen Bädern zu befürchten waren. Die prophylaktische Hygiene ging dem Bad voraus.

Als Heilmittel gegen schleimbildende Krankheiten der Atmungsorgane, gegen Viren und Bakterien im Nasen-, Hals- und Rachenraum, für Bronchien und Lungen ist der Eukalyptusduft seit Menschengedenken bekannt. Das ein wenig nach Kampfer duftende Öl wirkt durch Inhalation befreiend auf die Atemwege, es reinigt und klärt die Atmung und die Atmungsorgane. Ein paar Tröpfchen Eukalyptusöl im Gesichtsdampfbad oder im heißen Badewasser, in einem Kaffeelöffel Bienenhonig verrührt, ergeben ein wirksames Mittel gegen Schnupfen und Erkältungskrankheiten. Auch die Eukalyptus-Tinktur ist bei Erkältungskrankheiten zu empfehlen.

*Potpourris
Sachets
Aromalampe*

Nicht nur bei Schnupfen, Heiserkeit und Erkältungskrankheiten bewährt sich der aus der Aromalampe aufsteigende Eukalyptusduft; wegen seiner bakteriziden Eigenschaften unterstützt er auch die Gesundung der Atmungsorgane, wirkt auf das Gehirn ein und ist gut für alle, die sich in ungesunder, verseuchter Großstadtluft aufhalten. Die Duftlampe sollte über Nacht im Schlafzimmer brennen, damit sich die Heilwirkungen in Ruhe entfalten können. Die Regeneration der Zellen wird durch den Eukalyptusduft gefördert, körperliches Wohlbefinden und geistige Frische werden gesteigert, die Konzentrationsfähigkeit und das bewußte Atmen angeregt. Bei Schnupfen hilft ein Riechfläschchen mit Eukalyptusöl. Und wenn Sie einen Brief an den Himmel schreiben wollen, verschicken Sie ihn mit dem Rauch eines Tropfens Eukalyptusöl, das auf Holzkohle verbrannt wird.

Fenchel

Die Erinnerung an den Urzustand

Die chemischen Fähigkeiten des Fenchelöls, zu binden, zu konservieren und den Ursprungszustand festzuhalten, wurden in den antiken Kulturen sehr vielseitig genutzt: Für die Lagerung von Nahrungsmitteln, von verderblichen Produkten oder für die Aufbewahrung von Dingen, die ihre Form behalten sollten, verwendete man Fenchelöl, rieb die Keramikgefäße und Holzkisten, die Schatullen und Schränke innen damit aus, bevor die Dinge hineingelegt wurden. Mit Fenchelöl aromatisiertes Sesamöl galt als vorzügliches Mittel zur Holzmöbelpflege; da Fenchelöl eine wachsartige Substanz enthält, erhielt die Einreibung mit dieser köstlich duftenden Möbelpolitur die Möbel in gutem Zustand.

Bräuche, Mythen und Legenden

Da der Fenchel die Dinge binden oder, genau gesagt, in ihren Ursprungszustand rückführen konnte, rieben sich die Menschen bei großen Zeremonien das Gesicht mit Fenchelölsalbe ein, damit sie den anstrengenden Tag durchstehen konnten, ohne müde auszusehen, und um ihren unveränderten Gesichtsausdruck zu bewahren. Um sicher zu sein, daß die wachsartige Substanz im Fenchelöl die Haut nicht schädigte, wurde sie mit heißer Seifenlösung und Pfefferminzwasser gereinigt.

Bei Besuchen in der Arena, wo es viel Lärm gab, schützten die Römer die Ohren, indem sie einen mit etwas Fenchelöl beträufelten Wattebausch hineinsteckten oder das Innenohr mit Fenchelöl bestrichen, damit die Wachseigenschaften des Fenchels sie vor dem eindringenden Lärm schützten.

Die Fähigkeit, die Dinge so zu binden, wie sie in ihrem ursprünglichen Zustand waren, machte Fenchelextrakte bei den Ägyptern zum Ingrediens für die Mumifizierung, da er half, den Urzustand des Aussehens der Verstorbenen zu erhalten.

Naturheilkunde Körper, Wohlbefinden, Schönheit

Der kräftige, aromatische Geruch des Fenchelsamens und seine günstigen Wirkungen auf die Verdauungsorgane machen ihn zum idealen Speisegewürz, und mit Fenchel gewürzte Gerichte sollen vor allem bei Magen- und Verdauungsproblemen bevorzugt werden. Die Mystikerin Hildegard von Bingen war eine große Befürworterin des Fenchels; sie empfahl ihn zur Reinigung des Atems, gegen Schleimbildung der Atmungsorgane, für die Gesunderhaltung von Magen und Darm, gegen Sehschwäche und vor allem gegen Melancholie, da sein Duft und Geschmack den Menschen fröhlich stimmt und ihm angenehme Wärme vermittelt.

Das ätherische Öl wird in sehr schwacher Dosierung in Schönheitsmitteln verwendet. Wegen seiner sanft antiseptischen Wirkung gibt man es gerne in Lotionen, in Mund- und Gurgelwasser. Fenchelteebeutel, die man in jeder Apotheke bekommt, sind, in heißes Wasser getaucht, eine ideale Augenkompresse bei müden, leicht geröteten und wäßrigen Augen.

Potpourris Sachets Aromalampe

In Potpourris mit dem Duft wohlriechender Gewürze darf Fenchelsamen oder Fenchelöl nicht fehlen. Die klassische Kombination mit Anis, Kardamom, Koriander und Sternanis bildet eine schöne Grundlage, die sich gut mit Blumenaromen verträgt. Der anregende Duft ist für Wohn- und Arbeitsräume geeignet.

Ein wenig Fenchelöl in der Aromalampe ist ein guter »Anti-Virus«-Duft in Krankenzimmern. Sein würziges, angenehmes Aroma wirkt günstig auf die Atemwege, es hilft auch, den Kranken aufzuheitern und depressive Stimmungen zu mildern. Es erfrischt und reinigt die Raumatmosphäre und verschafft Linderung über die Atemwege. Gemischt mit anderen Gewürzaromen und Blumen, wird dem Fenchelöl sein etwas hervortretender Charakter genommen.

Flieder

Nektar für Engel, Elfen und Feen

Bräuche, Mythen und Legenden

Drei der himmlischen Duftklänge, Flieder, Jasmin und Rosen, finden wir in der Seele aller mythologischen Überlieferungen der Völker. Welch verzaubernde, geheimnisvolle Dinge in und um die blühenden Fliederbäume geschehen, darüber berichten viele Märchen und Sagen. Eine arabische Legende erzählt, daß Gott, als er Flieder, Jasmin und Rosen erschuf, den sanften Wesen, die zwischen Himmel und Erde beheimatet sind, und jenen Menschen, die engelsrein sind wie Kinder, duftende Liebesbriefe schenken wollte, die sie beglücken und erfreuen, deren Duft sie trinken und um den sie sich sammeln könnten. Den Augen der Kinder, den Reinen und den Liebenden sollte die nestrunde Fliederwolke im Baum ein Platz sein, wo sie sich treffen, um den ambrosischen Nektar zu genießen. Wer, so erzählt die Legende, unter einem duftenden Fliederbaum einen Brief an Gott schreibt und reinen Herzens ist, wird dort einen Engelsboten vorfinden, der den Brief in die Himmel trägt und dem Schöpfer des Dufts zu Füßen legt.

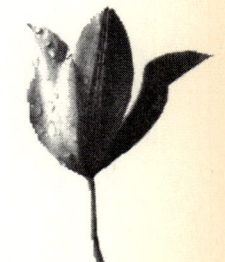

In den asiatischen Kulturen wurde im Duft des Flieders der Geist der Luft und der Musik verehrt, und wo komponiert und Musik gespielt wurde oder ein musikalisches Ereignis stattfand, war der Fliederduft allgegenwärtig. Auch die Griechen huldigten als dem Aroma der Götter dem Duft der *Syringa*, die zur Gattung der Ölbaumgewächse zählt und ursprünglich aus Asien stammt. Mit Fliederblüten schmückten die Frauen das Haar, damit es, wo immer sie sich aufhielten, niemals üble Gerüche aufnehmen konnte. Fliederduft begleitete die Theaterbesuche, die Musik und die festlichen Ereignisse, wo Leichtigkeit und Poesie die Herzen bewegte.

Naturheilkunde Körper, Wohlbefinden, Schönheit

Als Medikament zur Einnahme findet die Fliederessenz oder das Fliederöl zwar keine Anwendung, doch wird in allen Kulturen die Heilwirksamkeit des Dufts wegen seines Einflusses auf Körper und Psyche geschätzt. Als Medikament wäre das Flieideröl ungeeignet, da es Magen- und Darmprobleme hervorrufen kann.

Aphrodisierende Salben wurden mit Flieder parfümiert, um den Körperduft süß und intim zu halten, und die poetischen Liebenden der griechischen Antike schätzten diesen Duft, da er sie vor roher Umarmung bewahrte. Die Zärtlichkeit zu stimulieren, die Poesie und die Musik der Liebe – das war die Botschaft des Fliederdufts.

Potpourris Sachets Aromalampe

Flieder als Raumaroma gehört zu den schönsten Düften, die wir uns für eine ambrosische Raumatmosphäre vorstellen können. Leider sind die Duftessenz und das Flieideröl sehr teuer und kaum erhältlich. Aus natürlichen Ingredienzen wird ein fliederähnlicher Duft hergestellt, der sich zur Parfümierung von Potpourris und Sachets, die blumig duften sollen, bestens eignet. Synthetisches Flieideröl, das im Handel vorrätig ist, ist zwar auch freundlich und luftig, aber nicht mehr. Als Duftnote für das Potpourri kann man es verwenden.

Für die Aromalampe allerdings sollten wir stets echte, naturreine ätherische Öle nehmen, da der sich verbreitende Dampf eingeatmet wird, wodurch synthetische Duftstoffe ins Körperinnere gelangen würden, was durchaus nicht zu empfehlen ist. Und wenn wir mit dem verzaubernden Fliederduft den Engeln und Feen eine Freude bereiten wollen, dann werden wir ihnen gewiß nicht den Spott antun, mit einer schlechten Kopie der Schöpfung aufzuwarten.

Der Mensch ist eine Sonne.
Seine Sinne sind die Planeten.

Novalis

Geißblatt

Die Überwindung der Furcht

Botanisch gehört das Geißblatt zur gleichen Familie wie der Holunder und ist ähnlich sagenumwoben. Der Stengel der Pflanze wächst im Uhrzeigersinn um ihre Stütze, und nicht nur ihr umschlingendes Wachsen, sondern auch der betörende Duft der Blüten ist in vielen Sagen Inhalt mythischer Betrachtung. In ihren Liedern, den *Lais*, huldigte im 11. Jahrhundert die Mythendichterin Marie de France dem Geißblatt. In ihrer Dichtung über Tristan und Isolde, ›*Lais de chèvrefeuille*‹, heißt es, Isolde habe an einem von Geißblatt umschlungenen Haselnußzweig die Nähe des verbannten Tristan erkannt.

Bräuche, Mythen und Legenden

In den alten Bräuchen wurde das Geißblatt als Pflanze betrachtet, die eine Erinnerung wecken kann, nämlich die Rückerinnerung verstorbener Ahnen an die Lebenden. Die Kelten umgaben die Sterbenden mit duftenden Geißblattblüten und -blättern, um die Aufmerksamkeit der verstorbenen Ahnen auf die ins Jenseits wandernde Seele zu lenken, damit sie dem Ankömmling entgegengingen. Es war ein Zeichen der Familie, die Verstorbenen an ihre Verantwortung gegenüber den Angehörigen ihres Geschlechts zu erinnern. Das Geißblatt wurde in unmittelbarer Umgebung der Häuser gepflanzt und zeugte von der Ehrerbietung der Familie gegenüber den Ahnen.

Daß der Duft des Geißblatts hilft, den Sterbenden die Angst vor der Reise ins Jenseits zu nehmen, war auch den Ägyptern bekannt, und sie betrachteten den Geist der Pflanze als Hilfe, die Bande zwischen Leben und Tod zu festigen, die verstorbenen Ahnen zu ehren und ihre Hilfe für den Aufbruch in die neue Existenzform nach dem Tod zu erbitten.

Ein weiteres zeremonielles Ritual bestand darin, Heilsteine, vor allem die der heiligen Stätten und die der Brustschilder der Priester und Priesterinnen, mit einem Extrakt aus Geißblattblüten zu reinigen. Dies geschah als Vorbereitung für bestimmte Zeremonien, wie etwa bei religiösen Festen, die mit großen Hoffnungen verbunden waren, wo Furcht vor bedrohlichen Ereignissen wie Kriegen herrschte.

Naturheilkunde Körper, Wohlbefinden, Schönheit

In der europäischen Volksheilkunde ist das Geißblatt nicht sehr gebräuchlich, in der traditionellen chinesischen und tibetischen Medizin hingegen genießt es hohes Ansehen. Die an heilwirksamen Stoffen reichen Blüten, Blätter und Stengel werden vor allem wegen ihrer entgiftenden Fähigkeiten geschätzt. Bei Infektionen, bei Kehlkopfentzündung, bei Entzündungen der Gallengänge und bei Hauterkrankungen wird der Tee aus Blüten und Blättern des Geißblatts häufig empfohlen.

Entgiftend wirkt der Geißblattduft auch auf das Denken und Verhalten. Das von traumatischen Erlebnissen, Trauer, Enttäuschung, Depression und Verzweiflung heimgesuchte Gemüt kann der Bote Geißblatt vor Verbitterung bewahren. Er läßt die Trauer schwächer und schwächer werden und erleichtert die Kommunikation mit anderen, die nach schwierigen Erlebnissen häufig gestört ist. Der lindernde, mildernde Effekt des Dufts bewirkt, daß der von Trauer befallene Mensch beginnt, sich langsam in sich selbst wieder zu Hause zu fühlen. Dies bringt zwar nicht eine Veränderung der Art, mit einem Problem wirklich fertig zu werden, doch es unterstützt die Anstrengung, sich aktiv mit dem Problem auseinanderzusetzen, statt sich ihm passiv hinzugeben und in Verbitterung zu geraten. Es ist, als würde ein großes »Aufatmen« den Mut verleihen, die Brücke zur Veränderung zu beschreiten.

Getrocknete Geißblattblüten und aromatische Geißblattdüfte sind sehr gut geeignet für blumige Potpourris, und sie helfen, die Trauer zu verbannen. Der Geißblattduft zieht die Angst ab und öffnet die Tür zur Aktivität und Bereitschaft einer anderen Sichtweise. Er gibt Glanz und vermittelt ein Gefühl von Optimismus, damit die normalen Tagesaktivitäten leichter zu meistern sind. Mit dem Duft von Geißblatt scheinen auch die Angreifer die Lust zur Attacke zu verlieren, sie reagieren ruhiger und sind eher bereit, mit etwas mehr Gelassenheit an die Dinge heranzugehen.

Potpourris
Sachets
Aromalampe

Die in Naturkosmetikläden erhältlichen, mit Geißblattduft parfümierten Artikel, auch unter der englischen Bezeichnung *Honeysuckle* bekannt, Seifen, parfümiertes Schrankpapier, Duftkerzen, Eau de Toilette und Badesalze, werden häufig mit echten Geißblattaromen hergestellt. Diese Artikel haben zwar nicht die große Heilwirkung, die wir von absolut naturreinen Düften erwarten können, doch auch sie verbreiten Heiterkeit, eine Atmosphäre, die den Dingen freundliche Lichter aufsetzt, die sie ästhetisch schöner erscheinen läßt und durchaus hilfreich ist, traurige Stimmungen zu vertreiben.

Naturreines Geißblattöl und duftende Essenz sind für die Aromalampe vorzüglich geeignet und helfen bei allen erwähnten Problemen. Der Duft ist gut mit anderen Blumenaromen zu mischen, beispielsweise mit Rosenholz, Rosengeranium, Ylang-Ylang und Basilikum.

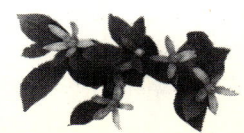

Gewürznelke

Biologische Insektenvertreibung

**Bräuche,
Mythen und
Legenden**

Die Gewürznelke hat eine alte Tradition in der Küche, und wir kennen sie als Gewürz für Saucen und Marinaden. In anderen Kulturen gibt es für die kräftig duftende Gewürznelke vielerlei Verwendungsmöglichkeiten. Wegen ihrer stark bakteriziden Eigenschaften wird sie, vor allem in den Anbauländern Sansibar, Mauritius und Madagaskar, zur Vorbeugung infektiöser Krankheiten geschätzt. In den alten Stammesbräuchen rieben sich die einheimischen Urbewohner mit zerstoßener Gewürznelke den Körper ein, wenn sie lange Zeit durch den Dschungel streifen mußten und weit weg von ihrem Stamm die Nacht im Wald zubrachten, damit sich das in den Sümpfen heimische Ungeziefer von ihnen fernhielt. Gewürznelken wurden zerkaut, bevor man Speisen aus fremden Gegenden zu sich nahm, damit Magen und Darm vor Infektionen geschützt waren.

Auch bei der Geistervertreibung fand die Gewürznelke Verwendung. Nach der Beendigung von Kriegen, in denen es viel Blutvergießen gegeben hatte, war zu befürchten, daß die Geister der Toten die Erde nicht so schnell verlassen wollten, weil sie zuviel Rachsucht festband. Daher wurde ihr Verweilen in den physischen Dimensionen der Erde mit Räucherungen verhindert. Um die potentiellen Problemmacher davon abzuhalten, ihre Forderungen über den Tod hinaus auf andere Weise einzutreiben, wurden Gewürznelken in den Behausungen verbrannt. Die Einheimischen wußten zu deuten, wann die Zeiten für den Wiedereintritt solcher Wesenheiten in die physischen Dimensionen günstig war, deshalb wurden die schützenden Räucherungen zu bestimmten Tagundnachtgleichen vorgenommen.

In Lateinamerika gilt die Gewürznelke als klassisches Mittel, um Ungeziefer, Moskitos und Fliegen fernzuhalten. Mit dem Aufguß von Gewürznelken wird eine Art antiseptisches Putzwasser zubereitet, mit dem Schränke, Türen und Fensterrahmen abgewaschen werden, um dem Ungeziefer den Eintritt ins Haus zu verwehren. Das in den Gewürznelken enthaltene ätherische Öl hat anästhesierende Wirkung, weshalb es von den Insekten gemieden wird.

Naturheilkunde Körper, Wohlbefinden, Schönheit

Wegen seiner anästhesierenden und schmerzstillenden Wirkung wird Gewürznelkenöl oft in der Zahnmedizin eingesetzt. Als Vorbeugungsmittel gegen infektiöse Krankheiten und Darmparasiten ist es auch heute noch in der Naturheilkunde bekannt.

Potpourris Sachets Aromalampe

Für traditionelle Gewürzmischungen, sei es für Potpourris oder Sachets, ist uns die Gewürznelke geläufig. Als Schranksachet hält der Duft die Motten fern und gibt den aufbewahrten Kleidern angenehmen Geruch, insbesondere wenn die Nelken mit duftenden Blumen gemischt werden. Im Küchenpotpourri ist die Parfümierung mit Nelkenöl geeignet, Fliegen und Ameisen fernzuhalten. Wer auf dem Land wohnt, kennt die »Ameisenarmee«, die für gewöhnlich im Frühling durch die Küche wandert. Hier hilft die Reinigung mit Waschwasser, dem ein wenig Nelkenöl zugesetzt ist, um die Ameisen zum Rückzug zu bewegen.

Für die Aromalampe ist das Nelkenöl nur dann sinnvoll, wenn ein Raum gründlich von Ungeziefer befreit werden muß; die Lampe sollte über Nacht brennen, damit der Nelkenduft von den Wänden und vom Boden aufgenommen wird. Auch für Räume, die von früheren Bewohnern eine unangenehme Atmosphäre angenommen haben, empfiehlt es sich; dabei ist zu einer Mischung mit Salbeiöl zu raten.

Wenn an Sommerabenden die Fenster geöffnet sind, zieht das Licht Schnaken und Fliegen an. Dies läßt sich verhindern, wenn auf die Glühbirnen ein Ring aus Keramik gelegt wird, den man mit einigen Tropfen Gewürznelkenöl beträufelt hat. Die in Naturläden erhältlichen Keramikringe sind auch für die Verbreitung anderer Raumdüfte über die Hitze der Glühbirnen sehr hilfreich.

Ingwer

Vom Teilen, Geben und Nehmen

Bräuche, Mythen und Legenden

In Indien, China, Java, auf den Philippinen und in Afrika ist der Ingwer, den wir als Gewürz der chinesischen Küche kennen, heimisch. Wie von manch anderen Pflanzen erzählen die Mythen der Hindus auch vom Ingwer, daß ihn die Sieben Weisen, die Rishis, die sich vor Urzeiten, von anderen Welten kommend, auf der Erde manifestiert haben, in Körben göttlicher Heilpflanzen mitbrachten. Diese sollten nach dem Willen der Gottheit auf der Erde verbreitet werden, um Menschen, Tieren und Pflanzen Beistand zu leisten. In den alten hinduistischen Pflanzenlehren heißt es, daß der Anbau des Ingwers im Garten das Wachstum und die Fruchtbarkeit des gesamten Umfelds, Pflanzen, Tiere und Menschen, unterstützt. Wird die Ingwerpflanze gut gepflegt und versorgt, so berichten die alten Lehren der Gartensymbiose, schafft sie ein energetisches Abstrahlungsfeld, das auf alles, was es umgibt, gesundend, formbildend und motivationsfördernd einwirkt. Die den Ingwer umgebenden Pflanzen entfalten ihr größtes Potential, sie wachsen kräftig und farbintensiv, und Steine verbessern ihr charakteristisches Aussehen. Die Symbiose zwischen Pflanzen, Menschen und Tieren wird vom Ingwer gefördert, und in China heißt es, der Ingwer liebt das glückliche Familienleben, und er hilft, das Glück aufrechtzuerhalten. In modernen Untersuchungen chinesischer und japanischer Wissenschaftler wurde festgestellt, daß Ingwer in vielfältiger Weise auf Mikroorganismen, Tiere und Menschen wirkt, und es mag sein, daß die alten Hindumythen über die Vernetzung zwischen Mensch und Natur mehr wußten als die Wissenschaft heute. Solange noch Naturstoffe in Einzelteile zerlegt werden und die Methoden der Forschung sich nur am Sichtbaren und nicht an der Ganzheit, einschließlich dem Nichtsichtbaren eines Stoffs, orientieren, werden wir zwar viel Detailwissen über die Nutzbarmachung der Einzelstoffe sammeln, aber trotzdem nicht die volle Wirkungsvielfalt nutzen können, da wir das Wesen der Pflanzen und ihr symbiotisches Miteinander nicht kennen.

Auch über die Ingwerknolle als Küchengewürz gibt es eine reiche Überlieferung, und die Filipinos glauben, der Ingwer helfe nicht nur, Gerichte leuchtender erscheinen zu lassen, sondern er wirke auch auf den Verstand und fördere die Bewußtheit für den ursprünglichen Plan des Lebens. Er stimuliere das unbewußte Erinnerungsvermögen und helfe, die Oberfläche der Dinge gedanklich zu durchdringen, damit tiefere Einsichten gewonnen werden. Außerdem glauben die Filipinos an die verjüngenden Eigenschaften des Ingwers und sprechen ihm eine positive Beeinflussung der Haut und der Zellneubildung zu. Der Verzehr von Ingwer, so heißt es, helfe, den Körper strahlender, leuchtender und reiner zu machen. Mit Ingwer gewürzte Speisen gehören daher zur vorbeugenden Medizin für Körper, Geist und Psyche.

In der Naturheilkunde der asiatischen Völker spielen die Ingwerknolle, das aus ihr gewonnene Öl, die Ingwer-Tinktur und die Ingwer-Essenz eine wichtige Rolle. Bei Rheuma, Scharlach und Fieber ist Ingwer Medizin, und da er starke Antioxydantien enthält und antiseptische Wirkungen hat, findet er auch ein reiches Anwendungsgebiet bei Viruserkrankungen und Bakterienbefall.

In der modernen Naturheilkunde wird die Ingwer-Tinktur, die wir unter der lateinischen Bezeichnung *Tinctura Zin-*

Naturheilkunde Körper, Wohlbefinden, Schönheit

giberis in der Apotheke bekommen, bei Rheuma und chronischen Beschwerden des Verdauungstrakts empfohlen, doch muß die Tinktur wie das Gewürz bei innerlicher Anwendung sparsam dosiert werden. Mit Ingweröl parfümiertes Massageöl wird bei rheumatischen Schmerzen verwendet, ebenfalls sparsam dosiert, denn Ingwer, den die Chinesen zu den »feurigen Heilmitteln« zählen, kann die Haut reizen.

Da der Duft des Ingweröls die Eigenschaft hat, die Sinne zu stimulieren, das Nervensystem zu stärken und psychische und physische Blockadepunkte des Körpers, vor allem die der Wirbelsäule, zu lösen, wird er sowohl als Heilmittel wie für die Schönheit von innen genommen. Da das Öl hautreizende Wirkungen hat, ist es für die Parfümierung von Schönheitsmitteln der allgemeinen Körperpflege nicht geeignet. Diese leichte Hautreizung ist bei gezieltem Einsatz, etwa bei Massageölen gegen rheumatische Schmerzen, wünschenswert, nicht jedoch für die allgemeine Schönheitspflege.

Potpourris
Sachets
Aromalampe

Ingweröl ist ein relativ teures ätherisches Öl, und es ist nicht sinnvoll, Potpourris und Sachets damit zu parfümieren. Das wäre insofern eine Verschwendung, da seine volle Wirkung besser über den Dampf der Aromalampe oder durch das Einatmen des Dufts aus dem Ingwer-Riechfläschchen zustande kommt.

In der Aromalampe hat das Ingweröl spezifische Wirkungen auf das Bewußtsein: Es regt die Antriebskraft an und gibt der Vorstellungswelt und dem Denken mehr Klarheit. Insofern ist das Riechfläschchen auch fürs Büro zu empfehlen. Es heißt, der Duft nimmt unseren Anschauungen das Schwere und Grobe, doch es wäre nicht richtig zu sagen, daß er falsche Vorstellungen für uns entgiftet, denn das müssen wir durch zunehmende Bewußtheit selber tun. Doch Ingwer hilft uns, Bewußtheit für unsere falschen Vorstellungen an die Oberfläche zu bringen, damit wir uns damit auseinan-

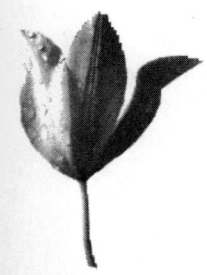

dersetzen können. Ist das Gleichgewicht im Geben und Nehmen aus der Balance, werden wir auch Probleme damit haben, innere Harmonie und Gleichklang mit anderen zu finden. Die Duftinformation Ingwer hilft dabei, Anschauungen zu überprüfen, die insofern störende Wirkungen in der Kommunikation mit uns selbst und anderen haben, da ihre Wurzeln im Mißverstehen über die Grundwerte von Teilen, Geben und Nehmen liegen.

Jasmin

Die Botschaft der Engel

In den göttlich duftenden Gärten des Orients, in den Klostergärten chinesischer Mönche und indischer Tempel, in den Ziergärten griechischer Kultplätze finden wir das Duftbouquet von Rosen und Flieder, Mimosen und Geißblatt, Hyazinthen und Jasmin. Die orientalischen Märchen und Sagen erzählen vom Wohlgeruch der Nacht, in dem sich Engel, Feen und Elfen treffen, denn in der Nacht duften die Jasminblüten intensiver als am Tag. In der Stille einer warmen Sommernacht ihren Duft einzuatmen, schenkt auch uns Menschen große Freuden. In Mythen und Legenden gehört der Jasminstrauch der Nacht, dem Mond und dem Weiblichen an, und im Jasmin ehren die Mythen die zarte weibliche Empfindungsfähigkeit.

Bräuche, Mythen und Legenden

In der indischen und chinesischen Kultur wird die Jasminblüte, dem Klang der Flöte gleich, wie ein göttliches Lied gehört. Das Zeremoniell, den Jasmintee zu bereiten, die Blüten im Haar zu tragen, den Blütenduft als Nektar zu ehren, der tiefe subtile Wahrnehmungen fördern kann, gehört zum religiösen Inhalt des göttlichen Eros in der manifestierten Natur. Die chinesischen Frauen bestrichen die Innenseite der Fingernägel mit ein wenig Jasminöl, wenn sie sehr feine künstlerische Tätigkeiten ausübten, malten, stickten, musizierten oder kunstvolle Blumengestecke gestalteten, um die kreative Ausdrucksfähigkeit ihrer Femininität anzuregen. In Indien, wo das Jasminöl als Salböl geehrt wird, bestreichen die Gläubigen die Mitte der Stirn mit etwas Jasminduft, den sie manchmal frisch aus den Blüten pressen; sie ziehen feine »Duftlinien« von der Mitte des Haaransatzes bis zum »dritten Auge«, dem Punkt zwischen den Augenbrauen, um damit üble Energien abzuwehren und das Verlangen der Gedanken nach innen statt nach außen auf die Betriebsamkeit der äußeren Welt zu richten.

Um die Schönheit der Stimme und die Gesundheit der Stimmbänder und des Kehlkopfs zu bewahren, schätzten die Sänger der Antike die Essenz, das Öl und den Jasminblütentee. Vor ihren Auftritten beträufelten sie eine Pfirsichfrucht mit Jasminduft, die sie wie Medizin zu sich nahmen, damit ihre Stimme so schön sei wie die der Nachtigall, die mit ihrem Gesang in der Nacht die Herzen erfreut.

Naturheilkunde
Körper,
Wohlbefinden,
Schönheit

Echtes Jasminöl ist sehr teuer, wohl auch deshalb, weil die Blüten für die Enfleurage während der Nacht, wo sie den höchsten Stand an ätherischem Öl haben, gesammelt werden; ähnlich wie bei den Rosenblüten werden große Mengen gebraucht, um schließlich relativ wenig Öl zu gewinnen. Nur in sehr kostbaren Schönheitsmitteln werden wir echtes Jasminöl finden, so etwa in wertvollen Duftölen, mit denen der Körper massiert wird, damit er subtiler und empfindungsfähiger wird. Mit Jasminöl parfümiertes Massageöl – meist wird mit einigen Tropfen Jasminöl aromatisiertes Pfirsichkernöl genommen – hilft bei der Massage, die Wahrnehmung klarer und reiner zu machen, ungesunde Emotionen und Mißverstehen ins Blickfeld zu rücken, um sie zu beseitigen. Jasminöl gilt als Hilfsmittel geistiger Transformation, und da es visionsuchende Eigenschaften hat, ist es eine Lehrmeisterin subtiler Empfindungsfähigkeit. Bei religiösen Riten wird es daher entlang der Wirbelsäule, oberhalb des obersten

Nackenwirbels bis zur Kopfmitte, auf die Mitte der Brust, den Kehlkopf und zwischen den Augenbrauen eingestrichen.

Die Anwendung von Jasminöl öffnet Türen zu sehr subtiler Empfindungsfähigkeit, und daher könnte der Duft bei jenen, die einer größeren inneren Veränderung noch nicht gewachsen sind, mancherlei Verwirrung auslösen. Die Benutzung von Jasminöl wird als Aphrodisiakum empfohlen, und da die Natur dieses Dufts eine sehr zarte Erotik fördert, könnten Partnerschaftsprobleme auftauchen, wenn die innere Welt sich verändert und mit der äußeren nicht mehr in Einklang ist.

Der Jasminduft unterstützt die intuitive, engelhafte Natur des Menschen, der Duft verhilft zu mehr Einsicht in die eigene, wahre Natur, zu einem Verstehen für die Ordnung in den Dingen und eröffnet eine ganzheitliche Sicht. Der Duft hilft bei der Loslösung aus einem wirren Emotionalgeflecht und läßt die Dinge so erscheinen, wie sie wirklich sind. So könnte beispielsweise Jasminduft einem Arzt visionären Einblick in die wahre Krankheitsursache seiner Patienten geben, einem Kranken Hoffnung, einem hart gewordenen Herzen die Umkehr zum Mitgefühl, einer kühlen Frau die Rückkehr zur eigenen Femininität.

Die getrockneten Jasminblüten geben den Blumenpotpourris und Sachets einen schönen Klang und hübsches Aussehen. Wie schon gesagt, ist das echte Jasminöl sehr teuer. Naturähnliches Jasminöl oder aus Naturstoffen hergestellter charakteristischer Jasminduft ist angenehm für die Parfümierung von Potpourris und Sachets, in Verbindung mit anderen Blumenölen geben sie ein volles Bouquet.

Potpourris
Sachets
Aromalampe

Wahrhaft ideal in seinem Wirkungspotential ist das echte Jasminöl in Verbindung mit der Körperhaut. Denn in der Aromalampe hat das echte Jasminöl die Eigenschaft, im Raum sehr rasch nach oben zu steigen, so daß in der Höhe der Zimmerdecke mehr Duftentfaltung entsteht als in der

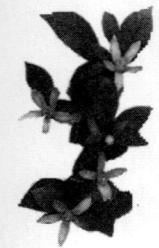

Raummitte. In Berührung mit der Körperhaut, in Massageölen, Körperlotionen und Cremes (siehe Rezeptteil) oder als Parfüm, kann es seine heilwirksamen Botschaften am besten über Haut und Atmung vermitteln.

Kardamom

Das gute Omen

Bräuche, Mythen und Legenden

Kardamom ist ein asiatisches Gewürz, das botanisch zur Ingwerfamilie gehört. Die kleinen Samenkapseln der Pflanze haben eine lange Geschichte, die in Indien beginnt. Dort erzählen die Mythen der Hindus, daß die Sieben Weisen, die Rishis, die aus den Himmeln herniederstiegen, um auf der Erde göttliche Ordnung und geistige Entwicklung zu fördern, viele Samen aus den kosmischen Gärten mitgebracht haben. Ihr universales Wissen über die Geheimnisse der Pflanzen, wozu auch Kardamom zählt, wurde von ihnen an die brahmanische Priesterschaft weitergegeben. Bereits die Weden, die heiligen Urschriften der Hindus, in denen das Wissen der Rishis festgehalten ist, erwähnen Kardamom, und das Gewürz gehört zu den traditionellen Heilpflanzen indischer Medizin und Weisheit. In der Hindumystik heißt es, Kardamom fördere das Bewußtsein, damit es aus dem Zustand der Unwissenheit zur Erleuchtung gelange.

Die Geschichte erzählt, daß Kardamom in den königlichen Gärten Babylons 700 v. Chr. angebaut wurde. Die Araber schätzten es sowohl als Heilpflanze wie als Gewürz, und für die arabischen Gewürzhändler zählte es zu den wertvollsten Handelsgütern auf den Gewürzstraßen. Noch heute wird mit Kardamom der exotisch duftende Beduinenkaffee gewürzt, wobei ein paar geöffnete Kardamomkapseln in die langen, schnabelartigen Tüllen der Messingkannen gesteckt werden, womit der durchlaufende Kaffee aromatisiert wird.

Die Ägypter verwendeten Kardamom als Räucherwerk für die Bewußtseinserweiterung und Extrakte der gepreßten Kapseln als Parfüm. Kardamom war auch ein mystisches Amulettgewürz, das ein gutes Omen verhieß und das Bewußtsein wachhielt. Die Frauen trugen in kleinen Sachets einige Kardamomkapseln bei sich, damit ihnen Wohlstand und Glück treu blieben. Sie bewahrten Kardamom in ihren Schmuckkästchen auf, um sicherzustellen, daß der Schmuck nicht gestohlen würde und der Wohlstand anhalten möge. Auf den Frisiertischen lagen Sachets von Kardamom als Zeichen des Wohlstands und Wachstums. Die Männer nahmen Kardamombeutel mit auf die Reise, um ihren Instinkt für gute Vorzeichen wachzuhalten, sei es für einen Schlafplatz, ausreichendes Essen oder Kraft für die Unternehmungen.

Von Ägypten gelangte Kardamom nach Griechenland und Rom; Hippokrates und Dioskurides erwähnen das Heilgewürz, sie empfehlen es bei Husten, Krämpfen, Unterleibsschmerzen und Harnverhalten. Auch war Kardamom ein Medikament, das bei Nervenleiden genommen wurde, da es den Ruf hatte, das Nervengewebe zu regenerieren. Bei Knochenleiden und Leukämie wurde es empfohlen. Auf der psychischen Ebene wurde Kardamom als Hilfsmittel gesehen, um Verkrampfungen zu lösen, Ordnung ins Chaos zu bringen und das Denken zu regenerieren.

Naturheilkunde Körper, Wohlbefinden, Schönheit

In der modernen Aromatherapie wird Kardamom bei Husten und Entzündungen der Atemwege empfohlen. Da es die Gesamtmuskulatur des Körpers entspannt, gilt es als heilwirksames Beruhigungsmittel für Körper, Geist und Psyche. Für die Schönheit von innen wäre es also ratsam, Kardamom als Küchengewürz häufig zu verwenden, da es wohltuend entspannt und die Lockerheit der Muskulatur fördert.

Potpourris
Sachets
Aromalampe

Kardamom gibt einen schönen, würzigen Duft und ist daher für Potpourris und Sachets ausgezeichnet geeignet. Die zerdrückten Kapseln werden mit anderen getrockneten Kräutern und Gewürzen gemischt; Kardamom hält seinen Duft sehr lange. Ein Duftsachet läßt sich nahe am offenen Fenster aufhängen, wo die durchziehende Luft für Duftverbreitung sorgt. Kardamom paßt gut zusammen mit Sternanis, Vanille, Zimt, Koriander und Gewürznelke, getrockneter Zitronen- und Orangenschale sowie allen lieblichen Blumendüften.

In der Aromalampe ist der Duft des Kardamomöls, gemischt mit anderen Düften, als Beruhigungsmittel zu empfehlen, insbesondere bei Unruhe, Verkrampftheit und chaotischer Weltsicht. Allerdings ist das Öl sehr teuer, so daß wir es nahezu als medizinisches Hilfsmittel ansehen müssen. Wegen seiner entspannenden Wirkung wird es auch als Aphrodisiakum genommen. Es wirkt nicht unmittelbar auf das Hormonsystem ein, doch da es die gesamte Körpermuskulatur und auch die Psyche entspannt, eignet es sich vorzüglich bei Verkrampftheit und Berührungsangst.

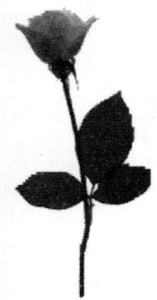

Wenn du nach der Natur lebst,
wirst du niemals arm.
Wenn du nach den Meinungen lebst,
wirst du niemals reich
Epikur

Koriander

Die Klugheit der Mitte

Bräuche,
Mythen und
Legenden

Botanisch gehört die Korianderpflanze zur Familie der Umbelliferen wie auch Kümmel, Dill und Fenchel. Seit der frühen Jungsteinzeit, dem 4. Jahrtausend v. Chr., ist der Koriander, der ursprünglich aus dem Mittleren Orient stammt, im Mittelmeerraum heimisch. Französische

Archäologen entdeckten 1932 in Kreta ein Räucherfaß aus dieser Zeit, das Samen von Koriander, Anis, Fenchel, Kümmel, Wacholderbeeren und Eppich enthielt.

In Ägypten war Koriander Heilmittel, Räucherwerk und Parfüm. In den heißen Ländern trugen die Reisenden, ob sie zu Fuß unterwegs waren oder auf dem Rücken der Tiere, Koriandersamen bei sich, um ihren Tee damit zu würzen; Koriander war ein bekanntes Mittel gegen die Plagen der Hitze, und der koriandergewürzte Tee half, die Anstrengungen der Reise zu ertragen. Die Griechen nahmen Koriander, Kümmel, Dill und Fenchel für die Parfümierung von Salben, als Küchengewürz und als Rauchopfer. Die Stadtverwaltungen verteilten teure aromatische Rohstoffe an verschiedene Bezieher, an Priester, Seher und Parfümhersteller, wie die Schreiber der Lagerverwaltungen anführten, und eine der griechischen Lieferlisten umfaßt Koriander, Fenchel, Anis, Zypergras und die Frucht oder das Gummiharz der Terpentinpistazie.

Dem Koriander wurde stets die Eigenschaft zugesprochen, ausbalancierende Fähigkeiten zu haben, also Extreme auszugleichen. Auf den Körper wirkt Koriander wie ein thermostatisches Regulativ, er nimmt nicht nur die extreme Hitze, er schiebt sozusagen in die Mitte, und diese Wirkung hat er auch auf die Psyche und das Denken. Er lenkt den Blick vom Extremen ab und gibt der Mitte Gewicht und Bedeutung. Aus diesem Grund trugen Novizen in tibetischen Klöstern oft Koriander bei sich, um auf das Wesen der Mitte konzentriert zu bleiben.

Bei uns wurde der Koriander als heilwirksamer Bestandteil des »Klosterfrau Melissengeists« bekannt, der vom Orden der Unbeschuhten Karmeliter 1611 in Paris als Wundermittel gegen viele Leiden empfohlen wurde und dessen harmonisierende, beruhigende Wirkung noch heute geschätzt ist. Neue Forschungsberichte stellen fest, daß »Klosterfrau Melissengeist« die Immunkraft stärkt, weil er ausgleichende Wirkungen hat. Auch ist der Koriander ein

Bestandteil des berühmten Kräuterlikörs Chartreuse, der nach dem Kloster Grande Chartreuse benannt wurde.

**Volksheilkunde
Körper,
Wohlbefinden,
Schönheit**

Die Volksheilkunde kennt den Koriander als anregendes Mittel für die Bildung roter Blutkörperchen, daher wird er für eine ausgewogene, gesunde Ernährung empfohlen. Auch ist die alte Überlieferung, Koriander als Teegewürz zu nehmen, in der Volksheilkunde bewahrt, und der koriandergewürzte Tee gilt als magenstärkend und blähungsbekämpfend. In der chinesischen Medizin wird Koriander bei Verdauungsbeschwerden und Magenschmerzen genommen, in der tibetischen Heilkunde als Mittel gegen die Hitze des Magens.

*Potpourris
Sachets
Aromalampe*

Der würzige Korianderduft ist eine Bereicherung für alle Potpourris und Sachets, wenn wir die Vielfalt eines Bouquets schätzen. Wie Anis, Kümmel und Fenchel sind die Samen oder das Öl eine Beigabe, mit der wir aromatische Fülle erreichen. Für Wohn- und Arbeitsräume sind die Würzbouquets gut geeignet und auch gut mit Blumendüften zu mischen.

In der Aromalampe paßt das Korianderöl gut mit allen Mischungen zusammen, die beruhigende und entspannende Wirkung haben sollen, beispielsweise in der Verbindung mit Vanille, Kardamom, Geißblatt, Rosenholz, Orangenblüten und Zimt. Auch gilt das Korianderöl als aphrodisisches Mittel, da es ähnlich dem Kardamom den gesamten Körper und die Psyche entspannt.

Lavendel

Abwehr und Schutz

**Bräuche,
Mythen und
Legenden**

Die Pflanzenbezeichnung Lavendel stammt aus dem lateinischen *lavare*, waschen, und das sagt schon sehr viel über den historischen Gebrauch des Lavendels aus. Das in der Pflanze enthaltene ätherische Öl hat desinfizierende Eigenschaften und wurde stets als Reinigungsmittel sowie als antibakterielles Konservierungsmittel verwendet. In der Küche gehörte der Lavendel zusammen mit Salbei, Thymian und Rosmarin zu den Gewürzpflanzen, die Speisen vor Bakterien schützten und der Konservierung und der Vorratshaltung dienten. Leicht verderbliche Speisen wie etwa Fleisch wurden mit Lavendelsträußchen umgeben, damit sie frisch blieben. Die Köche rieben sich die Hände mit Lavendelsalbe ein, bevor sie Speisen berührten, damit sie keine Krankheitserreger übertrugen. Lavendel war kein Gewürz, das gegessen wurde, es hatte nur die Funktion, zu schützen, abzuwehren und frisch zu halten.

Mit Lavendelessenz wuschen die Römer den Körper, bevor sie öffentliche Bäder betraten, um sich vor Krankheit zu schützen, und in vielen Kulturen war das Waschen der Kleidung mit Lavendelwasser, waren Aufgüsse mit Lavendel eine Schutzmaßnahme der Reinhaltung. Aus afrikanischen Stammeskulturen wissen wir, daß in Zeiten der Sklavenfängerei und des Kannibalismus die Stammesangehörigen den Körper mit Lavendelbüschen und Lavendelasche abrieben, was sie davor schützen sollte, als Sklaven eingefangen oder von Kannibalen verschlungen zu werden. Die Pflanze wurde als Gift betrachtet – der Feind sollte also fürchten, die Gefangenen seien giftig beziehungsweise vergiftend. Mit Stöcken, die mit Lavendelsträußen umrankt waren, traten sie vor die Gegner, in der Hoffnung, sie damit abschrecken zu können.

In Großbritannien wurde der Lavendel als Schutzpflanze bei Krankheiten viel benutzt. Frauen trugen Lavendelsträußchen in den weiten Ärmeln ihrer Roben, wenn sie sich an Orten aufhielten, wo viele Menschen zusammenkamen. Als Desinfektions- und Insektenvertilgungsmittel hingen duftende Lavendelsachets und -sträuße in Speisekammern, in Vorratsräumen, in Kleider- und Wäschekammern. Mit

Lavendelessenz oder Lavendelessig wurden Krankenzimmer und das von Kranken benutzte Geschirr gereinigt.

Naturheilkunde Körper, Wohlbefinden, Schönheit

Als Gegengift bei Insektenbissen, bei Schlangen- und Spinnenbissen wird Lavendelöl und Lavendelessenz noch immer verwendet, da Lavendel das Gift neutralisiert und Schwellungen verhindert. In der Körper- und Schönheitspflege gehört der Lavendel zu den sanft desinfizierenden Mitteln. In Hautcremes sollte Lavendelöl nicht verwendet werden, doch sinnvoll ist sein Einsatz in Seifen, Körperessig, Körperpuder und Fußpuder (siehe Rezeptteil). Wegen ihrer entgiftenden Eigenschaften sind getrocknete Lavendelblüten oder ein paar Tropfen Lavendelöl ein guter Badezusatz, auch fürs Fußbad.

Potpourris Sachets Aromalampe

Im traditionellen Gebrauch der Düfte wurden das Lavendelöl und die getrockneten Blüten in allen Potpourris und Sachets eingesetzt, die entgiftende Wirkungen haben sollten. Auch Lavendelkerzen wurden in solchen Räumen aufgestellt, die von Bakterien, Insekten und Ungeziefer zu reinigen waren. Das Verbrennen von Lavendel- und Salbeizweigen in Räumen, deren Vorgeschichte ungute Energie in die Wände gesogen hat, war stets ein Mittel, eine klare Atmosphäre zu schaffen. In Südfrankreich, wo der Lavendel heimisch und das Lavendelöl gebräuchlich ist, nehmen die Bauern, wenn unliebsame Besucher im Haus waren, einige Tropfen Lavendelöl und lassen sie auf der heißen Herdplatte verdampfen, um den Raum zu reinigen. Auch Salbei, Rosmarin und Thymian werden für diesen Zweck eingesetzt. In der Aromalampe wurde das Lavendelöl kaum verbrannt, es sei denn als entgiftendes Reinigungsmittel für Räume, die lange von Kranken bewohnt waren.

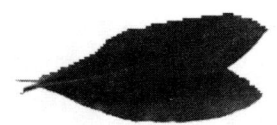

Lemongras

Glänzender Widerschein

Botanisch gehört das Lemongras, auch Zitronengras genannt, zu den bedeutenden Mitgliedern einer Familie duftender Gräser, *Cymbopogon citrauts*, die in Indien, Java, Formosa und Mittelamerika heimisch sind. Über die Gewürzstraßen gelangten sie nach Europa, und ihr Gebrauch hat in der asiatischen, der orientalischen und der europäischen Duftkultur große Tradition. Wegen seiner bakteriziden und antiseptischen Wirkung gehörte das Gras, aus dem Aufgüsse, Tee, Essenz oder ätherisches Öl gewonnen wurden, zu den reinigenden Mitteln, die nie direkt für die Wundbehandlung, sondern ähnlich dem Lavendel für die Reinhaltung des Umfelds verwendet wurden. Operationsinstrumente und Geschirr wurden damit gesäubert, auch galt sein Duft im Waschwasser als Reinigungszusatz, um Kleidungsstücke und Wäsche zu waschen, Geschirr und Möbel, Stein und Marmor. Das Waschwasser wurde hergestellt, indem das frische oder getrocknete Lemongras mitsamt der zwiebelartigen Wurzel zerdrückt wurde, so daß Stengelmark ausfloß; dann wurden die zerquetschten Pflanzenteile mit kochendem Wasser übergossen, man ließ sie über Nacht durchziehen, anschließend wurde das Duftwasser abgeseiht und dem Waschwasser beigefügt. Das so gewonnene duftende Wasser wurde im ganzen Haus zum Waschen und Putzen verwendet, auch in die Handwaschschalen, die nach dem Essen gereicht wurden, kamen ein paar Tropfen davon. Bei den Griechen und Römern wurde das Handwaschwasser oft mit Minze gemischt.

Bräuche, Mythen und Legenden

**Naturheilkunde
Körper,
Wohlbefinden,
Schönheit**

In der Volksheilkunde ist das Lemongras als Heilmittel bei Lungenentzündung, Bronchitis und Erkrankungen im Kieferbereich bekannt. Die Inhalation und das Gesichtsdampfbad mit dem Zusatz von ein wenig Lemongras oder Zitronengras galten als vorzügliches Mittel, die Beschwerden des Oberkieferbereichs und der Nase zu lindern, wobei in den Rezepturen die Kur über einen langen Zeitraum und in sparsamer Dosierung empfohlen wird.

Eine ganz bemerkenswerte Rolle spielt das Lemongras für das Wohlbefinden; das erklärt, weshalb es in alten Kulturen als Reinigungsmittel fürs Haus so geschätzt war. Das mit ein wenig Lemongrasöl aromatisierte Waschwasser gibt den Dingen, die damit gereinigt werden, einen ganz besonderen, ästhetisch wahrnehmbaren Glanz. Dem Unscheinbarsten verleiht es Poesie, Anmut und Liebreiz und läßt die Dinge in einer luftigen Weise zart erscheinen und über sich selbst hinauswachsen. In Indien sagt man, Vögel und Schmetterlinge lieben den Duft, daher werden Kinderzimmer gern mit nach Lemongras duftendem Wasser gereinigt, um dem Raum die Schwere zu nehmen und den Kindern guten Schlaf und ein Gefühl der Leichtigkeit zu geben. Man hat den Eindruck, als atme der Raum mehr, als sei die natürliche Schwere der Gegenstände im Raum ersetzt durch heitere Leichtigkeit, welche die Schwerkraft der Dinge sozusagen in »Leicht«-Kraft verwandelt. Den einfachsten Gegenständen gibt Lemongras etwas Glanzvolles, auch der Wäsche und den Kleidern, weshalb ein paar Tröpfchen Lemongrasöl im letzten Waschgang in der Waschmaschine ein ausgezeichnetes Mittel sind, den Kleidungsstücken *glamour* zu verleihen.

Das Lemongrasöl läßt nicht nur Glanz entstehen, es zieht auch die Heiterkeit an. Dinge, die mit Lemongras gewaschen und gepflegt werden, bekommen einen nicht sichtbaren, doch fühlbar freundlichen Ausdruck, ein heiteres Strahlen. Ein wenig Lemongrasöl im Möbelwachs oder in

Traubenkernöl ergibt eine schöne Möbelpolitur für Holzmöbel. Es bewahrt die Hölzer vor dem Austrocknen und verleiht ihnen Glanz.

Als Mittel zur Schönheitspflege ist Lemongras wenig geeignet, es gehört mehr in die Parfümerie und weniger in die Hautpflege.

Die Duftnote »heiter« paßt sich gut an, und das Lemongrasöl verträgt sich gut mit allen Blumenaromen und Gewürzen. Sehr gut paßt es zu Rosengeraniumöl und auch zu den frischen Zitrusdüften, zu Pfefferminze, Rosmarin, Anis und Fenchel. Für Bad und Küche, für Wohnräume und Kinderzimmer ist es geeignet.

Potpourris
Sachets
Aromalampe

Melisse

Die Wiederkehr der Ordnung

Die Melisse, auch Zitronenmelisse genannt, stammt aus dem Orient und hat sich über den Mittelmeerraum in Europa verbreitet. Seit urdenklichen Zeiten gehört sie zu den beliebtesten Nutzpflanzen der Kräutergärten. In der Blütezeit geerntet, wurde sie früher gern in großen Büschen zusammengebunden und als Trockenstrauß in den alten Wirtschaftsküchen umgekehrt aufgehängt; ihr erfrischend zitronenartiger Duft sollte die Küchenarbeit erleichtern und Nahrungsmittel vor frühzeitigem Verderb schützen. Die kräuterkundigen Wirtschafterinnen wollten mit der Zitronenmelisse die Nahrungsmittel auch vor Krankheitserregern und vor üblen Geistern bewahren, die vom Küchenpersonal ins Haus getragen werden konnten. Und da die konservierenden Eigenschaften der Melisse geschätzt waren, umhüllte man verderbliche Speisen wie Butter, Käse, Obst und Fleisch mit Lagen von Melissenzweigen, bevor sie zur Aufbewahrung in die kühlen Vorratskammern kamen.

Von der Melisse wurde immer gesagt, ihre Heilkraft und ihr Duft wirke ermunternd, und sie wehre ab, was schädlich ist. Die pflanzenheilkundige Mystikerin Hildegard von Bingen schreibt: »Die Melisse ist warm, und ein Mensch, der sie gern ißt, lacht gern, weil ihre Wärme die Milz berührt und daher das Herz erfreut wird.« Auch heute noch wird Melissenöl in der Aromatherapie nach Schockzuständen eingesetzt und gilt als Mittel, die geistig-körperlich-seelische Balance nach schwer belastenden Erlebnissen wiederherzustellen. Was heute in der modernen Bach-Blütentherapie die sogenannten Notfalltröpfchen sind, waren früher das Melissenöl, der Melissentee und der »Klosterfrau Melissengeist«. Die 1611 von den Karmelitern in Paris entwickelte Medizin enthält noch weitere aromatische Pflanzenextrakte und duftende Gewürze wie Angelikawurzel, Koriander, Muskatnuß, Zimt und Gewürznelke. Der Melissengeist ist ein vorzügliches Naturheilmittel bei Streß, er hat krampflösende Eigenschaften und stärkt das Immunsystem.

Naturheilkunde Körper, Wohlbefinden, Schönheit

Die alten Heilrezepte zeigen uns, daß die Melisse meist dann eingesetzt wurde, wenn Erleichterung von starkem physischen oder psychischen Druck erforderlich war, etwa bei Migräne, Kopfweh, Zahnschmerzen, Nervenschmerzen, Muskelkrämpfen, Menstruationsbeschwerden, Schwindelanfällen und Herzbeschwerden, bei psychischen Angst- und Spannungszuständen, Schlaflosigkeit, Nervosität, Unruhe, Melancholie und Depression.

In der natürlichen Heilkosmetik ist das Melissenöl ein guter Duftstoff für die Parfümierung von Hautcremes und Körperpflegemitteln (siehe Rezeptteil). Die Dosierung muß immer sparsam erfolgen, da das intensiv wirksame Öl in zu hoher Dosis die Haut reizen kann. Getrocknete Melissenblätter, im Kräutersäckchen in die Badewanne gehängt, wirken entspannend bei Nervosität und Schlaflosigkeit.

Mit Melissenöl aromatisiertes Massageöl wurde nicht nur bei Migräne und rheumatischen Schmerzen genommen, es galt auch als Schönheitsmittel bei jeder Art physischer und psychischer Verkrampftheit.

Die duftenden, getrockneten Blätter und Blüten geben eine schöne Füllung für Potpourris und Sachets. Wegen ihres frischen Dufts eignen sie sich für Küchen, Baderäume und Toiletten. Melissenöl als Parfümierung für die Potpourrifüllung mischt sich gut mit anderen zitrusduftenden Ölen wie Lemongrasöl, Zitronenöl, Apfelsinen- und Mandarinenschalenöl.

Potpourris
Sachets
Aromalampe

In der Aromalampe ist der Duft, auch gemischt mit anderen Zitrus- oder Blumendüften, bei allen physischen und psychischen Druckzuständen geeignet, bei Streß und Freudlosigkeit, Apathie und Depression. Die Melisse gibt als Duftinformation ein Signal, in die Ordnung der Mitte und zur Lebensfreude, in den Lebensfluß, zurückzukehren.

Moschus

Das Lächeln der Aphrodite

Ob die in den Literaturen der Liebeskunst beschriebenen Moschusdüfte pflanzlicher oder tierischer Herkunft sind, wird nicht immer deutlich, da sie nahezu identischen Geruch und Effekt auf Körper und Psyche haben. Das Wort Moschus entstammt dem altindischen *mushlus*, Hoden, denn der von Tieren gewonnene Moschus kommt von einer in Zentralasien beheimateten kleinen Hirschart, die wegen einer Drüse, die sich nahe der Geschlechtsteile der männlichen Tiere befindet, getötet wird. Daß Tiere ihr Leben wegen ihres Duftrohstoffes lassen müssen, ist ebenso abstoßend wie die Elefantenjagd wegen des Elfenbeins, daher ziehen wir den aus Hibiskussamen gewonnenen sogenannten *Abelmoschus* vor.

**Bräuche,
Mythen und
Legenden**

Die Handelsflotten Alexanders des Großen (356–323 v. Chr.) brachten den Griechen die animalischen Duftnoten Indiens – Castoreum (Bibergeil), Moschus, Zibet und Amber, die der Liebesmagie, der Götterverehrung und der Heilung dienten. Aus Indien, dem Land, wo die Parfüms eine bedeutende Rolle in der Kunst der Liebe spielten, vernahm Europa die Kunde, daß die kluge Parfümmischung und -herstellung zu den 64 Künsten gehöre, die jeder gebildete Mann und jede verführerische Frau gemäß dem *Kamasutra*, dem Leitfaden der Liebeskunst, kennen und beherrschen sollte. Die animalischen Duftnoten wurden vor allem in den arabischen Ländern populär, die Perser liebten sie, und das Gefolge Mohammeds umwogte der schwere Duft von Moschus, Ambra und Kampfer, wobei der Kampfer dazu diente, den von Natur aus unangenehm riechenden Moschusduft chemisch zu wandeln. Auch Wohlgerüche unterliegen der Mode, und heute würden wir die Intensität so mancher alter Mischungen kaum noch ertragen.

Naturheilkunde Körper, Wohlbefinden, Schönheit

Der aus Hibiskussamen gewonnene *Abelmoschus*, den wir heute statt Moschus tierischer Herkunft verwenden, gehört in die indisch-chinesisch-tibetischen Tradition zu den wertvollen Aromen sowohl für die Liebe und die Heilung wie auch für die Götterverehrung. Botanisch zählt Hibiskus zu den Malvengewächsen, und die Blüten der Pflanze gelten in der indischen Naturheilkunde Ayurweda als Heilmittel, das den Körper liebesfähig macht und ihn gesunden läßt. Der Hibiskusblütentee aus getrockneten Blüten stärkt das erste Chakra, den Energiepunkt der Antriebskraft am unteren Ende der Wirbelsäule. Es heißt, der Tee heile Erkrankungen der Nieren und des Genitalsystems und sei auch ein vorzügliches Mittel bei Frigidität und Menstruationsbeschwerden. Die Hibiskusblüten sind dem Elefantengott *Ganesh* geweiht, dem Gott der Weisheit, der dem ersten Chakra innewohnt, der die Hindernisse vernichtet und das Erlangen höherer Ziele gewährt. Hibiskusblüten haben eine ähnliche Energie wie Lotus- und Rosenblüten, und während der Meditation steigern sie die Kraft für die Wiederholung der *Mantras.* Das sind Worte, Silben oder Silbenfolgen aus dem Sanskrit, in denen die Essenz verschiedener Energien zum Ausdruck kommt und Schutz für geistige Sammlung bietet. Gottesverehrung, Liebesfähigkeit und Gesundheit bilden die Grundsäulen für das Glück, und die Blumendüfte helfen dabei, es aufrechtzuerhalten.

Das aus den Hibiskussamen gewonnene Öl riecht äußerst penetrant, ähnlich wie der Moschus tierischer Herkunft, und erst durch Vermischung mit anderen Rohstoffen entfaltet sich sein schönes Aroma. In Verbindung mit der Körperhaut entsteht dann eine Duftalchemie, die vor allem Frauen erotisiert und daher traditionsgemäß von Frauen benützt wird. Auf Männer hat der Duft am Körper einer Frau sehr anziehende Wirkungen, die ekstatische Freuden versprechen und seinen Eroberungsdrang steigern. Doch nicht nur erobern will er sie, er möchte sie auch mit seinen Ideen durchdringen, sie besitzen. Daher sollten kluge Frauen achtsam mit Moschusparfüm oder moschusparfümiertem Massageöl umgehen. Auch sollten sie bedenken, daß die häufige Anwendung von Moschus das Bewußtsein sehr auf Körperlichkeit lenkt und Ungleichgewicht entstehen kann, wenn die seelisch-geistig-körperliche Balance nicht harmonisch ist.

Die indischen heilkundlichen Schriften zur Förderung der Liebesfähigkeit berichten über den Moschus, daß er gebrochene Herzen, einen kranken Verstand und eine verzwickte Weltsicht heilen könne, daß er ungesunde Vorstellungen über das eigene Wesen und das anderer vertreibe und die harmonische Entwicklung des Yin-Yang, des männlich-weiblichen Prinzips, in jedem einzelnen fördere.

Da der Moschusduft erst in der chemischen Verbindung mit anderen Stoffen und durch Kontakt mit der Körperhaut

Verwendung

seine erotisierende Kraft entwickelt, ist er für Potpourris, Sachets oder die Aromalampe nicht geeignet. Bei der Herstellung von Moschusparfüm wird zuerst eine Moschus-Tinktur zubereitet, die dann in kunstvoller Mischung mit anderen Düften den Moschusgeruch chemisch so abändert, daß er angenehm wird. Die bevorzugten Duftmischungen, die Massageölen beigefügt werden, sind Rosengeranium, Vetiver, Patschuli, Jasmin, Orangenblüten, Rosen und Ylang-Ylang.

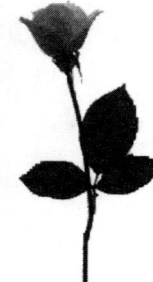

Herrlich bist du wie Moschus:
Wo du warst, gewahrt man dich noch.
Johann Wolfgang v. Goethe
»West-östlicher Divan«

Muskat

Stimulans der Vitalität

**Bräuche,
Mythen und
Legenden**

Die Muskatnuß wächst als Frucht eines immergrünen Baums, der in Indien, Java, Sumatra und auf den Philippinen heimisch ist. Die reife Frucht sieht wie eine gelbe Pflaume aus, sie trocknet allmählich ein, springt dann auf, und der die Nuß umgebende Samenmantel ist, in pulverisierter Form, als Muskatblüte bekannt. Als Handelsgüter wurden Muskatnuß und Muskatblüte auf Schiffen über die Ozeane, auf Kamelen und Elefanten über die großen Berge getragen und fanden als aromatische Küchengewürze ihren Platz in der Welt. Muskat ist ein energiestimulierendes Mittel, und muskatgewürzte Gerichte geben einen *push* für die Vitalkraft. Die Gewürzhändler des Orients mischten daher ein wenig Muskat in das Futter der Kamele, um auf langen Reisen die Vitalkraft der Tiere anzuregen, und sie rührten es in eine Salbe, mit der sie die Gelenke der Lasttiere einrieben, damit sie nicht zu schnell ermüdeten.

Aus dem Orient kamen Gewürzmischungen in die europäische Küche, deren Duftkombinationen schon in der Antike verwendet wurden. Mit Muskat mischte man Gewürznelke, Ingwer und Pfeffer und je nach Bedarf auch Koriander, Wacholder und Kapern. Den Duft von geriebener Muskatnuß einzuatmen war im 14. Jahrhundert in Europa eine Mode, denn es hieß, er stimuliere, ähnlich einer Psychodroge, die künstlerische Phantasie. Der englische Dichter Geoffrey Chaucer (1340-1400) lobt den Muskat und seine Wirkung in einem Gedicht. Doch es ist auch bekannt, daß Muskat in hoher Dosierung und bei längerer Anwendung nervöse Störungen, Lähmungen und geistige Verwirrung hervorrufen kann; werden Gerichte mit Muskat überwürzt, oder wird Muskat zu lange und zu intensiv eingeatmet, hat dies Übelkeit und Erbrechen zur Folge. Das aus Muskatnuß gewonnene Muskatnußöl wirkt sehr anregend, doch es muß mit Vorsicht verwendet und darf nicht überdosiert werden. Wie bei manch anderen Duftölen und Gewürzen gilt auch hier die goldene Regel: »Die Dosis macht das Gift«, und Überdosierung ist niemals ratsam.

Heilmedizinisch ist die Muskatnuß als Gewürz einer ausgewogenen, gesunderhaltenden Ernährung zu erwähnen. Das Gewürz gilt als Antiseptikum des Darmtrakts, als verdauungsfördernd und anregend. Bei rheumatischen Schmerzen wird ein Heilbalsam aus einer Mischung von Rosmarin- und Gewürznelkenessenz und Muskatnußbutter hergestellt.

Naturheilkunde Körper, Wohlbefinden, Schönheit

Da Muskatnußöl die Haut reizt, wurde es nie in Schönheitsmitteln, auch nicht als Badezusatz, verwendet.

In den klassischen Gewürzpotpourris und Sachets finden wir oft ein klein wenig geriebene Muskatnuß, da der Duft lange anhält und sich gut mit anderen Gewürzaromen wie Zimt, Koriander, Kardamom, Anis, Fenchel und Gewürznelke verträgt.

Potpourris Sachets Aromalampe

In der Aromalampe, sparsam dosiert, unterstützt Muskatöl das Gefühl der Vitalität. Energie und Unternehmungsgeist werden von Muskat angeregt, im Büro kann man die mit Muskatöl gewürzte Aromalampe verwenden, wenn es viel zu tun gibt. Der Geruch ist sehr konzentriert, daher genügt ein Tropfen. Auch andere anregende Aromen sind mit Muskat gut mischbar, wie etwa Anis, Rosmarin, Wacholder, Zitrone und Rosengeranium.

Muskatellersalbei

Die Unterscheidungskraft

Bräuche, Mythen und Legenden

Über die Herkunft der lateinischen Pflanzenbezeichnung *Salvia scalera* sind sich die Etymologen nicht einig, manche glauben, *scalera* sei auf das lateinische *clarus* (klar) zurückzuführen, andere meinen, es leite sich von dem griechischen *skleria* (Härte) ab, da die Blütenblätter in einem harten Punkt enden. Im Mittelalter nannte man die Pflanze *Klares Auge*, und diese Bezeichnung entspricht dem Kern ihres mythologischen Hintergrundes, denn die leicht nach Ambra duftenden Pflanzenblätter der in Südeuropa und Asien heimischen Pflanze waren stets ein magisches Mittel der Rituale von Sehern, Priestern, Heilern und Alchemisten, allerdings auch von Schwarzmagiern und Voodooisten, denn im aufsteigenden Rauch der im Feuer verbrannten Blätter wurden magische Beschwörungen und Zauberworte gesprochen, deren Wortsequenz, mit dem Duftrauch eine alchemische Verbindung eingehend, die angerufenen Gottheiten erreichen sollte, um mit ihrer Hilfe bestimmte Absichten durchzusetzen: etwa einen Fluch manifest zu machen, in die Privatsphäre anderer einzudringen, um ihre Gedanken magisch zu beeinflussen, ihre Vorstellungen zu manipulieren, oder einer Kampfarmee Stärke zu verleihen.

In den weißmagischen Ritualen der Priester, Seher und Heiler galten der ambraduftende Muskatellersalbei wie auch Sassafras als sakrosankter Schatz der Gottheit, der mit tiefster Verehrung betrachtet wurde. Der Duft der Pflanze konnte Menschen helfen, das innere Auge zu öffnen, damit sie, ihr Bewußtsein erweiternd, die Welt mit dem klaren Auge der Unterscheidungskraft sahen, was sie dazu befähigte, Gut und Böse voneinander zu unterscheiden und die Ursächlichkeit der Dinge richtig einzuschätzen. Der Duft des Rauchs treibt den Sucher an, das eigennützige, egozentrierte Denken aufzugeben, sich nicht länger als isoliertes Einzelwesen zu betrachten, sondern ungetrennt vom Ganzen als mitverantwortlichen Teil des Ganzen der Schöpfung. Diese wesentliche Veränderung der Anschauungen führt letztlich zur Reife des geistigen Menschen, der wesenhafter und mitfühlender empfindet und handelt.

In Indien betrachten die Seher Muskatellersalbei als den Duft, der die Kraft hat, den Lebensstrom zu verändern, um mit dem göttlichen Strom in den großen Ozean zu reisen, den sie *Samadhi*, Erleuchtung, nennen. Sie hielten die Pflanze fern von der Verwendung durch solche Menschen, die ihren heiligen Wert nicht kannten und die zu plötzlich oder unvorbereitet, ohne den Weg der Lehre des *Dharma* zu gehen, durch den Erleuchtungszustand in Verwirrung geraten könnten. Das Schwert der Unterscheidungskraft zu erlernen, setzt in den zenbuddhistischen Übungen viel Geduld bei der Überwindung von Hemmnissen voraus, und äußere Hilfsmittel dieser intensiven Art – wie der Muskatellersalbei – werden nicht von allen Meistern und Weisen befürwortet.

In den asiatischen Ländern werden die Blätter des Muskatellersalbeis in der Küche verwendet. Die deutsche Bezeichnung Muskateller rührt daher, daß der Geschmack dem des Muskatellerweins ähnlich ist. Unredliche Weinpanscher

Naturheilkunde
Körper,
Wohlbefinden,
Schönheit

benutzten das ätherische Öl der Pflanze, um billige Weine zu fälschen, damit sie wie echter Muskatellerwein schmeckten, was verheerende Folgen hatte. Da Muskatellersalbeiöl wegen seiner spezifischen Wirkung niemals eingenommen und schon gar nicht mit Alkohol zusammen verwendet werden darf, haben die gefälschten Weine die Leute krank und sogar wahnsinnig gemacht. Grundsätzlich ist die innerliche Anwendung von Muskatellersalbeiöl unverantwortlich.

Verwendung Wie Sassafras gehört auch Muskatellersalbeiöl zu den Duftölen, die wir wegen ihrer Wirkung auf die Psyche und ihres achtunggebietenden Werts nicht für Potpourris und Sachets verwenden. In der Aromalampe wirkt es geistig anregend, auch wohltuend auf das Herz und die Leber, und über die Atmung vermittelt es dem Blutstrom gesundheitsfördernde Botschaften. Für ernsthafte Sucher ist das Öl ein sakrosankter Duft, der die Wahrhaftigkeit ihres Wegs und ihre Besonnenheit auf die Probe stellen kann und der jenen dient, deren Motivation echt ist.

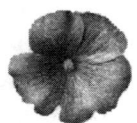

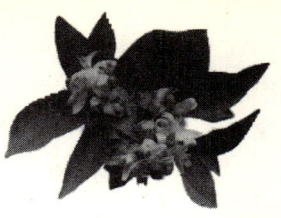

Orangenblüten

Die Anmut

Die eigentliche Heimat des Orangenbaums ist der Ferne Osten, vor allem China und Indien. *Apfelsine* bedeutet »Apfel aus China«, und Orange stammt aus dem persisch-arabischen Wort *narang*. Etwa Mitte des 16. Jahrhunderts wurden die Orangenbäume in Europa populär und das aus den Blüten der Bitterorangen gewonnene Öl zur Kostbarkeit der Parfümkunst. Wir erhalten das wertvolle Öl unter der Bezeichnung *Neroli*; es verdankt seinen Namen einer italienischen Prinzessin, die es zu ihrem Lieblingsparfüm machte. In konzentrierter Form hat Neroli einen etwas bittersüßen Duft, und erst in entsprechender Verdünnung wie etwa in Orangenblütenwasser, Hautcremes, Lotionen und in der Aromalampe wird es lieblich.

Der anmutige Charakter des Orangenblütenöls war, ähnlich wie Jasmin, stets ein Zaubermittel der Verführungskunst der Frauen. Als aphrodisierender Duft war es in China und Indien bekannt, und etwa im 17. Jahrhundert entdeckten es auch die Frauen in Europa. Sie tupften Orangenblütenparfüm auf die Handgelenke, zwischen die Brüste, auf den Haaransatz, hinter die Ohren, auf die Fuß- und Handgelenke, unter die Fingernägel; das Duftöl wurde Gesichts- und Körperpudern zugesetzt und auch dem Haarpuder für die Perücken. Mit Orangenblütenwasser parfümierten sie das Waschwasser, mit dem Körper und Haar benetzt wurde, und da das Bad in jener Zeit wenig populär war, gaben sich Frauen und Männer mit stark parfümierten Wässern zufrieden, die eher der Dufterhöhung und weniger der Reinigung dienten.

Orangenblütenöl war stets teuer, nur die reiche Oberklasse in Europa konnte es sich leisten. Für die weniger Begüterten gab es als Ersatz das aus den Schalen der Orangen ge-

Bräuche, Mythen und Legenden

wonnene Apfelsinenschalenöl, das im Vergleich zum Orangenblütenöl erdig-fruchtig und nicht so lieblich nach Blüten duftet. Es wurde als Parfümersatz für das Orangenblütenöl in England populär, in Bürgerhaushalten nahm man es für die Parfümierung von Potpourris, und in weniger wertvollen Parfüms wurde das Apfelsinenschalenöl zum Blumenduft der einfachen Frauen, auch der Londoner Prostituierten.

Naturheilkunde Körper, Wohlbefinden, Schönheit

In der chinesisch-indisch-tibetischen Naturheilkunde waren die Blüten der Zitrusfrüchte stets geschätzt, vor allem wegen ihrer belebenden Wirkung auf die Psyche. Orangenblütenöl wirkt antidepressiv, antiseptisch, krampflösend und aphrodisisch, und sein Hauptanwendungsgebiet liegt im psychischen Bereich. Es hilft, den harmonischen Gleichklang zwischen Körper, Geist und Psyche anzuregen, es nimmt Angst, baut Nervosität und Streß ab und läßt die Sicht der Dinge gesunden. Für Menschen mit sexuellen Problemen, deren Grundursache oft in Anspannung und Angst zu suchen ist, eignet sich Orangenblütenöl oder Orangenblütenwasser, sei es als Zusatz in Körperpflegemitteln (siehe Rezeptteil) oder in der Aromalampe.

Die aphrodisischen Eigenschaften des Orangenblütenöls haben nichts mit der direkten Beeinflussung des Hormonsystems zu tun wie etwa beim Moschus, sondern sie sind eine anmutige Botschaft der Liebe, die sanft stimmt, Anmut, Zärtlichkeit und Frieden verbreitet und liebevolle Empfindung stimuliert. In Indien heißt es, der Duft von Zitrusblüten zähme das Ungeheuer im Menschen und lasse dem Ungeheuerlichen keinen Spielraum, so daß das Licht die Schatten der Dunkelheit vertreibe.

Potpourris Sachets Aromalampe

Die getrockneten Orangenblüten, die wir in Kräuterhandlungen bekommen, sind sehr hübsch für Blumenpotpourris. Der Duft des Orangenblütenöls kommt sowohl im Potpourri wie auch in der Aromalampe in der Symbiose mit anderen Ölen am besten zur Wirkung. Es eignen sich Mischungen mit Petitgrain, Zimt und Koriander, Vanille und Ylang-Ylang als ambrosische Duftalchemie, insbesondere für die zart erotisierende Atmosphäre eines Wohn- oder Schlafraums. Die Heilwirksamkeit dieser Duftkombination hilft auch bei Depressionen, Nervenschwäche, bei tiefsitzenden Ängsten und nach Schockzuständen.

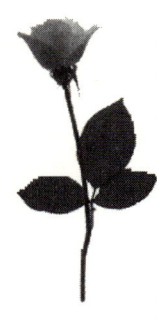

Wenn aus dem Becher des Ostens
der Sonnenschein sich ergießt,
entsprießen tausend Tulpen
dem Garten deines Gesichtes.
Wenn der Duft deiner Locken
sich in der Au entfaltet,
eilt der Wind herbei,
das Hyazinthensiegel zu brechen!
So ist die Kunde der Nacht,
die den Liebenden trennt von der Geliebten,
daß hundert Bücher nicht reichen,
ein Teilchen davon zu schildern.

Idatis

Patschuli

Der asiatische Klang

Die asiatische Heimat der Pflanze *Popstemon Patchouli* liegt in den Hochebenen Indiens, Chinas, in der Mongolei, Burma und Malaysia. Aus den Blättern und Stengeln wird das Patschuliöl gewonnen, dessen intensiver Geruch so typisch für das häusliche und religiöse Leben Indiens ist. Das Öl ist zähflüssig und von bräunlichgelber Farbe, und da es die Haut einfärbt und sein Duft lange anhaftet, wurde es in der Duftkultur der Kasten zur traditionellen Hautbemalung verwendet. Die Frauen der brahmanischen Familien zogen damit feine Linien entlang der Arme, sie setzten damit einen

Bräuche, Mythen und Legenden

Punkt auf die Stirnmitte, um zu zeigen, daß sie einer höheren Gesellschaftsschicht, der obersten Kaste der Hindus, angehörten. Die rituelle Bemalung war auch ein Fruchtbarkeitssignal, das zeigte, daß die Frauen bereit waren, einem Kind das Leben zu schenken. Der Patschuliduft gehört dem weiblichen Lebensbereich an, und in den Häusern wußten die Männer stets, wo sich die Frauen und Kinder aufhielten, sie mußten nur dem Duft von Patschuli folgen.

Frauen und Männer verwendeten Patschuli zur Einreibung der Füße, um sich vor Fußpilz zu schützen. Die Frauen pflegten auch das Haar mit Patschuli. Sie zerrieben die Blätter der Pflanze mit anderen Stoffen in kleinen Näpfchen zu einer Paste, mit der sie das Haar bestrichen; mit dieser Art von Packung bekam das Haar Glanz und Fülle. Um das Haarwachstum anzuregen, wurde die Kopfhaut mit Patschuliöl betupft. Für Kinder nahmen die Frauen Patschuliöl, um den Haaransatz zu verändern, wenn statt eines gerade verlaufenden Ansatzes ein spitzzulaufender wachsen sollte. Sie rieben die Haut mehrmals täglich in der Form des gewünschten neuen Wachstums ein; nach rund neun Monaten sollte sich der Erfolg der Behandlung zeigen. Allerdings sollten wir bedenken, daß der intensive Patschuligeruch im Haar nicht unbedingt für europäische Nasen geeignet ist und auch die Braunfärbung der Kopfhaut durch das Öl nicht zu heller Haut paßt. Um Haarwachstum anzuregen, geben wir eher dem farb- und geruchlosen Nachtkerzenöl den Vorzug.

Naturheilkunde Körper, Wohlbefinden, Schönheit

In der asiatischen Volksmedizin wird Patschuli wegen seiner entzündungshemmenden, antiseptischen und fungiziden Eigenschaften geschätzt und findet bei Schuppen und Haarausfall, bei Ekzemen und Flechten Verwendung.

Aromatherapeutisch wirkt das Öl antidepressiv; in Indien gilt es sogar als Aphrodisiakum. In Asien gehört das Öl zu den Düften der Frauen, die ihrer kulturellen Tradition folgend anders damit umgehen als wir. Der intensive, langanhaltende Duft wirkt für uns Europäer eher aufdringlich, weshalb wir es nur behutsam verwenden.

Mit Patschuli parfümierte Sachets sind ein traditionelles Mittel für die Kleideraufbewahrung, denn es vertreibt Insekten, Motten und kleine Nagetiere. Doch bleibt der sehr starke und typisch indische Geruch lange in den Kleidern haften, sogar nach der Reinigung oder der Wäsche.

Potpourris
Sachets
Aromalampe

    Gemischt mit anderen Düften und sparsam dosiert, ist es sehr angenehm, um einen orientalisch-asiatischen Duftklang herzustellen. Patschuli hat etwas Mystisches, und in Verbindung mit anderen Düften verleiht es Tiefe. Um Potpourris zu parfümieren, verträgt sich Patschuli gut mit getrockneten Blütenblättern von Rosen, Pfingstrosen, Veilchen, Flieder, Hyazinthen, Phlox, Jasmin, mit Gewürznelken, Sternanis, Koriander, Zimt und Vanille. Die Ölmischung für die Aromalampe könnte aus den genannten Blumen- und Gewürzdüften zusammengesetzt sein, doch da wir nicht alle Blumenduftöle bekommen, eignen sich auch Mischungen mit Petitgrain, Bergamotte, Ylang-Ylang, Rosenholz und Rosengeranium, Ingwer und Wacholder. Das Patschuliöl wirkt fixierend, verleiht den Blumendüften gute Haftbarkeit und größere Weite. Die Mischungen wirken anregend, antidepressiv und lebensbejahend. Sie stimulieren die Sinne, das Riechen, Schmecken, Hören und Sehen.

Petitgrain

Die Anziehungskraft des Reinen

Die Bezeichnung *petit grain*, der *kleine Same*, erinnert an die Zeit, wo das Petitgrainöl aus den grünen jungen Früchten und Samen von Pomeranzen und Zitronenbäumen oder aus den Früchten und Blättern botanischer Kreuzungen von Zitrusgewächsen gewonnen wurde. Das heute erhältliche

**Bräuche,
Mythen und
Legenden**

Petitgrainöl stammt vor allem aus den Blättern und Zweigspitzen der bitteren Pomeranzen, *Citrus bigaradia*.

Bevor die Zitrusbäume ins Mittelmeergebiet gelangten, wurden sie in Hinterindien kultiviert, von wo aus sie über China, Japan und Persien nach Europa kamen. Alexanders großer Asienfeldzug brachte den Griechen bis dahin unbekannte Früchte, Gewürze und Obstbäume: Pomeranzen, Zitronenbäume, Pfirsiche, Bergamotten, Kirschbäume und darüber hinaus seltene Hölzer wie Sandelholz und gesprenkeltes Ebenholz

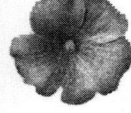

In Asien, Persien und Griechenland wurden die Zitrusbäume verehrt, sie galten nicht nur als Symbol der Reinheit, sondern wurden auch wegen ihrer mehrdimensionalen Reinigungskraft geschätzt. Oft wurden die Ästchen des immergrünen Zitronenbaums zu Besen zusammengebunden, mit denen sakrale Räume, Tempel und geheiligte Orte gekehrt wurden. Diese Reinigung sollte zum einen Ungeziefer und Parasiten fernhalten, zum anderen den Böden und dem ganzen Raum anziehende Reinheit verleihen. Besucher der heiligen Orte wurden mit Blattwedeln von Zitrusbäumen abgebürstet, bevor sie eintreten durften. Die Vorsichtsmaßnahme galt der Vertreibung von Ungeziefer, das die Fremden in die Tempel tragen konnten, und der Reinigung ihres energetischen Umfelds, ihrer Aura. Die heiligen Schreine wurden mit zitrusduftenden Ölen und Wässern abgerieben, damit sie vor negativer Abstrahlung anderer geschützt blieben. Kleidung und Gegenstände, die in der Aufbewahrung eingepackt waren, zum Beispiel in Reiseschrankkoffern, wurden mit Sachets aus Zitrusdüften umgeben, damit sie ihren reinen Glanz bewahrten und Insekten fernhielten.

In Persien wurden die getrockneten Zitrusblüten und -blätter für die Reinigung von gekachelten Fußböden verwendet, indem sie, mit feinem, angefeuchtetem Sand vermischt, über die Böden gestreut und dann zusammengekehrt wurden. Diese Mischung hinterließ auf dem Boden einen

angenehmen Geruch, reinigte und polierte gleichzeitig und
gab Glanz.

Ähnlich wie das Orangenblütenöl hat das Petitgrainöl einen
frischen, blumigen Duft. In der asiatischen Volksmedizin
wurden die Zitrusdüfte viel bei Krankheiten verwendet, die
mit dem Hals in Verbindung stehen: zitrusparfümierte
Kompressen wurden bei Halserkrankungen, Beschwerden
der Schilddrüsen, Kropf- und Kehlkopferkrankungen oder
Mandelentzündung aufgelegt. Bei Schmerzzuständen und
zur Erleichterung der Wehen wurde der Körper mit duftenden Zitruswässern abgerieben, um die Nerven und das
Unterhautzellgewebe zu beruhigen.

**Naturheilkunde
Körper,
Wohlbefinden,
Schönheit**

Wegen seiner desodorierenden Wirkung war das Petitgrainöl stets ein Mittel gegen unliebsame Gerüche. In England wurden mit diesem Öl kleine Sachets parfümiert, die
man unter die Achsel legte. Die sogenannten Schweißfänger
wurden gewöhnlich in die Ärmel der schweren Roben ein-
geheftet.

Obwohl Petitgrain sehr blumig duftet, ist es in seiner
Gesamtwirkung auf die Körperhaut ein wenig hart, und
daher wurde es für Körperpflegemittel wenig genommen.
Unter den Zitrusdüften wurde für Cremes, Lotionen und
Hautpflegemittel dem Orangenblütenöl der Vorzug gege-
ben.

Das Petitgrainöl gehört in die Bereiche des Wohnens und
Wohlbefindens zu Hause: als Duftnote im Potpourri, als
Parfümierung für das Abreiben von Holzmöbeln, denen es
herrlichen Glanz und schönen Duft verleiht, zur Parfümierung von Sachets für die Kleider- und Wäscheschränke, für
die Kleideraufbewahrung, für Schuh- und Garderoben-
schränke.

*Potpourris
Sachets
Aromalampe*

In der Aromalampe wäre das Öl etwas zu schwer, würde
man es alleine verwenden: Es braucht die Symbiose und ist

ideal mit anderen Düften zu vermischen. Da es sehr anpassungsfähig ist, verträgt es sich gut mit herberen Düften wie Rosmarin und Anis, mit Bergamotte, Zimt und Koriander, aber auch mit Blumendüften wie Rosengeranium, Geißblatt, Orangenblüte, Veilchen und Rose. Die sanften Blumendüfte, als Bouquet oder gemischt mit einem würzigeren Aroma, sind angenehm für Wohn- und Arbeitsräume, sie wirken antidepressiv, helfen gegen Streß und geben dem Raum eine heitere, frische Note, die sich positiv auf das Gesamtbefinden auswirkt.

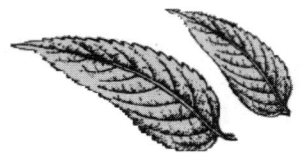

Pfefferminze

Die Erfrischung

Die Minze gehört zu den ältesten Heilpflanzen der Menschheitsgeschichte, wir finden sie in den frühesten chinesischen, ägyptischen und griechischen Kräuterbeschreibungen und auch im Volksglauben der Kelten und Germanen, wo die Minze im Liebeszauber eine Rolle spielte. Aus den blühenden Pfefferminzen wurden Kränze geflochten, die sich die Frauen ins Haar schlangen, damit ein reizvoll frischer Duft von ihnen ausging und jene erfreute, die den Duft des Haars einatmeten. Von der Pfefferminze wurde auch gesagt, sie vertreibe dunkle Mächte. Die Germanen kannten die Naturgesetzlichkeit des Vergehens und Neuentstehens, sie wußten, daß alles in der Natur Sinn hat, und sie sahen die Weisheit ihres Wissens darin, die Natur zu verstehen, um mit ihr zu leben. Die Pfefferminze wurde zu bestimmten Zeiten, wie etwa zur Tagundnachtgleiche, von jedem in der Ansiedlung geraucht, damit alles von Minzeduft erfüllt war. Diese Schutzmaßnahme galt dem Zweck, ihren Kosmos, ihre Umgebung zu reinigen, böse Mächte zu vertreiben und das allgemeine Umfeld neu zu beleben.

Für die Pflege der Gesundheit und Schönheit galt die Pfefferminze stets als kühlendes, erfrischendes, antiseptisches Mittel. In der Naturheilkunde vieler Völker wurde sie meist für die Pflege und Gesunderhaltung des Mund- und Rachenraums und für die Zähne verwendet. Die frischen Blätter wurden gekaut, wenn das Zahnfleisch geschwollen war oder wenn man Zahnweh hatte; zusammengerollte Pfefferminzblätter wurden gegen Kopfschmerzen und verstopfte Atemwege in die Nasenlöcher gesteckt. Lange bevor das Zähneputzen eine allgemeine Übung der Hygiene wurde, war das Kauen von Pfefferminze populär. Pfefferminztee wurde für Mundwaschungen und für das Zahnfleisch verwendet und galt wegen seiner krampflösenden Eigenschaften als Hausmittel bei Magen- und Verdauungsbeschwerden jeder Art.

Naturheilkunde Körper, Wohlbefinden, Schönheit

In der Schönheitspflege ist das Pfefferminzwasser, das es in der Apotheke gibt, ein vorzügliches, erfrischendes Mittel, sei es zur Herstellung von Heilkosmetik bei unreiner Haut, für Deodorants und Toilettenwasser (siehe Rezeptteil). Die belebenden Abreibungen des Körpers mit Pfefferminzwasser sind gut für Schwangere und Kranke, die bettlägerig sind; als Kompresse hilft Pfefferminzwasser bei Migräne, Kopfschmerzen und Hitzewallungen während der Wechseljahre.

Mit dem Pfefferminzöl, das durch seinen hohen Mentholanteil einen sehr scharfen Geruch hat, sollte sparsam umgegangen werden. Zwei oder drei Tropfen genügen für ein erfrischendes Bad, denn der aufsteigende Pfefferminzdampf kann die Schleimhäute reizen.

Als Parfümierung für Potpourris und Sachets ist das Pfefferminzöl vor allem für den sanitären Bereich geeignet, für Bäder, Toiletten und Saunas. Es gibt den Räumen frischen Duft und ist angenehm für die Atmung. Getrocknete Pfefferminzblätter, gemischt mit Lavendel, parfümiert mit Pfefferminzöl, Zitronenschalenöl, Lemongrasöl ergeben ein

Potpourris
Sachets
Aromalampe

schönes Bouquet. Traditionsgemäß wurde das Pfefferminzöl
nicht in Aromalampen verwendet, da der aufsteigende Pfefferminzdampf unangenehm für die Schleimhäute ist. Da die
Heilwirksamkeit des Pfefferminzöls sehr »kopfwirksam« ist
und auch die Atemwege reinigt, wird es von Aromatherapeuten bei Beschwerden der Atemwege, Schnupfen, Kopfschmerzen und Streß empfohlen, doch nicht verdampfend
im heißen Wasser, sondern als Riechfläschchen. Auch ist die
Einatmung des Pfefferminzöls ein gutes Mittel der Ersten
Hilfe, bei Schockzuständen, nervösen Angstzuständen und
innerer Verkrampftheit leistet das Riechflaschchen gute
Dienste.

Rose

Im Herzen der Mystik

**Bräuche,
Mythen und
Legenden**

Sie ist die Blume der Blumen, Symbolblume des Herzens,
der Liebe, der Freundschaft und des Glücks. In allen Kulturen wurde sie als Inbegriff der Schönheit verehrt. Sowohl in
der christlichen wie auch in der islamischen, in der altindischen und in der hinduistischen Mystik und Gnosis stellt sie
das Herz Gottes dar, der im Herzen jedes Lebewesens zu
Hause ist. Wo die Rose im eigenen Herzen gefunden wird,
so sagen die Mystiker, ist der verborgene Schatz, der gesucht
werden wollte, entdeckt, es erwacht die göttliche Natur im
Menschen, und der Herzschlag wird eins mit dem Herzschlag der Gottheit in allen Dingen.

In Indien wurde die Rose so verehrt, daß man in ihr das
lächelnde Angesicht Krischnas sah. Rosen wurden als Zeichen der Freundschaft oder der geschäftlichen Partnerschaft
übergeben, um symbolisch Integrität zu zeigen, wohl wissend, daß Krischnas Auge über allen Verbindungen wachte.
Auch für Rituale nahm man Rosen, und oft wurden Schalen
mit Früchten und Nüssen, die mit Rosenkränzen umrankt

waren, aufgetragen, um Gott auf diese Weise für die Speisen zu danken. Das lachelnde Angesicht Krischnas sollte immer anwesend sein.

In der islamischen Kultur wurden die Rosen als göttlich angesehen, Persien war ein Land der Rosenhaine. Die frühen persischen Mystiker, die Sufis, waren Visionäre, und manche ihrer großen Poeten schrieben ihre Gedichte der glühenden Verehrung für die Schöpfung mit einer Rose in der einen und der Feder in der anderen Hand. Viele Ghaselen sind für die Rose geschrieben worden, um die Schönheit Gottes, Allahs, in irdischer Manifestation zu lobpreisen. Die Rose war Allahs duftendes Herz.

Eine große Rosenkultur hatten die Türken; sie gingen verschwenderisch mit den Rosen um, die Rosen gehörten gleichsam zum täglichen Leben. Bei Tisch wurden die Hände mit Rosenwasser benetzt und das Geschirr damit gewaschen, wenn Ehrengäste kamen. Speisen wurden mit Rosenöl aromatisiert, aus Rosenblättern wurden köstliche Konfituren zubereitet, Rosenblüten wurden kandiert und in Honig eingelegt. Die Frauen wuschen das Haar mit Rosenwasser, Salböle und Schönheitsmittel waren mit Rosenöl parfümiert. Viele Häuser waren mit Rosenhainen umgeben, immer sollten Rosen als Symbol des Glücks und der Schönheit in der Nähe sein.

Die weiße Rose der Christenheit ist die Symbolblume der inneren Reinheit, des Mitgefühls und der Liebe. Es ist die Rose, die sich nach dem reinen Menschen sehnt, die Rose der Heiligen wie Franz von Assisi, der bereit ist, eigennützige Interessen zu opfern und das Herz zu läutern, damit die Flamme der Liebe sich entzündet. Die Rose im Herzen des Kreuzes ist das Symbol der Rosenkreuzer und zeigt die rosengleiche Christusnatur der mystischen Erfahrung des Herzens.

In der Alchemie hatte die Rose eine wichtige theoretische und metaphysische Bedeutung, und die Farben der roten,

weißen und blauen Rosen bezeichneten alchemische Veränderungen durch bestimmte Stufen der Transmutation,
sowohl der Stoffe wie auch der Bewußtseinsentwicklung.
Die *Rosa alchemia* ist das Gold, der Stein der Weisen, der
durch bestimmte alchemische Veränderungen und Verfahren, wie der Reinigung und Klärung mit Hilfe der Elemente
Feuer, Wasser, Luft und Erde, durch Transformation befreit
wird. Die sich im Unbewußten abspielenden Vorgänge, auf
Metalle und andere Substanzen projiziert, um bestimmte
Prozesse zu durchlaufen, ließ den Kern der Dinge, die *unio
mystica*, vollziehbar werden. Die alchemische Operation
führte dazu, die Gegensätze zu vereinen, Bewußtes und
Unbewußtes zu einigen und miteinander zu versöhnen. Vor-
gedrungen in das Zentrum der Psyche, wird das wahre
Selbst, die Rose, die von verdunkelnden Schlacken der
Unwissenheit bedeckt war, erlöst. Die Liebe und göttlicher
Eros waren für die Alchemisten ein Teil vom ursprünglichen
Garten Eden, den sie nie weiter entfernt sahen als im eigenen
Herzen.

Naturheilkunde
Körper,
Wohlbefinden,
Schönheit

Die Rose gehört zu den ältesten Heilpflanzen, und wegen
ihres hohen Gehalts an Vitamin C wurde sie in der Volksmedizin schon in Zeiten geschätzt, als die Zitrusfrüchte noch
unbekannt waren. Der Tee aus getrockneten Rosenblütenblättern schmeckt blumig zart und gilt als Blutreinigungstee
und als herz- und nervenstärkendes Mittel. Als Aroma,
gemischt mit schwarzem Tee, wird er gerne getrunken, so
wie auch die Blütenblätter von Jasmin und Hibiskus.

Rosenöl und Rosenwasser haben in der Heilkunst hohen
Wert. Das Rosenwasser fällt als Nebenprodukt bei der Wasserdampfdestillation der Rosenblätter an, wenn das kostbare
Rosenöl gewonnen wird. Echtes Rosenwasser und Rosenöl
sind sehr teuer. In den Erzeugerländern Bulgarien und
Frankreich rechnet man für die Gewinnung eines Kilo-
gramms Rosenöls etwa 3 000 kg Rosenblätter; das erklärt

den hohen Preis. Für die kosmetischen Mittel ist echtes Rosenöl von großer Heilwirksamkeit, es beruhigt und glättet die Haut und verhilft zu einem schönen Hautbild. Statt Rosenöl kann Rosengeraniumöl verwendet werden, auch Rosenholzöl ist gut geeignet.

Mit getrockneten Rosenblütenblättern oder ganzen Blütenköpfen sind sehr hübsche poetische Potpourris zu machen, die in Körben oder Glasschalen zauberhaft aussehen. Parfümiert mit Rosengeranium- oder Rosenholzöl, wird der Duft des sehr teuren Rosenöls ersetzt. Weitere Duftmischungen gehen gut mit Koriander, Zimt, Vanille, Basilikum, Geißblatt, Flieder, Sandelholz und Petitgrain. Die Kombinationen sind für Wohn- und Schlafräume geeignet.

Potpourris
Sachets
Aromalampe

Wenn Sie echtes Rosenöl haben, ist es eine Kostbarkeit für die Aromalampe, und auch in den genannten Duftmischungen entfaltet die Rose ihren friedenbringenden Geist und ihre Lieblichkeit, den Eros des Herzens und die Sanftheit seines Ausdrucks.

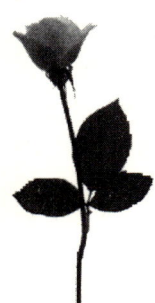

O Bruder!
Dein wahres Wesen besteht nur aus deinem
Denken.
Das übrige in dir
ist nur Knochen und Fasern.
Wenn du blumenhaft denkst,
wirst du zu einem Blumengarten,
und wenn du dornenhaft denkst,
wirst du zu einem Brennholz.
Maulana Dschelaluddin Rumi

Rosengeranium

Stimulans der schönen Kräfte

**Bräuche,
Mythen und
Legenden**

Das Rosengeraniumöl wird aus den Blättern verschiedener Pelargonienarten gewonnen; die Pflanze ist jedoch nicht mit unseren heimischen Balkongeranien zu verwechseln. Aber auch als Topfpflanze ist die Rosengeranie eine Freude, da ihre grünen Blätter einen köstlichen Duft verbreiten; wird die Pflanze ein wenig geschüttelt, entfaltet sich der rosenartige Duft im Raum; wird das Blatt mit den Fingerspitzen berührt, duften die Hande nach Rosen.

Immer wieder stellen wir fest, daß den alten Kulturen in ihrer Gesamtsicht der menschlichen Natur die Trennung zwischen Körper, Geist und Psyche, zwischen Denken und Verhalten fremd war. Erst der Mißklang im »Gesamtsystem Mensch« wurde als die Ursache nachfolgender körperlicher Beschwerden betrachtet und das Symptom einer Krankheit nicht als Ursache bekämpft. Diese Einheit in der Sicht der menschlichen Natur führte auch dazu, die Heilwirksamkeit der Düfte und Aromen in ihrer Gesamtwirkung auf Körper, Geist und Psyche einzusetzen. Der Duft der Rosengeranie, die der Venus zugeordnet wurde, galt in asiatischen und orientalischen Kulturen, bei Ägyptern, Griechen, Römern und Kelten als Heilmittel, mit dem das Gute im Gehirn stimuliert werden sollte, womit nicht nur die Anregung des rechten Denkens im Hinblick auf das Unterscheidungsvermögen angesprochen war, sondern auch das Gehirn als Organ. Der Krieg zwischen Geist und Ungeist, zwischen Krankheit und Gesundheit, ausgetragen im Organ und im Denken, sollte in der Strategie der Gesundung die Armee der Abwehrkräfte stärken, den Virus durch die Information des Besseren sabotieren und schließlich dem Boten der Harmonie zum Sieg verhelfen.

Das Rosengeranium hat die Tendenz zu zerstören, was dem Ganzen als Gesamtsystem nicht dient. Daher genoß es in der Volksheilkunde große Achtung als Heilmittel bei psychischen Störungen, wenn es darum ging, die Balance wiederherzustellen. Wegen seiner bakteriziden Eigenschaften wurde es als Wundheilmittel verwendet, sowohl innerlich wie auch äußerlich für Kompressen und Umschläge. Es galt auch als Krebsmittel, als Mittel zur Aktivierung der Bauchspeicheldrüse bei Diabetes, ferner als Mittel bei Hämorrhoiden und Krankheiten des Rektums.

Viele psychosomatische Störungen und Krankheiten, die mit dem Kopf und dem Gehirn in Zusammenhang stehen, vor allem mit den hormonproduzierenden und hormonsteuernden Drüsen, mit Zirbeldrüse, Hirnanhangdrüse und Thymusdrüse, wurden mit Rosengeranium behandelt. Da es die Schönheit des Lebens in Erinnerung ruft, war es ein Heilmittel bei Trauer, Depression, Gefühlen der Verlassenheit, destruktiver Lebenseinstellung, Mutlosigkeit.

Für die Schönheitspflege und das körperliche Wohlbefinden eignet sich das lieblich duftende Geraniumöl; wegen seiner sanft antiseptischen Wirkung ist es ideal zur Parfümierung von Hautcremes, Lotionen, Massageölen und als anregende Duftnote fürs Bad (siehe Rezeptteil). Die heitere, stimulierende Wirkung ist angenehm für jede Haut und findet als Ersatz für das sehr teure Rosenöl vielseitige Verwendung.

In den südlichen Ländern ist das Rosengeraniumöl als Mückenvertreiber bekannt. Als Raumduft vertreibt Geranium Schnaken, Moskitos und Fliegen; Insektenstiche, die Schwellungen hervorrufen, werden mit den duftenden Geraniumblättern abgerieben. Auch aus diesem Grund ist es ein beliebter Duftzusatz fürs Potpourri.

Das Geraniumöl schafft eine freundliche, heitere Raumatmosphäre. Es stellt eine heitere Stimmung her, die zum Plaudern anregt, doch ist es auch ein klein wenig oberfläch-

Naturheilkunde Körper, Wohlbefinden, Schönheit

Potpourris Sachets Aromalampe

lich. Wird es mit anderen Düften vermischt, beispielsweise in idealer Erganzung mit Lemongrasöl, bildet sich eine Raumatmosphäre, die Ästhetik und heitere Stimmung kultiviert.

In der Aromalampe eignet sich das Rosengeraniumöl vorzüglich zur Mischung mit allen Blumendüften, die aufheiternd und antidepressiv wirken. Rosengeranium hilft, die Dinge leichter zu sehen, es nimmt die unnötige Überbesorgtheit, nimmt Angst und Unsicherheit, und seine liebliche Botschaft vertreibt die Überbewertung der Dinge und rückt sie in das rechte Maß.

Rosenholz

Die Ausdehnung

Bräuche, Mythen und Legenden

Rosenholz ist eine Bezeichnung für Hölzer von rosenroter Farbe oder rosenartigem Duft. Zu den wohlriechenden Rosenholzarten, aus denen Rosenholzöl, auch Rhodiseröl genannt, gewonnen wird, gehören einmal der aus der Familie der Lorbeergewächse stammende *Aniba-Roseadora-Baum* sowie die Wurzel des auf den Kanarischen Inseln beheimateten Strauchs *Convolvulus scoparius* oder die in Jamaika heimische Rautengewächsart *Amyris balsamifera.* Das Rosenholzöl aus dem *Aniba-Roseadora-Baum* ist heute am meisten verbreitet.

In vielen Teilen der Welt war Rosenholz bekannt, in Australien, Persien, Ägypten, Israel, Indien und in den indianischen Kulturen Lateinamerikas. Wegen seiner komplexen Wirkungen auf Körper und Psyche war es in Indien ein Ingrediens der Salböle. Bei den Indianern wurde Rosenholz bei rituellen Initiationsriten eingesetzt, und der Duftrauch des verbrannten Holzes war ein Mittel zur Ermutigung, bestimmte Prüfungen vollkommen auszuführen. Von den Indianern wissen wir, daß ihre geistig hochstehende Kultur sie befähigte, mit Blumen, Bäumen, Tieren und Steinen zu reden. Bei der Erziehung ihrer Kinder legten sie großen Wert darauf, geistige Ausdehnung zu schulen, um den Blick über die Sicht der dreidimensionalen Welt hinaus zu öffnen.

Der Duft von Rosenholzöl gehört zu den Aromen, die in einzigartig sanfter Weichheit inspirativ sind; könnte man Duft malen, wäre Rosenholz wie eine seidenweiche Erscheinung von morgenrotfarbigem Hauch. Diese Zartheit der Duftinformation erweckt in der Psyche und im Denken des Menschen eine Dimension der Stille, die uns erlaubt zu hören. Ein Grund, weshalb der Rosenholzduft von den antiken Kulturen häufig als Salböl genommen wurde, bestand darin, daß man ihm die Fähigkeit zusprach, Integrität, Einfachheit und Mitgefühl zu bewahren, den Körper und das Denken zu beruhigen und die Bewußtheit zu fördern, mit der das Wesentliche vom Unwesentlichen zu unterscheiden ist.

Naturheilkunde Körper, Wohlbefinden, Schönheit

Die ganzheitlich entspannende Wirkung des Rosenholzöls ist als Nervenberuhigungsmittel, als Heilmittel für das Gehirngewebe und als Stimulans für die Hypophyse geschätzt. Bei Arthrose, Rheuma und Gicht wurde die Haut mit Rosenholzöl behandelt, in Massageölen gilt die Duftnote Rosenholz als vorzügliches Mittel für Haut- und Muskelgewebe.

Da diese Art von Informationsduft die geistige Ausdehnung anregt, hilft es auch, den eigenen Körper richtig einzuschätzen. Rosenholz weckt die »schönen Kräfte«, die Freude an der Pflege des Körpers und läßt ein harmonisches Körperbewußtsein entwickeln. In der Schönheitpflege und der Parfümerie gehört Rosenholzöl zu den beliebtesten Duftnoten. Das hautberuhigende Öl ist vorzüglich für die Parfümierung von Hautcremes und Körperpflegemitteln geeignet und wird von jeder Haut gut vertragen (siehe Rezeptteil). Da es auch über die Atmung wirkt, gehört es in der Heilkosmetik zu den wertvollsten Düften.

Potpourris
Sachets
Aromalampe

Der Duft weilt wie eine ständige Erinnerung in den Räumen und ist für die Parfümierung von Potpourris und Sachets äußerst ergiebig. Rosenholz bringt eine sanfte Klarheit und unterstützt unsere Suche nach dem Wert der Dinge. Sein lieblicher Duftklang ist sehr anpassungsfähig und kann mit anderen Blumendüften oder herben Duftnoten gut gemischt werden.

In der Aromalampe wirkt der Duft intensiv auf die Psyche und fördert die innere Ausdehnung. Diese Ausdehnung mag uns die eigenen Grenzen zeigen, daher wird geraten, das innere Wachstum durch geistig-körperliche Übungen wie Meditation, Yoga oder die Körperübungen der *»Fünf Tibeter«* zu begleiten. In bezug auf den physischen Körper wirkt der Rosenholzduft aus der Aromalampe anregend auf die Zellneubildung, und es heißt, er stimuliere die Verjüngungsaktivität der Zellen.

Rosmarin

Klarheit der Gedanken

Bräuche, Mythen und Legenden

Neben Lavendel und Salbei ist der Rosmarin eine der bedeutenden Heilpflanzen aus der Familie der Lippenblütler. Als Gewürz und als Schönheitsmittel hat er eine lange Tradition. In den antiken Kulturen wurde er für die rituale Götterverehrung als Räucherwerk verbrannt, vor allem von den armen Leuten in Griechenland, die sich keinen Weihrauch leisten konnten; deshalb erhielt die Pflanze dort auch den Namen »Weihrauchbusch«. Die Legende erzählt über den Rosmarin mit den schönen blaßblauen Blüten, ehemals seien die Blüten weiß gewesen; sie hätten die hellblaue Farbe angenommen, als die Jungfrau Maria bei einer Rast auf der Flucht nach Ägypten ihren Mantel über einen Rosmarinbusch legte.

Der Rauch des verbrannten Rosmarins wurde inhaliert, um das Erinnerungsvermögen zu stärken und den Gedanken

Klarheit zu verleihen. Die Indianer Nordamerikas verbrannten Rosmarin, wenn sie Hilfe und Rat suchten, um die richtigen Entscheidungen zu treffen, sei es für die Politik ihres Stammes oder in Familienangelegenheiten. Der Große Geist wurde um Beistand gebeten, damit sie die richtige Beurteilung fänden, etwa welche Krieger in den ersten Reihen reiten sollten, welche Starken welche Schwachen zu beschützen hätten; wenn festzustellen war, welche ehelichen Gemeinschaften günstig wären oder welche Kinder für welchen Zweck erzogen werden sollten. Die Schamanen nahmen Rosmarin, um böse Geister zu vertreiben und üble Kräfte abzuwehren; oft trugen sie Rosmarin, Lavendel und Salbei in kleinen Beuteln auf der Brust, um sich vor den Attacken der bösen Geister zu schützen. Auf langen Reisen durch die Wüste rieben sie die Füße mit Rosmarin ein, damit sie nicht auf den Geist eines Toten traten, der sie attackieren und in den Körper eintreten konnte.

Im Hamlet läßt Shakespeare Ophelia sagen: »Hier ist Rosmarin – nimm es für dein Gedächtnis!« Dieser Rat könnte auch von einem modernen Aromatherapeuten stammen, denn noch heute gilt der Rosmarinduft als Mittel zur Stärkung des Erinnerungsvermögens. Rosmarinöl regt das zentrale Nervensystem an, weshalb es immer dann empfohlen wird, wenn bestimmte Funktionen schwach sind, etwa der Geruchssinn, die Sehkraft, die sensorischen Nerven oder das Sprechvermögen. In der indianischen und der schamanischen Medizin wurde Rosmarin in Pasten vermischt, die auf die Augen, die Schläfen und die obersten Nackenwirbel aufgetragen wurden, um die Sinne zu schärfen.

Naturheilkunde Körper, Wohlbefinden, Schönheit

Volkstümlich wird der Rosmarin auch Brautkraut oder Hochzeitsblume genannt, da er in enger Verbindung mit den elementaren Dingen des Lebens, mit Hochzeit, Geburt und Schönheit, steht. Die Griechen weihten den Rosmarin der Göttin Aphrodite in Verehrung für die Schönheit und

Liebe, und die glückliche Braut trug einen Rosmarinkranz im Haar.

In der Schönheitspflege ist Rosmarin ein vorzügliches Mittel für die Belebung der Haut, als Badezusatz für belebende Bäder. Wäßrige und alkoholische Auszüge aus der Pflanze ergeben vorzügliche Mittel für die Verfeinerung des Hautbildes. Ein klassisches Rezept für schöne Haut ist das Ungarnwasser, das von einer ungarischen Prinzessin erfunden wurde, die im hohen Alter noch einen blühenden Teint hatte. Das Originalrezept des Ungarnwassers hatte ich in den siebziger Jahren in einem Buch veröffentlicht, und seither höre ich immer wieder, wie gut es sich bewährt (siehe Rezeptteil). Auch hieß es früher in der Volksheilkunde, daß der Rosmarin, wenn er gegessen wird, schöne Haut macht, weil er das Blut stärkt; tatsächlich sind seine medizinischen Wirkungen für Bluterkrankungen bekannt, denn er bringt die Anzahl der roten und weißen Blutkörperchen ins Gleichgewicht.

Potpourris
Sachets
Aromalampe

Getrockneter Rosmarin eignet sich für würzig duftende Sachets und Potpourris. Als hilfreiches Trio zusammen mit Lavendel- und Salbeiblättern sollte er in den würzig duftenden Potpourris nicht fehlen. Parfümiert mit Rosmarinöl, mit Lavendelöl und etwas blumigeren Düften wie Lemongras, Pfefferminze, Petitgrain, Patschuli und Nelkenöl eignen sich Mischungen für Schranksachets und Potpourris für Vorratsräume, Speisekammern und Küchen.

Aromatherapeutisch wird Rosmarinöl in der Duftlampe empfohlen, um die Konzentrationsfähigkeit und das Erinnerungsvermögen zu stärken. Es heißt auch, Rosmarin entmystifiziere das Ego und schaffe Klarheit über den wahren Stand der Dinge. Aus diesem Grund empfehlen es Aromatherapeuten gestreßten Menschen, die ihr Selbstwertgefühl überzogen haben, und die ihre Ansicht, sie seien der Mittelpunkt der Welt, langsam in den Herzinfarkt treibt.

Mit Rosmarinöl in der Duftlampe muß sparsam umgegangen werden, weil es in Überdosis schadet. Zwei bis drei Tröpfchen sind für die Aromalampe eine ausreichende Dosierung. Da der Rosmarin sehr herb und kampfertig ist, wird das Öl kaum für sich alleine in der Aromalampe verwendet, sondern je nach gewünschter Wirkung mit anderen Ölen vermischt.

Ein Riechfläschchen mit Rosmarinöl bei sich zu haben, ist wie die Erste Hilfe bei Konzentrationsschwäche und Müdigkeit während der Arbeit. Der Duft macht sehr schnell frisch, gibt neuen Schwung und Antrieb und erleichtert die Entscheidungsfindung.

Salbei

Der aktive Krieger

Wenn wir darüber nachdenken, wie Kultur, Sitten, Gebräuche und das Wissen vergangener Generationen von uns beurteilt werden, müssen wir toleranterweise die Möglichkeit einräumen, daß uns künftige Generationen für ebenso rückständig halten wie wir unsere Vorfahren heute. Es mag dann als schwerwiegendes Versäumnis unserer Zivilisation betrachtet werden, den nicht sichtbaren Dingen zu wenig Aufmerksamkeit gewidmet und nur das als real erklärt zu haben, was vom bloßen Auge in Form von Materie wahrgenommen werden kann. Doch auch diese Weltsicht läßt die Frage offen, wieso Energie, an deren Existenz keiner zweifelt, allgemein als real betrachtet wird, obwohl sie nicht anfaßbar, nicht sichtbar ist.

Die Anwesenheit von positiver oder negativer Energie im Raum oder in der Kommunikation mit anderen kann manchmal so dicht werden, daß sie beinahe greifbar wird. In der antiken Medizin, in Mythen und Bräuchen wurde die Präsenz des nicht Sichtbaren bewußter verstanden und

Bräuche, Mythen und Legenden

wahrgenommen als heute, wo uns einseitiger Rationalismus und unkritische Wissenschaftsgläubigkeit gegenüber unsichtbaren Kräften naiv gemacht haben. Der Geist oder Ungeist in und um Menschen und Materie war den frühen Kulturen der Welt nicht unvorstellbar, denn sie glaubten an Vielfalt und sahen im Ineinanderwirken sichtbarer und unsichtbarer Präsenz von Energie keine Gegensätze. Die von der sogenannten aufgeklärten Zivilisation unverdorben gebliebenen Naturmenschen verlassen sich eher auf ihre natürlichen Instinkte und ihr Naturgedächtnis als auf die von anderen für sie erdachten Weltvorstellungen. Und auch den Dichtern, Künstlern und fühlsamen Menschen war es immer leicht, nicht nur die Anwesenheit, sondern auch das Charakteristische im Unsichtbaren zu erkennen und auszudrücken.

Konstruktive oder destruktive Kraft erfühlen wir in Wohnungen und Häusern, die von solcher Energie lange Zeit durchtränkt sind. Wo viel gezankt wird, wo sich Bitterkeit und Zynismus, Obsessionen oder Abhängigkeiten, Alkohol oder Drogen eingenistet haben, sitzt der »Schmutz« sozusagen in den Wänden und hängt in der Luft. Das destruktive Denken und Handeln, in der Innenwelt des einzelnen entstanden und durch Umstände verschärft, hat negative Energie produziert, die nach außen getreten ist. Doch neben dieser ursächlich in der Innenwelt der menschlichen Natur entstandenen Energie kennen wir auch seit Menschengedenken die Anwesenheit von außen kommender Kräfte, die ebenfalls dämonisches Gewicht haben. Es handelt sich um verdichtete Ansammlungen negativer Kräfte oder Wesenheiten, die in das natürliche, den Menschen schützend umgebende Energiefeld vordringen und ihn zu manipulieren suchen. Dies ist nur dann möglich, wenn es Schwachpunkte gibt, sowohl psychische wie physische. Die Besitzergreifung beziehungsweise der Versuch dazu setzt bei einem schwachen Punkt im Wesen und Energiefeld des ein-

zelnen an und wirkt sich wie eine Einflüsterung aus, die den
schwachen Punkt im Bewußtsein allmählich so darstellt und
verdreht, als sei er die Normalität. Er wird zum Laster hoch-
getrieben, übertönt die Stimme des Gewissens und führt am
Ende in die Zerstörung der Persönlichkeit. Die Anwesenheit
solcher äußeren Kräfte, die wir nicht mit einer aus dem Inneren stammenden Obsession verwechseln, sondern als
Attacke von außen verstehen sollten, kann sich in extremem
Verhalten äußern, etwa in krankhaftem Machthunger und
Ehrgeiz, übertriebener Selbstdarstellung, Alkoholismus und
Drogenabhängigkeit, Verschwendungssucht, menschenver-
achtendem Fanatismus, Weltverbesserungswahn, religiösem
Wahn, Verfolgungswahn und schließlich in Geistesgestört-
heit und Schizophrenie, der als Grundursache nicht immer
ein von vornherein gespaltenes Bewußtsein, sondern auch
ein sich langsam vollziehender Spaltungsprozeß durch
ursächlich äußere Einflüsse zugrunde liegen kann.

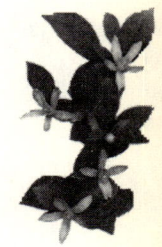

Ein aktiver Kämpfer gegen äußere und innere Einflüsse
dieser Art ist der Salbei wie auch die alten Räuchermittel
Weihrauch und Myrrhe. Der Salbei ist eine Art mehrdimen-
sionales Reinigungsmittel, das abwehrende Schutzkraft hat.
Für diesen Zweck wurden stets getrocknete Salbeiblätter
angezündet, damit der Salbeirauch sich verbreitete, oder es
wurden Duftlampen mit Salbeiöl aufgestellt. In allen Kulturen, die ein ungeschädigt waches Bewußtsein für die Anwesenheit destruktiver Energie hatten, war Salbei Schutzmittel
gegen zerstörerische Kräfte, angefangen von den Ägyptern,
den Indianern bis zu den weisen Frauen des Mittelalters.
Stets wurde mit dem Salbei, der wie ein Gegengift wirkt und
äußerst subtil effektive Antikörper aufbaut, Zauber und
dämonische Kraft gebrochen.

Wir sollten uns fragen, ob wir durch die einseitig ratio-
nalisierende Sicht der Dinge nicht allzu blind geworden sind
und unsere Kultur seit dem Mittelalter nicht allzuviel Wissen
über Pflanzen und Menschen eingebüßt hat, indem sie nahe-

zu alles leugnet, was sich wissenschaftlicher Nachweisbarkeit bisher noch entzieht. Ich meine, wir sollten wieder lernen, den eigenen natürlichen Instinkt ernst zu nehmen, selbstverantwortlicher zu sein, damit sich unser Naturwissen neu entwickeln kann.

Naturheilkunde Körper, Wohlbefinden, Schönheit

Der stark kampferartige Duft des Echten Salbei, *Salvia officinalis L.*, weist auf den hohen Gehalt an ätherischem Öl hin. Die Salbeiblätter wurden stets als Heilmittel mit blutreinigenden, schleimabführenden und schweißtreibenden Eigenschaften geschätzt. Salbei ist auch gut für das Herz, weil er Streß abbaut, und bei Asthma, das durch psychische Störungen entstanden ist, Erleichterung verschafft.

Potpourris Sachets Aromalampe

Getrocknete Salbeiblätter passen gut ins Kräuterpotpourri, zusammen mit Rosmarin, Thymian und Lavendel ergeben sich angenehme Mischungen, die mit anderen Duftgewürzen für die Küche und für Arbeitsräume geeignet sind. Da es auch eine giftige Salbeisorte gibt, sei darauf hingewiesen, daß wir hier den *Echten Salbei*, der auch als Küchengewürz bekannt ist, verwenden. Für die Reinigung und für die Verbreitung schützender Kräfte im Raum werden die getrockneten Salbeiblätter in einer feuerfesten Schale entweder auf Holzkohle verbrannt, oder man läßt die Zweige verglimmen. Salbeiöl kann in der Aromalampe verwendet werden; auf Holzkohle geträufelt, kommt es zu mehr Rauchentwicklung. Blätter oder Öl sollten so lange angewendet werden, bis eine wahrnehmbare atmosphärische Veränderung eingetreten ist. Salbei wird eingesetzt, wenn wir eine niederdrückende Atmosphäre in Räumen vorfinden, wenn wir das Gefühl haben, nicht mehr frei über unsere Handlungen entscheiden zu können, sondern selbstzerstörerischem Verhalten hilflos ausgeliefert sind, wenn Alpträume und unbestimmbare Ängste uns plagen, Abhängigkeit oder Hörigkeit das Leben bestimmen und wir uns durch eigene Kraft kaum noch lösen können. Der Salbei ist zwar nicht das Allheilmittel für die endgültige Lösung von Problemen, doch da seine Kraft hilft, äußere und verinnerlichte destruktive Einflüsse abzuwehren, entsteht mehr Klarheit über die Lage, die innere Heilung wird angeregt, und es werden die nächsten, richtigen Schritte ermöglicht. Es wäre eine gute Idee, Salbeiblätter an Orten der Angst zu verbrennen, in Nervenheilanstalten, Gefängnissen und Rehabilitationszentren, denn er bringt so viel atmosphärische Veränderung, daß Umkehr und Einsicht sich leichter durchsetzen können. In der Aromalampe hilft der Salbei nicht nur gegen äußere destruktive Einflüsse, er ist auch ein guter Freund für den inneren »Hausputz«, der nie schaden kann. In Griechenland hieß es, der Salbei drehe die Köpfe unserer Feinde, die in uns selber sitzen, in eine andere Richtung und helfe uns, ungesunde Vorstellungen, die der Furcht entstammen, fahren zu lassen.

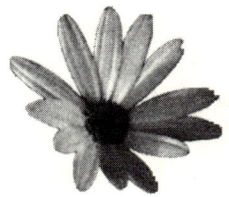

Sandelholz

Das Bewahren

Die Heimat vieler Wohlgerüche liegt im Fernen Osten, und meist sind die Hauptfunktionen des Gebrauchs von Aromen im Osten und im Westen, in Orient und Okzident, gleich: die religiöse Funktion, die als Gewürz für Speisen und Getränke, die Funktion als Arzneimittel, als Aphrodisiakum und als Schönheitsmittel. Die Anwendungsgebiete wurden nicht unbedingt trennend voneinander unterschieden, sondern gingen, der Natur ihres Zwecks folgend, auch ineinander über.

Das duftende Sandelholz, aus dem das Öl gewonnen wird, war stets teuer. In Indien wurde es zu Schnitzarbeiten für Tempel und Schreine, in Persien für Kostbarkeiten in den Moscheen verarbeitet. Für Intarsien war es beliebt, um wertvolle Möbel damit zu verzieren. Sandelholzstückchen wurden für die Reinigung der heiligen Stätten benutzt, indem sie über den Fußboden gestreut und dann aufgekehrt wurden. Dem Sandelholz wurden bewahrende und erhaltende sowie desinfizierende und reinigende Eigenschaften zugesprochen. Die Tempelreinigung mit Sandelholz sollte den Geist der Gottheiten festhalten und sie bewegen, anwesend zu bleiben.

Auf den Inseln des Indischen Ozeans nahmen die Einheimischen Sandelholz für die Fertigstellung einer Feuerstelle, indem sie Rindenstückchen um das Feuer legten, damit es nicht nach allen Seiten hin ausschlug, sondern gleichmäßig brannte und zusammenhielt.

Die Ägypter benutzten Sandelholzrauch für die Einbalsamierung von Organen Verstorbener. Sie sagten, es hielte den individuellen Geist des Toten intakt; sie verbrannten das Holz, ließen den Rauch aufsteigen und ihn durch ihre Hände streifen, als ob sie die Finger darin wuschen. Und

Myrrhe

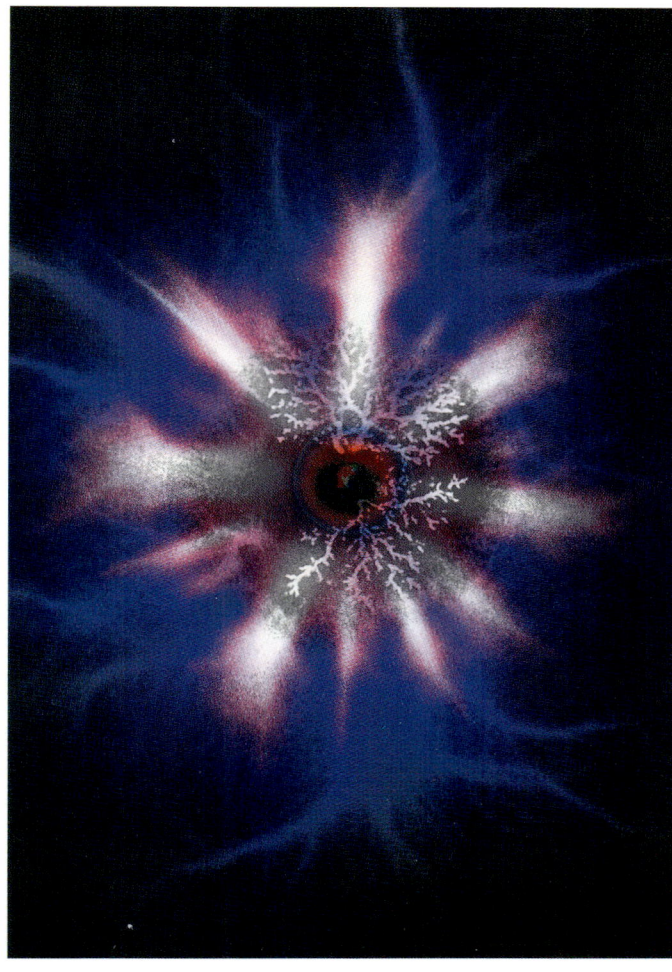

I

Die hier abgebildete Kirlianfotografie von Myrrheöl brachte ein überraschendes Ergebnis, da sie dem Wachstum des Myrrhebaums ähnliche Zweig-verästelungen zeigt. Die Theorie, daß im Detail eines Ganzen der Gesamtcode des Ganzen enthalten ist, könnte bei diesem Foto sichtbar geworden sein.

Jasmin

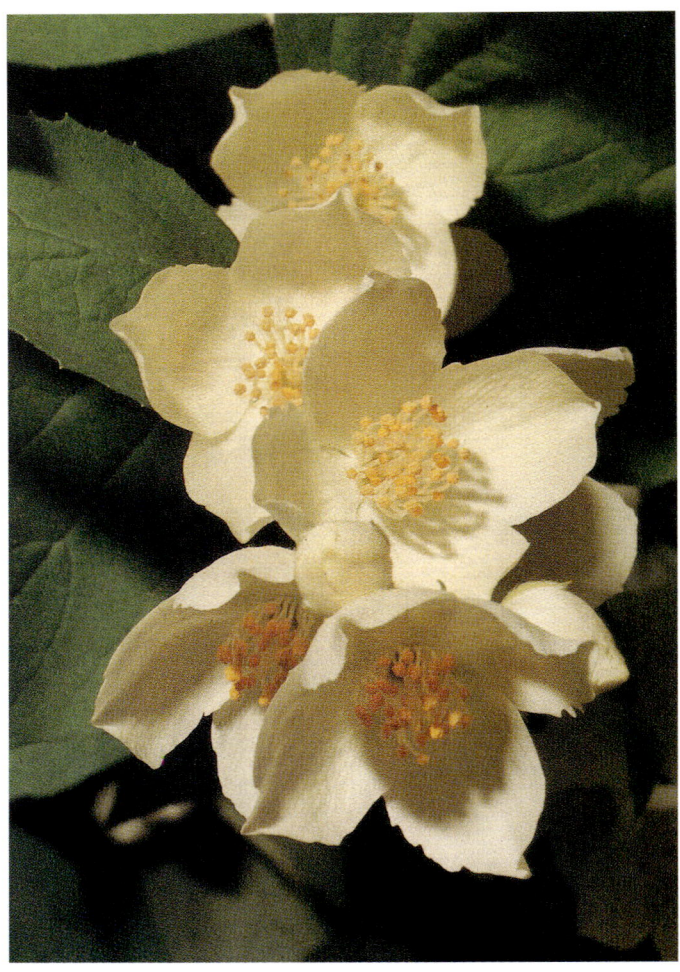

II

In der Nacht
duften die
Jasminblüten
intensiver als am
Tag, und die
Mythe erzählen
von ihrem Wohl-
geruch der Nacht,

in dem sich Engel,
Feen und Elfen
treffen.

Jasminöl

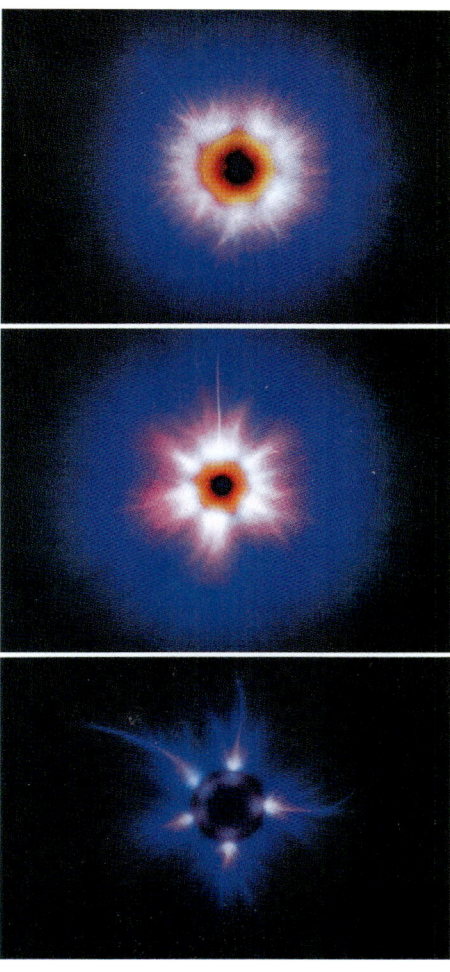

III

Hier sehen wir drei Kirlianfotografien von Jasminöl: Die oberste Abbildung zeigt das Abstrahlungsfeld von natürlichem Jasminöl, das zweite Bild natürliches Jasminöl, mit dem Wesen-zu-Wesen-Kontakt aufgenommen war. Im dritten Bild sehen wir das Abstrahlungsfeld von synthetischem Jasminöl.

**Orangen-
blüten**

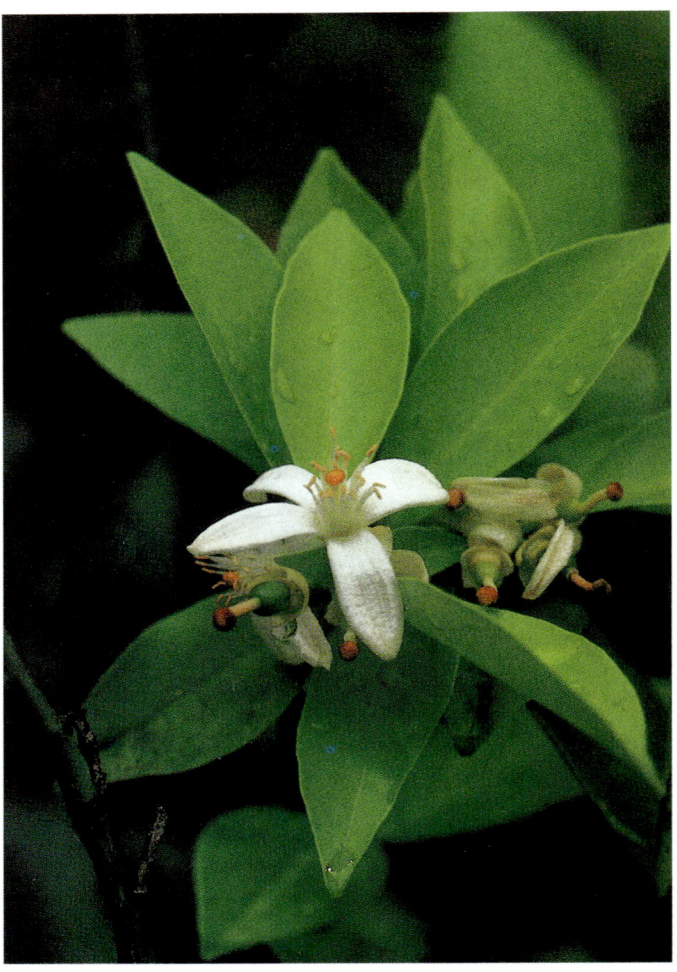

IV

Wegen ihres
anmutigen
Charakters und
der Lieblichkeit
ihres Duftes
gehören die
Orangenblüten
und das aus ihnen

gewonnene Öl zu
den wertvollsten
Mitteln der
Heilkosmetik.

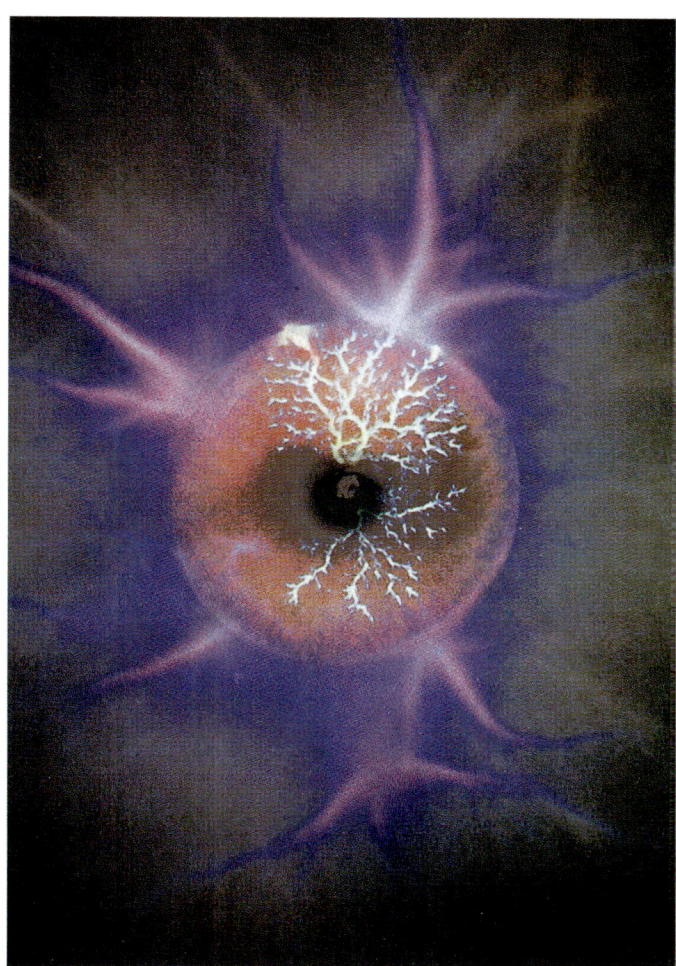

Orangen-blüten-wasser

V

Dieses Kirlianfoto zeigt das Abstrahlungsfeld von Orangenblüten-wasser, das in vielen Rezepturen verwendet wird.

**Leitungs-
wasser**

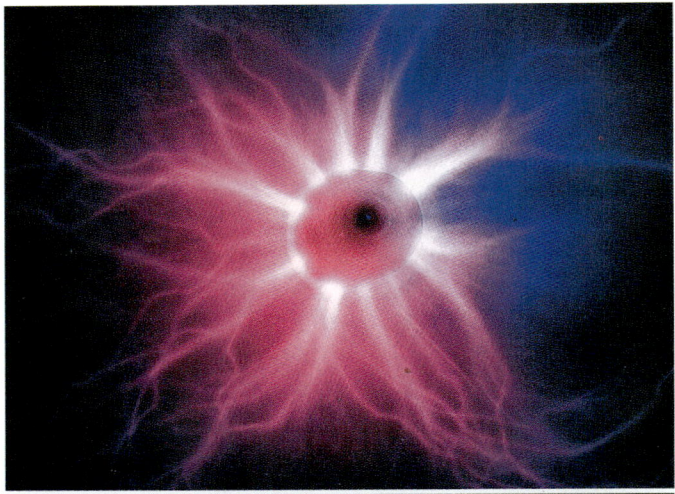

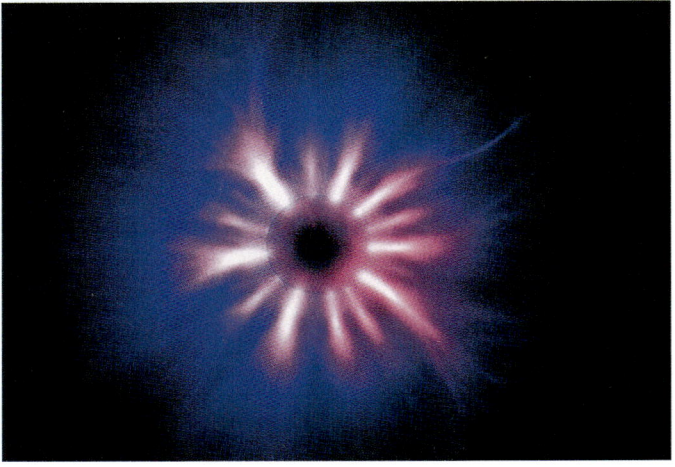

VI

*Diese beiden
Kirlianfotografien
zeigen zwei
Abbildungen von
Leitungswasser.
Im oberen Bild
sehen wir das*

*normale Wasser,
im zweiten Bild
Leitungswasser,
mit dem Wesen-
zu-Wesen-Kon-
takt aufgenom-
men wurde.*

**Mineral-
wasser**

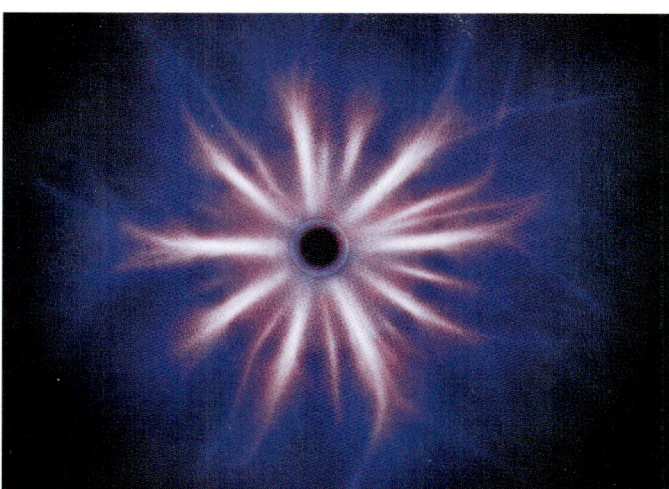

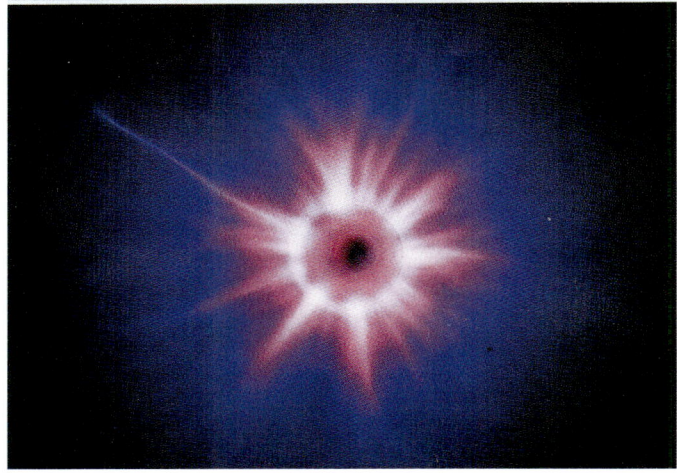

VII

*Das obere Bild
zeigt das normale
Abstrahlungsfeld
von Mineral-
wasser,*

*im zweiten Foto
das durch
menschlichen
Kontakt
energetisierte
Mineralwasser.*

**Blüten-
essenzen**

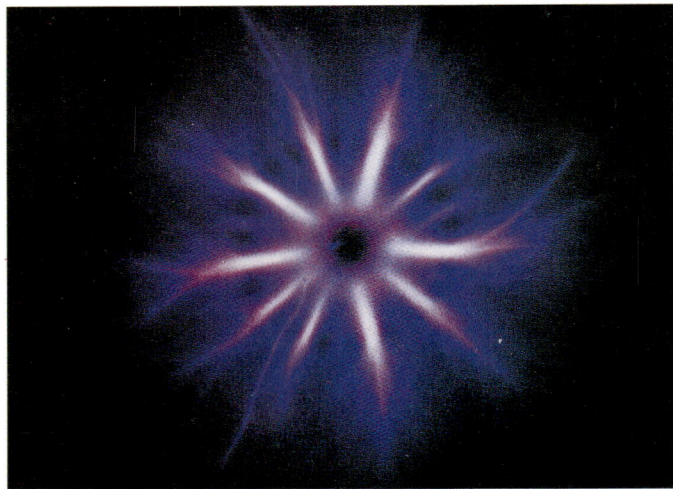

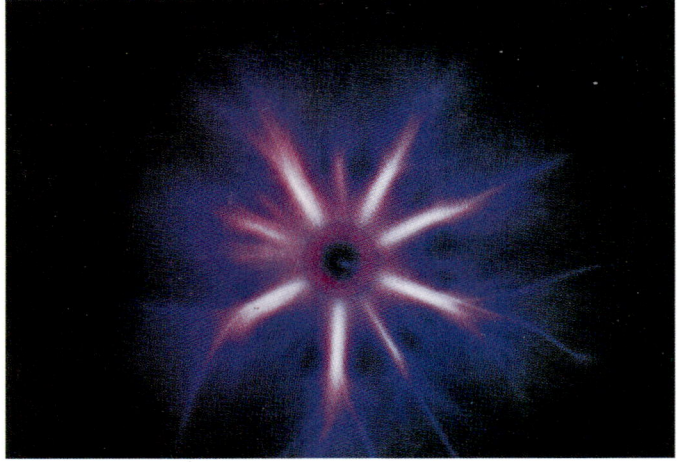

VIII

*Diese beiden
Kirlianfotografien
zeigen das
Abstrahlungsfeld
von Blüten-
essenzen.*

*Im oberen Bild
das »Gemeine
Sonnenröschen«,
im unteren die
Blütenessenz
»Olive«.*

während ihre Hände mit der Präparierung beschäftigt
waren, sollten der Geist und die Gottheiten, die den Organen zugeordnet waren, nicht entkommen oder auf die
Lebenden übergreifen.

Wegen seiner antiseptischen Wirkungen ist das Sandelholzöl
vor allem in der ayurwedischen Medizin bekannt. Oft wurde
es in Wachse eingearbeitet, mit denen der Körper eingerieben wurde, um gegen ein bestimmtes Dschungelfieber,
gegen Parasiten und Bakterien geschützt zu sein.

    Auf der geistigen Ebene galt es als Mittel für die
Erweckung höherer Intelligenz, es wurde als Hilfe benutzt,
das dritte Auge zu öffnen, religiöse Andacht und Hingabe
zu steigern und die Meditation zu unterstützen. Sandelholz,
so heißt es in Indien, hilft bei der Umwandlung der sexuellen in geistige Energie.

    In der tibetischen Medizin ist Sandelholz ein Mittel, das
die Hitze im Blut kühlt, und auch bei der Behandlung von
Leukämie ist es bekannt, da man ihm die Eigenschaft
zuspricht, die roten Blutkörperchen zu stärken und die
übermäßige Vermehrung der weißen aufzuhalten.

    Die antiseptische Wirkung und der angenehme Duft des
Sandelholzöls machen es zur Parfümierung von Schönheitsmitteln gut geeignet. Da es desinfizierende Eigenschaften
hat, wurde es früher in duftende Bartwachse eingearbeitet,
die auch den Geruch überdecken sollten, den Speisereste
und Tabakrauch im Bart hinterlassen. Als Parfümierung für
Rasierwasser ist es sehr angenehm und heilsam bei fetter,
unreiner Haut, da es antiseptisch und sanft adstringierend
wirkt (siehe Rezeptteil).

Wegen seines angenehmen Dufts und seiner desinfizierenden Wirkung ist Sandelholzöl geeignet zur Parfümierung
von Potpourris und Sachets, die in Baderäumen, Toiletten,
Wandschränken und Vorratsräumen aufgestellt werden. Mit

**Naturheilkunde
Körper,
Wohlbefinden,
Schönheit**

*Potpourris
Sachets
Aromalampe*

Lemongras, Zitronenöl, mit Rosmarin, Gewürznelke und Wacholder läßt es sich gut mischen.

Für die Aromalampe ist das Sandelholzöl nicht günstig, und auch die Einatmung des sich über Dampf verbreitenden Dufts in der Badewanne ist nicht zu empfehlen. Als Raumduft bei einem Fest mag es für kurze Zeit eine Stimmung der Jovialität verbreiten, doch nach dem Fest verlassen die Gäste das Haus mit einem Gefühl des Unbehagens, sie fühlen sich unfrei und festgehalten. Es gibt eine große Auswahl von Düften, die über die Aromalampe für einer heitere und leichte Stimmung bei Festen und für gute Raumatmosphäre sorgen.

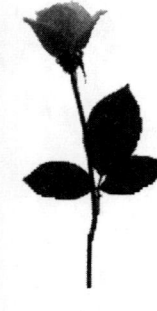

Nahrhaft sind die Früchte von Bäumen und Pflanzen; Wurzeln und Säfte lindern bei Verletzungen. Aber bewundernswert ist, was die Pflanzen für die Seele und die Sinne des Menschen tun.
Pflanzen können allein existieren, aber weder Tiere noch Menschen können ohne Pflanzen auskommen. Ohne die Pflanzen und ohne ein ausgewogenes Pflanzenwachstum wäre der Niedergang des Lebens und Seins unausweichlich.

Basil Johnston, Anishinabe-Indianer

Sassafras

Die Perle im göttlichen Hain

Botanisch gehört der Sassafrasbaum zu den Lorbeergewäch- **Bräuche,**
sen und ist in Lateinamerika und Nordamerika heimisch. **Mythen und**
Alle Teile des Baums sind aromatisch, und aus den Blättern **Legenden**
wird eine Substanz für naturmedizinische Herzmittel
gewonnen.

Im Jahr 1512 bemerkten spanische Seefahrer bei ihrer
ersten Landung in Florida, daß die einheimischen Indianer
Wurzelteilchen des Sassafrasbaums kauten, und bald darauf
priesen die Spanier die Sassafraswurzel als neues Heilmittel,
was jedoch fatale Folgen hatte. Sie konnten nämlich nicht
wissen, daß die Wurzel nicht von allen Indianern gekaut
werden durfte, sondern denen vorbehalten war, die einen
besonders hohen, erleuchteten Bewußtseinszustand hatten,
da das Öl der Wurzel bewußtseinsverändernd wirkt und bei
Unerfahrenen Halluzinationen auslösen kann.

In der Kulturgeschichte der Salböle und der geheimen
Rezepte der Klöster und der Alchemie gehört das aus den
Wurzeln gewonnene Öl zu den geheiligten Ölen und hat
daher einen außergewohnlichen Stellenwert. In Indien und
Tibet erzählen die Überlieferungen, Christus habe die Weisen des Ostens auf seiner Reise nach Indien mit diesem Salböl bekanntgemacht, und die Brahmanen schützten ihr geheimes Wissen darüber und teilten es nur den Auserwählten
mit. Diese Vorsichtsmaßnahme ist gerechtfertigt, denn
Sassafras ist zwar ein ausgezeichnetes Heilmittel für Körper
und Psyche, doch wenn es in unbefugte Hände gerät, kann
es unkontrollierbare Schäden anrichten. Deshalb wird das
Öl von den meisten verantwortungsbewußten Aromatherapeuten und Naturheilkundigen nicht erwähnt, da es keine
Sicherheit gibt, daß es nicht vielleicht in falsche Hände gera-

ten könnte. Da heute jedoch so manche Literatur sorglos und ohne Respekt mit Sassafrasöl umgeht, erscheint diese Vorsicht nicht mehr angebracht, denn auch aus Unwissenheit können Schäden entstehen.

Um auf die großen Heiler und Erleuchteten der tibetischen Klöster zurückzukommen: Sie waren in der Lage, auch wenn das Öl nicht zu beziehen war, durch geistige Konzentration auf den Namen Sassafras die Heilenergie des Öls herbeizuziehen, um diese für Heilzwecke oder religiöse Übungen induktiv weiterzuleiten.

Volksheilkunde Körper, Wohlbefinden, Schönheit

In seiner Wirkung auf den physischen Körper gilt Sassafras in der tibetischen Klostermedizin als Katalysator, als Mittel, das andere Mittel weiterleiten kann. Wird das Öl – die Dosis ist nur ein Tropfen pro Tag – zusammen mit einer anderen Medizin eingenommen, ermöglicht es Sassafras, daß die jeweilige Medizin im Körper weitergeleitet wird und ihre höchste Wirkung entfaltet. Da Sassafras, medizinisch verwendet, ein Bote im Körper ist, wurde es niemals ohne begleitende Medizin verabreicht. Bei Viruserkrankungen und Hepatitis wurde es bevorzugt eingesetzt, da man es wegen seiner einzigartigen Heilkraft als dem Penizillin ebenbürtig betrachtete. Je nach den Umständen der Erkrankung konnte ein Tropfen täglich über einen Zeitraum von zwei Wochen verabreicht werden, kombiniert mit einem anderen Heilmittel, doch wußten die Heiler, daß eine Überdosierung von Sassafras psychische und physische Reaktionen, Verwirrung, Kopfweh und Erbrechen auslösen kann. Deshalb wurde die richtige Dosis von Heilkundigen zusammengestellt, wobei die Art der Krankheit und der geistige Zustand des Patienten in Betracht gezogen werden mußten. Wenn wir bedenken, daß die Ärzte der alten Kulturen Priester, Weise und Seher waren, können wir uns auch vorstellen, daß ihre Diagnostik stets den ganzheitlichen Menschen, Körper, Psyche, Geist und Verstand, umfaßte.

Als Salböl diente das Sassafrasöl wie viele andere geheiligte Öle der religiösen Erfahrung, wobei der Körper vor der Meditation, dem Gebet oder rituellen Waschungen an bestimmten Stellen damit eingerieben wurde. Die von Sassafras stimulierte Erfahrung der Transzendenz, den ätherischen Körper vom physischen losgelöst zu sehen, Levitation und Astralreisen bewußt zu beobachten oder die Fähigkeit, durch die Materie, die Molekularstruktur aller Dinge hindurchsehen zu können, bleibt eine religiose Dimension des Erlebens, die den Erleuchteten oft erst nach vielen Jahren der Läuterung und religiöser Übung zuteil wurde. Diese Erlebnisse könnten also den unvorbereiteten oder unrechtmäßigen Verwender von Sassafras in Wahnvorstellungen treiben und seine Verstandeslogik zerrütten.

Einige Tropfen Sassafrasöl, das wie Parfüm auf der Mitte der Brust, zwischen den Augenbrauen sowie auf dem obersten Nackenwirbel unter dem Haaransatz verwendet wird, können Fortgeschrittenen in den Übungen der Stille, Kontemplation und Meditation sehr hilfreich sein. Wer sich in der Ruhe der inneren Mitte befindet, in kontemplativer Stille lebt, arbeitet, schreibt, malt, musiziert oder komponiert, wird den Duft des Sassafras schätzen, da er hilft, in tiefere Ebenen geistiger Arbeit vorzudringen. Wird das Öl von Spekulanten verwendet, trägt es sozusagen die Strafe in sich, und die unkontrollierbaren Folgen unrechtmäßigen Gebrauchs entsprechen der Motivation dessen, der es verwendet.

Auch in der Aromalampe ist Sassafrasöl mit Ehrerbietung und Vorsicht einzusetzen. Sein großes Potential, das Bewußtsein zu erweitern, innere Türen zu öffnen, damit wir lernen, mit dem inneren Auge zu sehen, müssen wir mit Achtsamkeit handhaben. Etwa drei Tropfen, dreimal wöchentlich, werden in der Aromalampe für Übungen der Meditation oder Kontemplation genommen. In meditativer

Potpourris
Sachets
Aromalampe

Stille können wir auch über Fragen nachdenken, bis sich allmählich unser Wissen, die Antwort auf unsere Fragen, entfaltet. Dem ernsthaften Sucher hilft fortgesetztes, geduldiges Fragen über einen längeren Zeitraum hinweg, bis er die gleiche Wahrheit immer und immer wieder sieht, um dann ganz sicher zu sein, die richtige Antwort gefunden zu haben; und Geduld ist dem Suchenden als Tugend nicht fremd.

Thymian

Der Desinfektor

Bräuche, Mythen und Legenden

Die ursprüngliche Heimat des Gartenthymians (*Thymus vulgaris*) ist der Mittelmeerraum. Wohlgerüche waren Griechen und Römern Lebenselixier, wovon die trockenen Geschichtsbücher so wenig berichten, und die Römer bezogen ihre Vorstellungen von den persischen Parks oder »Paradiesen«, den Musengärten in Alexandria und den Palastgärten Kleinasiens. Der Musengarten sollte der von geistiger Arbeit erfüllten Kontemplation dienen, und in den Duftgärten wuchsen Fenchel und Dill, Zitronenkraut, Gewürznelke, Safran, Immortelle, Iris, Kassia, Lavendel, Lilie, Narzissen, Rosen, Veilchen, Rosmarin, Thymian und Baldrian – Zierpflanzen und aromatische Heil- und Gewürzpflanzen für Körper, Geist und Psyche.

Der Thymian gehörte wie der Salbei zu den *herbae sacrae* (heiligen Kräutern) der Römer und der Griechen. Die Einheimischen auf Kreta destillierten noch bis zum Ende des 19. Jahrhunderts aus den Gewürzpflanzen Oregano, Thymian, Wacholder, Muskatellersalbei und Minze ätherisches Öl, das sie als Naturheilmittel auf den Märkten verkauften. Der Thymian, mit seinem intensiv würzigen Duft, war sowohl in der Küche wie in der Heilkunde als desinfizierendes Mittel geschätzt, und es gab zahlreiche Anwendungsgebiete. Leicht verderbliche Speisen wie Fleisch wurden in befeuchtete Tücher eingewickelt, die mit Thymianöl parfümiert waren, um sie vor frühzeitigem Verderb zu schützen; mit Thymiankraut wurden Vorräte und Gerichte umkränzt, um den Gästen zu zeigen, welch großer Wert auf Reinlichkeit im Haus gelegt wurde; manchmal parfümierten weniger fleißige Hausfrauen die Räume mit Thymian, um den Eindruck zu erwecken, sie seien sehr häuslich und viel mit der Reinhaltung beschäftigt.

In Griechenland trugen die Bäuerinnen und die arbeitenden Frauen, wenn sie auf die Märkte gingen, oft ein Sachet mit Thymian, Salbei und Rosmarin unter der Schürze, um Männer abzuschrecken, Soldaten und rohe Burschen, die sie auf den Straßen belästigten.

Die Römer nahmen Thymianwaschungen zur Desinfizierung vor, wenn sie öffentliche Bäder besuchten, und sie boten es auch Fremden an, weil sie auf diskrete Weise die Unbekannten reinigen wollten; hinter den Kulissen gab es manches Schmunzeln über die Fremden, die nach Thymian rochen.

Als Badezusatz wurde das Thymianöl nie genommen, vielmehr wurde es, mit viel Wasser verdünnt, für Abreibungen benutzt, für Aufgüsse, für Umschläge gegen Bakterien und Mikroben, gegen unreine Haut, bei Mitessern, Pickeln und Akne.

Naturheilkunde Körper, Wohlbefinden, Schönheit

Auch Erkältungen, Husten und Halsschmerzen wurden seit eh und je mit Thymian behandelt, denn Thymian ist ein ausgezeichnetes Mittel bei allen Erkrankungen der Atemwege. Das Kraut kann als Dampfinhalation oder als Mundwasser zum Spülen und Gurgeln verwendet werden.

In der Heilkosmetik verwenden wir das Thymianöl, äußerst sparsam dosiert, für Gesichtswässer und Hautcremes bei unreiner Haut und Akne (siehe Rezeptteil).

Potpourris
Sachets
Aromalampe

Der würzige Thymianduft eignet sich sehr gut zur Parfümierung von Potpourris und Sachets für die Küche, um Küchengerüche zu vertreiben; der Duft wirkt übrigens auch appetitanregend. Das klassische Trio Rosmarin, Salbei und Thymian paßt in alle Bereiche, die mit Essen und Lebensmittelaufbewahrung zu tun haben. Für die Aromalampe ist Thymianöl wenig geeignet, es sei denn bei Erkältungskrankheiten, Bronchitis, Halsschmerzen und grippalen Infekten. Es sollte aber sehr sparsam dosiert werden.

Vanille

Das Wohlgefühl

**Bräuche,
Mythen und
Legenden**

Vanille ist die Schote einer Kletterorchidee, die in tropischen Wäldern wächst, in Mexiko, Guyana, Puerto Rico und Madagaskar angebaut, in halbreifem Zustand gepflückt und durch ein spezielles Gärungsverfahren zur vollen Entwicklung ihres Aromas gebracht wird. Spanische Seefahrer brachten die süß duftende Vanilleschote nach Europa, wo sie sich zum beliebten Süßspeisengewürz entwickelte; die alkoholischen und wäßrigen Auszüge wurden zum Aromastoff teurer Parfüms und dienten auch der Kleiderpflege. Wurden kostbare Spitzen und wertvolle Textilien gewaschen, aromatisierte man das Waschwasser mit Vanille, um die Kleidung duftend aufzubewahren. Und aus der Kleidung, die mehrmals getragen war, bevor sie gewaschen wurde, vertrieben Vanillesachets den Geruch von Schweiß. Bei der Textilherstellung und der maschinellen Weberei kostbarer Stoffe wurde mit Vanillearoma gearbeitet, damit die Stoffe auch nach längerer Lagerung keinen Geruch annahmen.

Vanille-Essenz oder die aus den Schoten mit Alkohol angesetzte Vanille-Tinktur war eine Ingredienz für Riechfläschchen, die die Repräsentanten der Gesellschaft bei sich trugen, damit der Duft sie bei anstrengenden Verpflichtungen beruhigte. Vanille gibt ein Gefühl der Zufriedenheit und des Wohlbefindens, es baut Hektik ab und die Vorstellung, ständig aktiv sein zu mussen.

Der angenehm liebliche Vanilleduft wird aromatherapeutisch als Entspannungsmittel angesehen. In der klassischen, ganzheitlichen Naturheilkunde fand es daher Verwendung als psychisch wirksame Droge, um Zwanghaftigkeit und neurotische Nervosität zu eliminieren. Auf der geistigen Ebene hinterläßt Vanille das Gefühl, sich in der eigenen Person zu Hause zu fühlen, und nimmt die Zwangsvorstellung, das eigene Zuhause in anderen zu suchen.

Naturheilkunde Körper, Wohlbefinden, Schönheit

In der Schönheitspflege wurde Vanille-Tinktur, mit Vanilleschoten aromatisierte Milch und sogar Vanillezucker genommen, um dem Badewasser liebliches Aroma zu geben. Als Badezusatz war es wegen seines süßen Dufts und seiner entspannenden Effekte beliebt, da es tonisierend auf die Haut wirkt und ein ausgewogenes Körpergefühl vermittelt.

Mit anderen Duftnoten vermischt, wurde die Vanille-Tinktur in Flakons abgefüllt, um als Eau de Toilette verwendet zu werden. Vanille-Tinktur wurde auch in Haarshampoos eingearbeitet, da es dem Haar schönen Glanz und Duft verleiht.

Vanilleschote oder auch Vanillezucker sind als Füllung für Potpourris und Sachets geeignet, die wir für Wäsche- und Kleiderschränke nehmen. Mit der duftenden Vanille-Tinktur können auch getrocknete Blüten parfümiert werden.

Potpourris Sachets Aromalampe

Da Vanille ungemein entspannend wirkt, ist die Tinktur, oder auch kleine Teilchen der Schote, im Wasser der Aromalampe zu verwenden. Für Streßzeiten ist der Duft von Vanille ein vorzügliches Heilmittel, das hilft, die Perspektiven zu verändern, damit die kleinen Dinge nicht zu groß und die großen nicht zu klein werden. Vanille ist sehr anpassungsfähig und ähnlich wie Zimt mit würzigen oder lieblichen Duftnoten gut zu mischen.

Veilchen

Das liebende Herz

In der Magie der Düfte gehören die Veilchen wie Rosen, Flieder und Jasmin zu den Liebesblüten, die ein süßes Flüstern weitertragen, das bis in die Himmel reicht. Es ist ein Duft, den Mystiker lieben, die Weisen und die Verehrer der göttlichen Schönheit in allen Dingen. Die Sufis, die islamischen Mystiker des Orients, sahen im Veilchen die Symbolblume des Sufismus und das Ziel, das der Strebende erreicht, wenn sein Herz blumig duften wird.

In Griechenland trugen die jungen Mädchen Veilchen im Haar, um ihre Bereitschaft für die Ehe zu zeigen; der junge Freier brachte der Mutter der künftigen Braut Veilchensträuße, um ihr zu sagen, daß seine Absichten gegenüber der Tochter von Herzen rein und unschuldig seien. Mädchen steckten sich gerollte Veilchenblätter in den Mund zwischen Zahnfleisch und Wangen, um die Lippen für das Küssen vorzubereiten, und bis in unsere Zeit sind Veilchenpastillen beliebt, um dem Atem blumigen Duft zu geben. In der Antike parfümierten sich auch Männer, vor allem für die Hochzeitsnacht, mit Veilchenparfüm, um den Frauen die Angst vor ihnen zu nehmen und damit die zarte Seite der Natur, ihre Zärtlichkeit und Harmoniebereitschaft für die Ehe zum Ausdruck zu bringen.

Die Römer liebten die Veilchen, und noch heute gehören in Sizilien, möglicherweise sarazenischen Traditionen folgend, kandierte Veilchen- und Rosenblütenblätter, Aprikosen und Pfirsiche, Nüsse, Mandeln und Mandelmilch zu den lieblichen Speisen, die für die Hochzeitsnacht bereitgestellt werden. *Parfait d'Amour* heißt ein sehr süßer, violetter Likör aus Aromastoffen der Blüten des Wohlriechenden

Veilchens, der in Frankreich als Getränk der Verliebten bezeichnet wird.

Veilchenduft ist eine großartige Medizin für das Denken, für den Körper, für die Gefühle. Die Lieblichkeit der Veilchen regt Veränderung und Transformation an: von Krankheit in Gesundheit, von Trauer in Freude. Für Kranke ist es Heilmittel, denn während sie physische oder psychische Veränderungen erleben, hilft ihnen der Veilchenduft, die Selbstheilungskraft zu wecken und sich selbst freundliche Aufmerksamkeit zu schenken. Auf das Denken wirkt Veilchenduft ähnlich; wenn wir uns selbst mehr mögen, wird es für die Gedanken leichter, das Negative zu transformieren und selbstzerstörerische in selbsterhaltende, liebende Ideen zu verwandeln.

Naturheilkunde Körper, Wohlbefinden, Schönheit

In der griechischen Mythologie war das Veilchen der Persephone, der Tochter des Zeus und der Demeter, als Todesblume geweiht, und die naturheilkundigen Hippokratiker wie auch Dioskurides berichten über seine transformative, metamorphe Heilungsfähigkeit. Sie verwendeten Veilchenduft gegen Alkoholismus und Suchtkrankheiten, weil sie glaubten, daß er veraltete Vorstellungen, die krank sind, sterben lassen könnte Die Todesblume war für sie symbolisch, ähnlich einem »Stirb-und-Werde«, um der Wiedergeburt gesunder Vorstellungen und Verhaltensweisen zum Leben zu verhelfen.

Der Veilchenduft wurde immer als Parfüm und kaum in Haut- und Körperpflegemitteln oder als Badezusatz verwendet. Veilchenextrakte nehmen einen bedeutenden Platz in der Parfümerie ein, wertvolle Parfüms enthalten den Duft, und in Seifen ist der veilchenähnliche Duftnachbau sehr beliebt.

Potpourris
Sachets
Aromalampe

Aus den Veilchen wird ein *Absolu* gewonnen, das sehr teuer und selten zu haben ist, es dient hauptsächlich der Herstellung von hochwertigen Parfüms. Duftkompositionen aus natürlichen Blütendüften, die veilchenähnlich sind, eignen sich für die Parfümierung von Potpourris und Sachets. Die Blumenduftbouquets gehen gut zusammen mit Bergamotte, Jasmin, Ylang-Ylang, Rosen, Orangenblüte und Moschus.

Synthetischen Veilchenduft sollten wir nie in der Aromalampe verwenden. Die aus natürlichen, veilchenähnlichen Rohstoffen zusammengestellte Komposition hat einen liebenswürdigen, freundlichen Duftcharakter, eignet sich zur Mischung mit den genannten Duftnoten und gibt ein liebliches Bouquet.

Verbene

Vom schönen Schein

Bräuche,
Mythen und
Legenden

Die botanische Klassifizierung der Verbene, auch Zitronenverbene genannt, hat schon für erhebliche Verwirrung gesorgt, denn oft wird die Pflanze verwechselt mit Eisenkraut, das auf französisch *Vervaine* heißt, eine geruchlose, bitter schmeckende, in der Homöopathie verwendete Heilpflanze, deren Wirkungskräfte oft der Verbene zugeschrieben werden. Doch ist die Verbene, *Lippia citriodora*, keine Heilpflanze, und über das aus ihren Blütenstengeln gewonnene Öl gibt es keine bemerkenswerten aromatherapeutischen Indikationen.

Mindestens ebenso verwirrend wie die Klassifizierung der Pflanze ist ihr historischer Hintergrund. Über die Herkunft der Verbene heißt es im Legendenschatz der indischen, teilweise auch der chinesischen Mythen, sie sei ursprünglich ein Geschenk der Halbgötter an die Erde gewesen, vor Urzeiten, wo noch Atlantis und Lemuria, eine Landmasse zwischen Vorderindien und Madagaskar, existierten. Damals sei die Erde eine Gartenlandschaft gewesen, bewohnt von Riesentieren, farbenprächtigen Drachen und Meeresmonstern, mit denen die Halbgötter gerne spielten. Die Erde betrachteten sie als eine Art Privatzoo, der ihrer Unterhaltung diente, und zu ihrem Vergnügen brachten sie auch die Drachen und Monster gegeneinander auf, um sich über die Wettkämpfe zu amüsieren. Sie hatten ihre Freude daran, mit ihren Lieblingstieren, denen sie Namen gaben, zu spielen; doch da sie die Abwechslung schätzten, ließen sie ihre vorübergehend bevorzugten Freunde, wenn sie von ihnen gelangweilt waren, bald wieder fallen. Da sie fähig waren, durch Projektion geistige Vorstellungen zu materialisieren, zu erschaffen, und sie sich selbst in physischer Form auf die Erde begaben, fürchteten sich die ersten Menschen auf der Erde vor den Launen und dem Zorn der Halbgötter und brachten ihnen viele Opfer dar, um ihr Wohlwollen zu erlangen.

In diesem Komödiendrama der Urzeit spielt nun die Verbene eine Rolle, denn von dieser Pflanze erzählen die Mythen: Die Halbgötter amüsierten sich über die Menschen, denen der süße, verführerische Duft in die Augen gestiegen war, der sie die Dinge der Welt in magisch verlockendem Glanz sehen ließ. Der Duft, der ihre Augen blendete und ihre Besitzgier anstachelte, ließ sie raffgierig werden. Je mehr die Blume angebaut wurde, desto größer wurde die Habgier auf der Erde, und von vielen wurde die Pflanze sogar gegessen. Die Halbgötter beobachteten, wie die Menschen, den Garten Eden verschmähend, in andere Länder zogen, um Kriege auszufechten, deren Ursache ihre Habgier war. Daß die Menschen die Vergänglichkeit aller Dinge nicht durchschauten und sich vom Schein der Dinge zum Opfer der Erscheinungen machen ließen, konnten die Halbgötter nicht begreifen.

In der europäischen Duftgeschichte, wo Verbenen seit der Antike bekannt sind, gehörten diese bei den Griechen

nicht zu den verehrten zitrusduftenden Aromen wie Zypergras, Lemongras, Zitronenkraut oder Orangenblüte. Die
Griechen extrahierten eine Essenz aus der Pflanze, um
Lederwaren und ihre Sandalen damit zu polieren. Sie behandelten auch die Tiere damit, um sie von Ungeziefer, von Läu-
sen und Flöhen, zu befreien. Die Römer hingegen mochten
den Verbenenduft, sie rieben den Körper mit verbenenduf-
tenden Ölen und Lotionen ein, um ihm subtilen Glanz und
größere Anziehungskraft zu verleihen

Naturheilkunde
Körper,
Wohlbefinden,
Schönheit

Da die Verbene keine Heilpflanze ist und das aus den Blütenstengeln gewonnene Öl niemals innerlich angewendet
wurde, spielt die Pflanze in der Naturheilkunde keine Rolle.
Äußerlich wurde das Duftöl zur Parfümierung von Kompressen und Umschlägen eingesetzt, bei Gelenkschmerzen
und Rheuma, bei Migräne und Erschöpfungszuständen.
Wegen seines lieblichen Dufts wird es in der Parfümerie als
Ingredienz teurer, blumig duftender Parfüms genommen.

Potpourris
Sachets
Aromalampe

Der Verbenenduft vermittelt ein Gefühl von Luxus und
Behaglichkeit. Das Aroma geht gut zusammen mit Orangenblüte, Jasmin, Bergamotte, Lemongras, Zitrone, Tuberose, Moschus und Vanille und schafft in dieser Komposition
für Potpourris ein üppiges Raumaroma.

In der Aromalampe kann es, mit den genannten Aromen
vermischt, eine ebenso wohlriechende, blumige Raumatmosphäre schaffen. Und wenn sein Duft tatsächlich die
Habgier weckt und falschen Glanz auf unsere Augen legt,
sollten wir uns vielleicht für weniger tückische Düfte, die
uns nicht in unsichtbare Fallen locken, entscheiden.

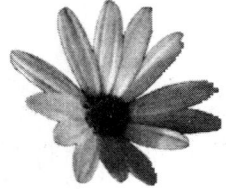

Vetiver

Die Liebeszauberin

Das duftende Gras der in Indien und in anderen tropischen Ländern beheimateten Pflanze *Andropogon muricatus* gehört botanisch zur gleichen Familie wie Lemongras, Zyper- und Zitronengras. Es hat in der Duftgeschichte einen geheimnisvollen Ruf als liebesmagisches Mittel und gehört als Ingredienz zu den indischen Geheimnissen des Liebeszaubers. Als Parfüm, so erzählen die Liebesmythen, umgibt es Frauen mit verzaubernder Anziehungskraft, die das Gefühl erweckt, die Duftträgerin tanze, und obwohl sie stillsteht, bewege sich ihr Körper wie eine Weide im sanften Sommerwind. Sogar ein unsichtbar gesungenes Liebeslied wird von ihrem Anbeter, wenn er den Vetiverduft an ihr einatmet, gehört. Da Vetiverparfüm den Ruf hatte, Männer liebestoll zu machen, so daß ihr Verlangen zu jagen und ihr Ziel leidenschaftlich zu verfolgen unüberwindlich wurde, fürchteten es die jungen Freier. Sie wußten, diese Duftmagie würde sie unweigerlich in peinigende Phantasien stürzen, aus denen sie sich nur noch durch die Erfüllung ihrer Wünsche oder durch Heiratsantrag retten konnten. So hofften manche Männer, daß die Frau ihrer Sehnsucht kein Vetiver nahm, damit sie sich ihrem wahren Zauber und nicht der Illusion ihres Zaubers hingeben konnten.

Vielleicht sind heute die liebesmagischen Anziehungskräfte umgekehrt verteilt, denn viele Männer benutzen mit Vetiver parfümiertes Eau de Toilette oder Rasierwasser, und Frauen sollten die Magie des vetiverduftenden Mannes genauer untersuchen.

In der Schönheitspflege, vor allem in der Parfümerie, ist Vetiver viel geschätzt, auch für Badezusätze und Seifen wird der zitronenartig herbe Duft gerne genommen. Gemischt

Bräuche, Mythen und Legenden

mit Rose, Kardamom, Moschus und Ylang-Ylang gibt Veti-veröl als Badezusatz der Haut köstlichen Duft und wirkt besonders erotisierend.

Naturheilkunde Körper, Wohlbefinden, Schönheit

Vetiver spielt in der Naturheilkunde keine bemerkenswerte Rolle. Aromatherapeutisch wird es zur Parfümierung von Massageölen, Hautcremes und Gesichtswässern geschätzt, um die Sinne zu stimulieren, was bei besonders scheuen Frauen und Männern eine wünschenswerte Therapie ist. Da der Duft sehr zarte, zitronige »Obertöne« hat, wird er auch wegen seiner erfrischenden Wirkung für Umschläge und Kompressen genommen.

Potpourris Sachets Aromalampe

Wie das artverwandte Lemongras ist auch Vetiver ein sehr schöner, frischer Duft für die Parfümierung von Potpourris und Sachets. Vermischt mit blumigen Aromen gibt es einen hellen Duftklang. Zum Mischen eignen sich auch Patschuli, Bergamotte, Vanille und Zimt.

In der Aromalampe – und gemischt mit anderen Duftno-ten – bringt Vetiver einen weiblichen *touch*, es läßt die Dinge zarter, wie von weiblicher Hand berührt, erscheinen. Das Öl sollte sparsam verwendet werden, denn es könnte eine Frau in ihrem Weiblichkeitsbewußtsein überstimulieren und auch einen Mann überfordern, der in einer Frau die Frau und nicht die Überfrau sehen will. Doch etwas Liebeszauber mag hilfreich sein, wenn Eros in einer Partnerschaft sich zu ver-abschieden droht.

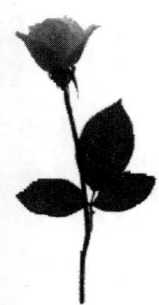

Schläft ein Lied in allen Dingen,
die da träumen fort und fort,
und die Welt hebt an zu singen,
triffst du nur das Zauberwort.
Joseph von Eichendorff

Wacholder

Die Vielfalt

Der Wacholderbaum wuchs früher in vielen Bauerngärten Mitteleuropas, wo er als die »Hausapotheke« der bäuerlichen Anwesen geschätzt war. Wacholderwein, Wacholdersirup und Wacholder-Tinktur gehörten zur Naturmedizin für Mensch und Tier, und auch in der Küche wurden viele Gerichte mit Wacholderbeeren und -zweigen gewürzt. Alle Pflanzenteile des Wacholders sind heilkräftig, die Beeren, das Holz, die Zweigspitzen und die Nadeln, ja sogar die Wurzeln; der pflanzenkundige Hieronymus Bock schrieb 1577 in seinem »Kreutterbuch«, die Gesamtsumme aller Tugenden des Wacholders zu würdigen sei wegen ihrer Vielfalt nicht möglich.

Bräuche, Mythen und Legenden

Über die historischen Verwendungsmöglichkeiten sind uns zahlreiche Überlieferungen erhalten. In Ägypten und in den semitischen Kulturen gehörte der Wacholderbaum zu den heiligen Rauchopferpflanzen, wir finden ihn in den Keilschrifttäfelchen, die König Salomo etwa 960 v. Chr. mit der Auflistung der verehrungswürdigen Aromen erstellen ließ. Priester, Weissager, Seher, Magier, Heilkundige und Masseure waren Abnehmer der kostbaren Produkte, die aus den dort erwähnten Heilpflanzen und Aromen extrahiert wurden.

Wacholderholz gehörte auch zu den Dufthölzern, die Hippokrates 430 v. Chr. verwendete, um einen Scheiterhaufen aus wohlriechenden Hölzern zu errichten, dessen Duft die übelriechenden Ausdünstungen von Athen verjagen sollte. Das Wacholderholz wurde in den heiligen Stätten und in offenen Feuern im Freien verbrannt. Es hielt die Flammen davon ab, zu hoch zu steigen, und der sich verbreitende Duftrauch diente dazu, Krankheitserreger zu bannen. Noch in unserem Jahrhundert wurden Wacholder und Rosmarin in französischen Kliniken und Lazaretten verbrannt, um die Infektionsgefahr zu eliminieren.

In der Antike diente der Wacholderrauch auch dazu, Flüche, Verfluchungen und böse Wünsche der Schwarzmagier zu brechen. In Verbindung mit Weihrauch, Myrrhe, Salbei, Rosmarin und Thymian war der Wacholder ein Hilfsmittel der weißen Magie.

Naturheilkunde Körper, Wohlbefinden, Schönheit

Das aus den Wacholderbeeren gewonnene Öl wird in der Naturheilkunde in stark verdünnter Lösung als Medizin gegen Durchfall, bei Koliken, Gastritis und Magenbeschwerden, als heilwirksam für den Verdauungstrakt, als blutreinigend und entschlackend empfohlen. In verdünnter Form wirkt das aus den Beeren gewonnene Öl äußerlich antiseptisch und entgiftend.

Das ätherische Wacholderholzöl ist Heil- und Schönheitsmittel zugleich. Einige Tropfen, als Schüttelmixtur in Wässern verdünnt, wurden für Körperabreibungen verwendet, um Flecken zu beseitigen, die von Pocken, bestimmten Arten von Ekzemen und Masern auf der Haut zurückgeblieben waren. Die Wirkung des Wacholderholzöls besteht darin, die Flecken zum Schrumpfen zu bringen; wegen dieser Eigenschaft wurde das Öl auch als Heilmittel bei Hämorrhoiden genommen.

In Hautcremes emulgiert, ist das Wacholderholzöl als Mittel gegen Falten und andere Alterungsprozesse der Haut wie die Bildung von Pigmentflecken bekannt. Es kann für die Parfümierung von Cremes verwendet werden, verdünnt als Lotion, als Adstringens für Gesichts- und Körperpflege. Als Parfümierung für Rasierwasser eignet es sich gut bei unreiner Haut und Akne. Zur Parfümierung von Massageöl ist es weniger geeignet, da es als Beigabe in Öl nicht emulgiert wird. Doch nach dem Bad oder der Dusche ist die daraus hergestellte Schönheitscreme für Einreibungen des ganzen Körpers ideal (siehe Rezeptteil).

Der aromatische Duft des Wacholderholzöls ist eine gute Ergänzung für die blumigen Aromen, da es ihnen die süße Schwere nimmt. Daher ist der Duft zur Parümierung von Potpourris und Sachets als Ergänzung für die lieblichen Düfte ideal.

Potpourris
Sachets
Aromalampe

Wacholderholzöl für sich allein in der Aromalampe zu verbrennen, ist nicht ratsam, da der das Ätherartige zu sehr verdichtende Duft bewirkt, daß wir uns zu sehr auf die Belange des Körpers konzentrieren und jedes kleine Zipperlein als Krankheitssymptom empfinden. Über den Dampf eingeatmet, wirkt das Öl auf das Nervensystem in der Weise, daß es zu übertriebener Ich-Bezogenheit anregt. Gemischt mit Blumendüften wäre diese »Information« sicher zu verringern, doch für die Aromalampe haben wir eine so große Auswahl unter anderen Duftölen, mit denen wir idealere Kombinationen zubereiten, daß wir hier auf Wacholderholzöl verzichten können.

Weihrauch und Myrrhe

Das untrennbare Paar

Myrrhe

Emanzipation des Herzens

Weihrauch und Myrrhe sind nicht voneinander zu trennen, und in den alten Kulturen nehmen die als Rauchopfer dargebrachten Harze ihren festen Platz in den Lebensbereichen religiöser Verehrung und Magie, Medizin und Hygiene ein. Die griechische Mythologie erzählt, daß die schöne Myrrha, die Tochter des Königs Kinyras von Zypern, schuldig wurde, weil sie blutschänderische Beziehungen mit ihrem Vater hatte, und daher in einen Myrrhebaum verwandelt wurde, aus dessen Rinde Adonis, der spätere Geliebte der

**Bräuche,
Mythen und
Legenden**

Aphrodite, geboren wurde. Weihrauch und Myrrhe gehören zu den Begleitdüften von Schönheit und geistiger Entfaltung, sie dufteten, wenn Pythia in Delphi die Zeichen der Orakel las und Sappho auf Lesbos in ihren Liedern den Duft und die Wohlgerüche pries, die das Herz öffnen und Zugang zu einer Welt der Anmut und Würde schenken. Heilung und geistige Öffnung waren auch im Orient und in Indien die Ziele des duftenden Räucherwerks.

Wir stellen dabei fest, daß die frühen Kulturen und Religionsgemeinschaften göttlich manifestierte Gesetze als Grundlage für den Bestand allen Lebens ehrten und sie, wohl wissend, Teil des Ganzen zu sein, die Verneinung der Ordnung, die sie dem Zerfall entgegengeführt hätte, fürchteten. Um das Göttliche der eigenen Natur in aller Natur zu ehren und zu bewahren, war die Einatmung des dargebrachten Myrrherauchs ein Mittel zur Erlangung und Erhaltung präsenter Wachheit und Dankbarkeit gegenüber dieser Ordnung. Nichtwissen gegenüber der göttlichen Ordnung – heute würden wir sagen Unbewußtheit – wurde von den Ägyptern als Skorpion, von den Christen als Schlange dargestellt.

In den frühen Religionen war dem Menschen viel deutlicher bewußt, daß er zwar mit freiem Willen ausgestattet war, doch daß die Nichtbeachtung der Gesetze des Lebens Chaos und Zerstörung schaffte. Der Skorpion oder die Schlange der Unwissenheit sollte durch das Einatmen des Myrrhedufts aus der Verborgenheit in die bewußte Wahrnehmung treten, um auf diese Weise überwunden zu werden. Der Myrrheduft trägt also dazu bei, die Unwissenheit ins Wissen zu führen, er zeigt den Weg an und konfrontiert das Individuum mit den alten Grundverursachern, die wir die »Sieben Todsünden« nennen: *Superbia* – Hochmut; *Avaritia* Habgier; *Invidia* – Mißgunst; *Luxuria* – Maßlosigkeit; *Ira* – Erbitterung; *Gula* – Genußsucht; *Desidia* – Trägheit. Das Versprechen der Schlange: »Ihr werdet sein wie Gott« stellt sich als Falle dar, in der der Mensch festsitzt, indem er nicht ist wie Gott, nämlich frei von Hochmut, Habgier, Mißgunst, Maßlosigkeit, Erbitterung, Genußsucht und Trägheit, die alles Unglück seines Lebens ausmachen. Ob Skorpion oder Schlange, Polytheismus oder Monotheismus, die Gesetzmäßigkeit des Bösen richtet sich immer destruktiv gegen die eigene Natur, die selbst Teil der Gesetze ist.

So hilft also die Myrrhe, Selbstverantwortung und Verpflichtung des einzelnen gegenüber dem Ganzen zu begreifen und aus der naiven Unmündigkeit der Abhängigkeiten befreit zu werden. In Indien heißt es, die Gottheit liebe den Myrrheduft, der eine Art Plattform bilde, auf der Gott, Krischna, einhergehen könne, in uns, mit uns, neben und um uns, der Duft helfe der Gottheit, sich körperlicher, präsenter und »anfaßbarer« zu machen. Da die Myrrhe so verehrt war, weil sie anspruchsvolle Forderungen stellt, wurde der Baum oft in den Tempelbezirken angebaut, und das Myrrheharz – das kennen wir auch von den Ägyptern – brannte in allen Räumen, beim Essen, beim Schlafen, bei Zusammenkünften.

Mit dem ethischen Verfall der Priesterschaft wurde die Myrrhe langsam aus den zeremoniellen Ritualen entfernt. Die Priesterschaft wollte ihren eigenen Willen und weniger den Willen Gottes durchsetzen, was sie schließlich zu hochmütigen, machthungrigen Potentaten verkommen ließ, die an der Schwierigkeit des Wegs der Reinigung, der Emanzipation und an der Führung der Gläubigen in die Selbstverantwortung wenig Interesse hatte. Es war nicht ihr Ziel, die Präsenz des Göttlichen im Herzen zu erwecken, es zu emanzipieren und den einzelnen zu befreien.

Wir sollten Weihrauch und Myrrhe als heilwirksame Geschenke der Natur verstehen, die uns manche Tür nach innen öffnen und uns Hindernisse überwinden helfen. Die Myrrhe unterstützt nicht das Ego und den selbstsüchtigen Willen, sondern das Herz und die Seele jedes Reisenden auf diesem Planeten Erde. Es gibt Dimensionen und Ebenen, die das Bewußtsein mit dem Denken allein nicht erfassen kann, sondern informativ über die Sinne wahrnimmt, bevor sich dann der Intellekt damit auseinandersetzt. Die Myrrhe öffnet das Herz als Denkorgan und führt den Verstand zu einer erweiterten Weltsicht.

Nun werden wir sehen, warum Weihrauch und Myrrhe zusammengehören und stets miteinander verbrannt wurden, bevor die Myrrhe als Rauchopfer und Heilmittel mehr und mehr aus den Ritualen verschwand.

Weihrauch

Blühender Lebensbaum

Bräuche, Mythen und Legenden

Während die Myrrhe den Weg der inneren Reinigung und zum »Erkenne-dich-selbst« weist und wie Hygiene auf das Denken wirkt, gibt der Weihrauch dem reinen Herzen blühenden, charismatischen Glanz. Er hilft, das denkende Herz in der Welt zu manifestieren, dem Lächeln der Weisheit der menschlichen Natur Lebenswirklichkeit zu geben, er stärkt das verstehende Herz und fordert die Intelligenz seines Ausdrucks in der Welt. Unterscheidungsvermögen, Reinheit und Klarheit, Kraft und Sanftheit in Motivation und Handlung, präsentes Wesen und bewußtes Gewahrsein, schließlich harmonische Koexistenz zwischen Körper, Verstand, Seele und Geist – diese Kultur des Gleichgewichts können wir Buddhanatur oder Christusbewußtsein nennen – das sind Früchte des emanzipierten Herzens und Ausdruck der Verwirklichung des Selbst in der Existenz. Der Weihrauch gibt der Blüte Glanz, er ist zugleich Heilmittel und Hilfe, das rechte Maß zu finden, damit sich dieses Bewußtsein ausdrücken kann.

Weihrauch sollte also immer zusammen mit Myrrhe verbrannt werden, da sie einander ergänzen und eine Symbiose bilden. Weihrauch allein könnte die Gefühle und das Denken verwirren, einem grandiosen Ego Anziehungskraft verleihen, arroganter Überheblichkeit Vorschub leisten, Größenwahn und Besserwisserei anziehend erscheinen lassen und der skorpionischen Schlange ein interessantes Betätigungsfeld eröffnen. Möglicherweise hat der Weihrauchduft in den Kirchen viel dazu beigetragen, daß die Menschen die Priesterschaft und die prunkvolle Raumausstattung mehr glorifizierten als das Göttliche und sie in der Umgebung pomphafter Machtdarstellung vergaßen, Christus als Boten intelligenter Bescheidenheit zu verstehen. Und sie mögen das Gold der Dome mehr verehrt haben als das verborgene Gold, den zu suchenden Schatz im eigenen Herzen.

Weihrauch- und Myrrheharz werden zu gleichen Teilen miteinander vermischt und auf etwas glimmender Holzkohle verbrannt. Der aufsteigende Rauch sollte nicht direkt eingeatmet werden, sondern sich natürlich im Raum verteilen. Die Anwendung ist empfehlenswert, wenn Unklarheit über den Wert der Werte besteht, falsche Einschätzung, Mißtrauen und Haß chaotische Bedingungen geschaffen haben, wenn Habgier, Machthunger und neurotische Vergnügungssucht die Meister des Lebens geworden sind, wo Unfreiheit durch krankhafte Abhängigkeit herrscht, wo Depression und Leere die Lebenskraft aufzehren.

Anwendung

Denken wir daran, daß die Heilmittel Myrrhe und Weihrauch Türen des Unbewußten öffnen und so manche scheinbar stabile Weltsicht dabei einstürzen könnte. Dieser Vorgang ist langsam zu entwickeln, daher sollten labile und kranke Menschen entsprechend vorsichtig mit dem Duftrauch umgehen und ihn nicht öfter als einmal in der Woche verwenden. Myrrhe und Weihrauch sollten die sich verändernde Sicht der Welt vorsichtig begleiten und der natürlichen Veränderung Gelegenheit für gesundes, organisches Wachsen geben.

Ylang-Ylang

Die Kreativität

Der Ylang-Ylang-Baum ist in Asien beheimatet, und aus seinen Blüten stammt das lieblich duftende Öl. Ylang-Ylang bedeutet *Blume der Blumen*, und die alte, mystische Pflanze hat ihre Geschichte in den Wurzeln des geistigen Indiens. Es heißt, die Sieben Weisen, die Rishis, hätten den Samen des Baums aus dem Kosmos auf den Planeten Erde gebracht, ihn in Indien angepflanzt, von wo er sich dann weiter verbreitete. In den Hinduklöstern wurde Ylang-Ylang für religiöse Rituale genommen. Die früheste Verwendung bestand darin, mit dem edlen Duft kosmische Helfer herbeizurufen; der aus den Duftschalen aufsteigende Wohlgeruch sollte sicherstellen, daß die Botschaften, die geschickt oder empfangen werden sollten, nicht im ätherischen Raum verlorengingen, sondern anwesend blieben, um sich in Gedankenformen zu kristallisieren. Die Botschaft des Kosmos konnte mächtige und subtile Schwingungen wie kosmische Musik enthalten, und die Verwendung von Ylang-Ylang als Trägerin hielt die Nachricht intakt und dicht, um sie in die Welt der Materie eindringen zu lassen, wo sie von subtilen Menschen gehört wurde.

Das Ylang-Ylang-Öl war auch Bestandteil einer geheimgehaltenen Mischung von Ölen und Essenzen, mit denen die brahmanische Priesterschaft gesalbt wurde, und zwar auf Arme, Nacken und Gesicht. Eine Fähigkeit des Ylang-Ylang besteht darin, daß es Menschen, die es benutzen, anziehend macht; dadurch wirkten brahmanische Priester magnetisch auf andere. Die Machthaber der Kasten mißbrauchten es daher auch für eigennützige Zwecke, um Verehrung, Jünger und schwache Abhängige anzulocken. Sie wandten derart unfaire Mittel an, um sich die Aura göttlicher Erhabenheit zu verschaffen, und versuchten dabei, Mitglieder niederer Kasten vom Wissen über die Geheimnisse der Düfte fernzuhalten, weil sie befürchteten, diese könnten aufwachen und die Macht übernehmen und sich dann selbst wie Halbgötter aufführen.

Traditionsgemäß wurde das Öl nie innerlich als Heilmittel eingesetzt. Es wäre auch nicht ungefährlich, denn es könnte krank machen und Gefühle von übersteigerter Euphorie hervorrufen, die nicht aufhören, wenn das Öl durch den Körper gegangen ist. Es könnte zu einer Trennung der Wahrnehmung von Körper und Verstand kommen, was Psychosen und Wahnvorstellungen sowie Erblindung zur Folge haben könnte.

Naturheilkunde Körper, Wohlbefinden, Schönheit

Als Duftnote für Parfüms wird Ylang-Ylang jedoch verwendet, auch als Parfümierung für Cremes und Massageöl ist es geeignet, aber nur in kleiner Dosis. Rechnen Sie auf 100 ml Massageöl, etwa süßes Mandelöl, drei Tropfen Ylang-Ylang. In einer Mixtur oder Emulsion mit anderen Ölen auf die Haut gebracht, entspannt es die Nerven, löst Blockaden und Spannungen und beruhigt den Körper und das Denken (siehe Rezeptteil).

Wenn wir Ylang-Ylang für Potpourris, für Sachets und für die Aromalampe nehmen, verbreitet es seinen lieblichen Blumenduft, vorausgesetzt es wird sehr sparsam dosiert und nicht für sich alleine verwendet. Ylang-Ylang ist ein Duftöl, das erst im Dreiklang mit zwei weiteren Noten voll zur Wirkung kommt. Sehr gut ist es in Kombination mit Duftölen, die wie YlangYlang unsere Kreativität fördern und uns schöpferisch motivieren.

Potpourris Sachets Aromalampe

In der Aromalampe weckt der Duft die Sensibilität, die Bewußtheit der Realität, nicht nur für die sichtbare, sondern auch für die unsichtbare, geistige Welt, für die Poesie in allen Dingen. Ylang-Ylang ist ein vorzügliches Mittel gegen Depression und hilft, die Schönheit in allen Dingen wieder erkennbar werden zu lassen; auch als Aphrodisiakum ist es geschätzt. Es paßt gut zu Rosengeranium, Bergamotte, Koriander, Patschuli und Moschus, Zimt und Vanille.

Zimt

Der Mittler

Bräuche, Mythen und Legenden

Der Zimtbaum ist ein immergrüner Strauch aus der Familie der Lorbeergewächse. Er wird vor allem in Indien angebaut, und der qualitativ beste Zimt stammt traditionsgemäß aus Sri Lanka. Aus der abgeschabten Borke des Baums, die sich beim Trocknen einrollt, entstehen die Zimtstangen in Zylinderform, die wir als aromatisches Küchengewürz kennen. Das süß und gleichzeitig würzig duftende Zimtöl wird aus den Blättern und der Borke extrahiert.

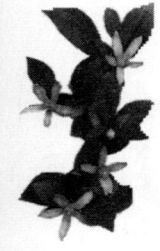

In der Antike wurde Zimt als Aphrodisiakum geschätzt. In Griechenland flochten die Frauen kleine Zimtteilchen ins Haar, Zimt wurde zermahlen, pulverisiert und als Puder oder, mit Öl vermischt, als Parfüm angewendet. Ein aphrodisierender Wein bestand aus Vanille, Zimt, Ginseng, Rhabarber und Ambra-Essenz.

In Indien wurden die Zimtröllchen als Rauchopfer verbrannt, doch nie für sich allein, sondern stets in Verbindung mit anderen Duftstoffen wie Weihrauch, Myrrhe, Aloe und Wacholder. Da Zimt antiseptische Wirkungen hat, nahm man ihn auch für die Ausräucherung von Krankenzimmern und Räumen, die von ungesunder Atmosphäre befreit werden sollten. Eine bemerkenswerte Eigenschaft des Zimtgewürzes und des Zimtöls besteht darin, daß es wie ein Alchemist arbeitet, indem es Düfte und Aromen miteinander verbindet, gleichsam chemische Ketten schließt, durch die eine Ganzheit und Fülle entsteht, die ohne den Zusatz von Zimt nicht möglich wäre. Obwohl Zimt relativ süß ist, hat er doch eine würzige Schärfe, und diese nach beiden Seiten hin offene Komponente begründet auch seine Fähigkeit, zwischen den Duftwelten zu vermitteln. Für sich allein verwendet, kann Zimt recht penetrant sein, aber aus der Konditor- und Backkunst wissen wir, wie ideal er mit Vanille, Gewürznelke, Kardamom, Mandelmarzipan und Rosenwasser zusammengeht. Aus Frankreich stammt der köstliche Zimtsirup, der Süßspeisen und Früchten ein herrliches Aroma gibt.

Als Naturheilmittel spielt Zimt keine bemerkenswerte Rolle, außer daß ihm antiseptische Eigenschaften zugesprochen werden. In der Mischung mit anderen Naturheilmitteln finden wir ihn in der Heilkunde, so etwa bei Hippokrates, der damit einen die Vitalität anregenden Wein kreierte. Diesem wurde Honig, Zimt, Ingwer und Gewürznelke zugesetzt. Bei Insektenstichen und Schlangenbissen nahm man für eine Zimt-Tinktur in Alkohol eingelegte Zimtstückchen. Eine weitere Tinktur mit Zimt, Gewürznelken, Ingwer und Arnikablüten ist ein altes Hausmittel französischer Bauern, das bei Bissen, Verletzungen, Prellungen und Quetschungen genommen wird.

Naturheilkunde Körper, Wohlbefinden, Schönheit

In der Schönheitspflege wird Zimt nur als Duftnote in der Parfümerie verwendet; wegen seiner hautreizenden Eigenschaften findet er sich kaum in Schönheitsmitteln, die auf der Haut verbleiben, wie Salben und Cremes. Blumige Badeölmischungen werden oft mit ein klein wenig Zimt angereichert, was ihnen größere Fülle und mehr Gehalt gibt.

Wegen seiner Fähigkeit, Düfte miteinander zu vernetzen, sind Zimtstangen für Potpourris und Sachets eine willkommene Ergänzung. In den Duftmischungen paßt es gut zu Gewürznelken, Sternanis, Ingwer, Muskat und zu allen Blumendüften. In der Aromalampe sollten wir seine Mittlereigenschaft nützen. Damit Mischungen von Blumenaromen nicht zu süßlich duften, ist Zimt ideal, und wenn wir liebliche und würzige Noten miteinander verbinden, stellt Zimtöl

Potpourris Sachets Aromalampe

in der Aromalampe die richtige Verbindung her. Wegen seiner allgemein anregenden Wirkung ist Zimt sehr vielfältig zu gebrauchen.

Zitrone

Die Leichtigkeit

Bräuche, Mythen und Legenden

Als Alexander der Große mit Gelehrten, Botanikern, Ärzten, Geographen und Philosophen nach Indien segelte, kamen viele bislang unbekannte Samen von Heilpflanzen, Blumen, Obstbäumen und Früchten nach Griechenland. Darunter war auch der Zitronenbaum, der sich über den ganzen Mittelmeerraum verbreitete. Die Verwendung von Zitronen ist für uns heute eine Selbstverständlichkeit, doch früher war die Frucht, wie andere Zitrusfrüchte, eine so große Kostbarkeit, daß sie Königen als Gastgeschenk überreicht wurde.

Im Ursprungsland Indien wurden die Blüten und Früchte verehrt, Männer und Frauen trugen Blütenkränze im Haar, und die Tempel waren von Zitrushainen umgeben. Das aus den Schalen der Zitrone gepreßte Öl wurde einem pflanzlichen Wachs beigefügt, mit dem Schreine und Möbel abgerieben wurden, um ihnen Frische und angenehmen Duft zu verleihen. Mit abgeriebener Zitronenschale wurden erfrischende Elixiere und Duftwässer zubereitet, die bei rituellen Körperwaschungen Verwendung fanden.

Das Zitronenöl und auch der Zitronensaft wurden zu allen Zeiten als Erfrischungsmittel angesehen, mit dem sich auch unangenehme Gerüche vertreiben und überdecken ließen. Der Duft erweckt ein Gefühl von frischer Leichtigkeit, Luftigkeit und Sauberkeit; wegen der stark bakteriziden Eigenschaften der Zitrone und ihrer Reinigungskraft, die schon im Duft als Information enthalten sind, schätzen wir sie als Mittel der Frische. Dies mag auch der Grund sein, weshalb heute chemische Reinigungsmittel mit künstlichem Zitronenaroma versehen werden, um die Illusion in uns zu wecken, es verbreite sich durch ihre Anwendung duftige Leichtigkeit im Haus. Da unsere Nase das echte Zitronenöl kaum noch kennt, und die Unterscheidung des Echten vom Falschen uns immer schwerer gemacht wird, sollten wir uns mehr mit dem Echten umgeben, damit unsere Sinne wieder lernen, sich an die Natur der Dinge zu erinnern.

Da die Zitrone das körpereigene Abwehrsystem stärkt, gehört sie bei allen Infekten zu den beliebten Naturheilmitteln, angefangen vom heißen Zitronensaft bei Erkältungskrankheiten bis zum antiseptischen Mittel bei äußerer Anwendung. Zur Blutreinigung, bei Magen-, Leber- und Darmbeschwerden, bei Altersschwäche und Arteriosklerose, bei Hals-, Nasen- und Ohrenentzündung – die Liste ist nahezu endlos, auf welche Weise die Naturheilkunde die Zitrone verwendet. Frisch gepreßte Zitronen, Zitronenlimonade für Kinder und reichlich Zitronen in der täglichen Küche sind ein vorbeugendes Mittel gegen viele Leiden und ernährungsbedingte Mangelerscheinungen, da die Zitrone hilft, das Säure-Basen-Gleichgewicht im Körper aufrechtzuerhalten.

Naturheilkunde
Körper,
Wohlbefinden,
Schönheit

In der Schönheitspflege ist die Zitrone Heil- und Schönheitsmittel zugleich. Um weiße Zähne zu erhalten, werden sie einmal in der Woche mit Zitronenscheiben abgerieben. Um Hände zart zu machen und Altersflecken zu bleichen, hilft Zitronensaft oder die Mischung von Zitronensaft und Wacholderholzöl. Unreine Haut und Akne werden mit Zitronensäure behandelt, dies muß allerdings unter Aufsicht eines Dermatologen geschehen.

Schönheitsmittel, die auf der Haut verbleiben, wie Cremes oder Massageöle, sollten nicht mit Zitronenöl parfümiert werden, da durch den Einfluß von ultraviolettem Licht Pigmentflecken auf der Haut entstehen können. Als Zusatz zum Badeöl wirkt Zitronenöl erfrischend, und Zitronensaft in der letzten Spülung nach der Haarwäsche gibt dem Haar Leuchtkraft, schönen Glanz und gute Frisierbarkeit.

Potpourris
Sachets
Aromalampe

Fein abgeschälte Zitronenschale, die getrocknet wird, ist wie getrocknete Orangenschale ein schönes Duftzubehör für Potpourris und Sachets. Bei der Parfümierung mit Zitronenöl entsteht ein erfrischender, lebendiger Duft, daher sind Kompositionen mit Zitrone für Küche, Bad, für Speisekammer und Vorratsschränke gut geeignet.

In der Aromalampe wirkt das Öl erfrischend, es motiviert zu Aktivität und Beweglichkeit. Wenn viel Arbeit zu erledigen ist, die Bewegung verlangt, hilft Zitronenduft, weniger bei Arbeiten, bei denen wir sitzen und Denkarbeit zu leisten haben. Zitrone paßt gut zusammen mit allen Zitrusdüften, auch mit Gewürzdüften wie Zimt oder Muskat.

Zypresse

Die Erinnerung an das Immerwährende

Bräuche,
Mythen und
Legenden

Aus der typischen Mittelmeerlandschaft ist die Zypresse gar nicht wegzudenken. In der Gartenarchitektur der Antike war sie Symbol des Wohlstands und der noblen Kultur. In der Geschichte der Aromen erfreute sie sich besonderer Wertschätzung, die Mesopotamier zählten sie mit Zeder, Myrte, Weihrauch und Myrrhe, Galbanum und Pinie zu den sieben heiligen Düften.

Daß die Zypresse den Ruf eines Friedhofsbaums hat, mag mit ihrer spezifischen Eigenart zusammenhängen. Für die Ägypter war der Zypressenduft ein Mittel zur Einbalsamierung der Toten. Da sie den Körper auch nach dem Tod in einem kontinuierlichen Prozeß der Wiedererneuerung sahen, wurden der Rauch der verbrannten Zypressenzweige und das Öl, das sie mit Steinen aus den Nadeln und Zapfen schlugen, für die Weiterreise mitgegeben. Es sollte die Toten befähigen, die Form unvergänglicher Vollkommenheit wiederherzustellen; was immerwährend war, sollte immerwährend bleiben und durch Wiedererneuerung erlangt werden. Die lateinische Bezeichnung der Zypresse, *Cupressus sempervirens*, weist auf das *Immerwährende* hin.

Auch die Griechen waren empfänglich für die duftenden, balsamischen und mystischen Zypressen, sie räucherten mit den Zweigen, um üble Gerüche und das Böse schlechthin zu verjagen, damit die Götter ungehindert mit den Sterblichen Kontakt halten konnten. Und für die Reise nach dem Tod heißt es in der altorphischen Seelenlehre: »Du wirst im Hause des Hades zur Linken eine Quelle finden; neben ihr steht eine weiße Zypresse. Hüte dich, in die Nähe dieser Quelle zu kommen! Finden wirst du auch noch eine andere, deren kaltes Wasser auf dem See der Mnemosyne hervorfließt.« Wehmütig denkt auch Odysseus, der zwanzig Jahre lang fern seiner Heimat war, an den Rauchduft der Zypressen und Zedern und sehnt sich danach »…den Rauch nur der Heimat steigen zu sehen«.

Naturheilkunde
Körper,
Wohlbefinden,
Schönheit

Wegen ihres Wohlgeruchs, ihrer antiseptischen und bakteriziden Eigenschaften waren die Auszüge aus den Zypressen stets beliebte Heilmittel. In der Antike wird die Zypresse von Hippokrates erwähnt und auch vom naturheilkundigen Plinius dem Älteren. In der modernen Aromatherapie wird Zypressenöl wegen seiner antiseptischen Eigenschaften eingesetzt, außerdem wird die stark adstringierende Wirkung gelobt, insbesondere zum Ausheilen von Ödemen; auch bei Gallenbeschwerden, übermäßiger Schweißbildung und zu starker Menstruation nimmt man Zypresse.

Für die Parfümierung von Schönheitsmitteln ist das Zypressenöl ungeeignet, da es die Haut reizen kann.

Potpourris
Sachets
Aromalampe

Als Parfüm für Potpourris und Sachets bewährt sich Zypressenöl ausgezeichnet, da es für einen angenehm waldartigen Raumduft sorgt und auch hilft, schlechte Gerüche wie Zigarettenrauch oder Küchengeruch zu vertreiben. Es vermittelt einen Duft natürlicher Gepflegtheit und den Eindruck, daß etwas Schönes der äußeren Welt in die häusliche Welt gelangt.

In der Aromalampe ist der Effekt ähnlich; es heißt, daß der Zypressenduft hilft, im Körper ein Programm der Wiedererneuerung aufzubauen und die Zellneubildung anzuregen. Der herbe Duft ist angenehm mit Blumenaromen. Rosen, Veilchen, Iris und Hyazinthe wären ideal, doch da diese Aromen sehr teuer und kaum zu haben sind, ersetzen wir sie durch Ylang-Ylang, Rosenholz, Rosengeranium und Orangenblüte.

Die Heilkraft der pflanzlichen Öle

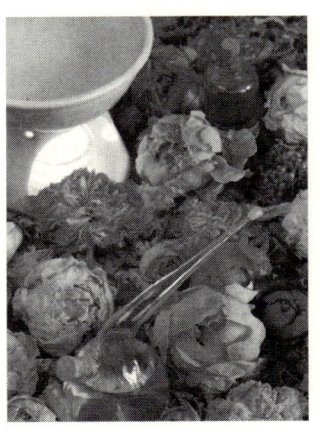

Gesund von innen – schön von außen

In der Geschichte der Heilöle sind die pflanzlichen Öle den ätherischen ebenbürtig. Seit Urzeiten verwendet, waren die aus Früchten oder Samen gepreßten
Pflanzenöle für Ernährung und Körperpflege, für Heilzwecke und Magie, für
Götterverehrung und als Salböle bekannt. Wenn das Öl nach alter Art, nämlich
durch kalte Pressung, gewonnen und nicht raffiniert ist, können wir einen feinen Duft feststellen, der für das jeweilige Öl typisch ist, und das erklärt, weshalb die pflanzlichen Öle wegen ihres zarten Dufts früher als Gewürz für die
Küche betrachtet wurden.

Heute müssen wir beim Kauf der Öle den Aufdruck »naturbelassen – kalt-
gepreßt« beachten, womit die Garantie gegeben ist, daß das Öl nicht raffiniert
wurde, in seinem biologischen Verbund intakt geblieben ist und die für
Ernährung und Kosmetik wichtigen ungesättigten Fettsäuren und fettlöslichen
Vitamine enthält. Irreführend ist der Aufdruck »100 Prozent reines Pflanzenöl«,
aus dem wir schließen können, es mit durch Erhitzung und Raffinade denatu-
riertem Öl zu tun zu haben, das seinen wesentlichen Wert eingebüßt hat.

Beim Studium historischer Texte erfahren wir leider wenig über das tatsächliche Wissen und den Inhalt der alten Rezepturen, und wenn es immer wieder
heißt: »…schon die alten Griechen kannten…«, so wäre es doch auch interessant
zu erfahren, warum und wie sie es benutzten. Viele Historiker schätzen heuti-
ges Wissen als gehaltvoller und bedeutsamer ein als früheres, und nur selten läßt
sich die Vermutung hören, Griechen, Ägypter oder Indianer könnten vielleicht
über die Natur mehr gewußt haben als wir heute. Und sogar die Originaltexte
der naturheilkundigen Philosophin und Heiligen Hildegard von Bingen
(1098–1179) werden um die Teile, wo es um Dämonen, Magie und die Heilung
begleitende Zauberworte geht, gekürzt, als würden sich die Herausgeber für
Hildegards Visionen genieren, womit wesentliche Inhalte des Werks der Öffent-
lichkeit unbekannt bleiben. Der Zeitgeist der Beschränkung durch selbstgerech-
te Zensur richtet viele Schäden an. Die Vorstellung, daß im Lauf der Jahrhunderte Wissen nur wachsen, aber nicht schrumpfen kann, sitzt in den Köpfen fest,
und es wird vergessen, wie sehr wir alle von der Weisheit der Jahrhunderte profitieren könnten.

Ein gutes Beispiel für die tolerante Koexistenz verschiedener Auffassungen der Heilkunst liefert die chinesische Medizin. Beide Heilmethoden, die magische und die der wissenschaftlichen Ausbildung, existieren, soweit nicht westliche Medizin durchgedrungen ist, noch heute. Die magische Medizin wird von einem »Schamanen« ausgeübt, der geistige Energie wahrnehmen kann und mit ihr wirkt, der mit Geistern und Gottheiten redet und ihre Hilfe herbeiholt. Der »Zauberdoktor« gibt meistens keine Medizin aus, höchstens Asche aus dem bei der Zeremonie verbrannten Weihrauch. Der Arzt ist schließlich dann der Gelehrte für die Heilmittel und ihre Anwendung, er kennt die Lehre und die Texte, die Pflanzen und ihre Wirkungen auf den Gesamtorganismus, und er hat die Kunst gelernt, die Balance der Kräfte wiederherzustellen. Der Schamane kennt seine Heilkunst und auch der Arzt, und beide können zum Wohl der Patienten miteinander und nebeneinander existieren.

So sind wir also bei den Recherchen auf die Naturphilosophen, die alten Naturheilkundigen, die Mystiker und Dichter angewiesen, auf bisher veröffentlichte Texte der Papyri und Tontäfelchen der Antike und auf den durch Generationen überlieferten Mythen- und Legendenschatz der Völker. Und wenn es darum geht herauszufinden, warum und wofür die pflanzlichen Öle früher genommen wurden, ist die Überlieferung der Inhalte von Mythen und Bräuchen für uns heute eine sehr wertvolle Information, da die blanke Auflistung der Inhaltsstoffe der Öle und ihre Wirkung auf den Organismus noch zuwenig aussagt über ihre Ganzheit, ihre Naturbotschaft, über ihre Tiefe und ihre Geheimnisse. Wenn die Naturvölker fähig waren, die Naturintelligenz der Schöpfung und die Heilkraft der einzelnen Öle zu erkennen und sie jahrhundertelang praktisch anzuwenden, möchten wir soviel wie möglich darüber wissen. Jedes Öl hat in der Naturvielfalt Sinn, und der Gebrauch der Öle in der Ernährung oder für die heilwirksamen kosmetischen Produkte wird uns ihre Botschaft lehren, wird uns empfindungsfähiger machen, damit wir über sie und über uns selbst mehr erfahren.

Aprikosenkernöl

Herkunft

Das Aprikosenkernöl (*Oleum Prunus armenicae*) wird aus den Samen der Aprikosenfrucht gewonnen Der Aprikosenbaum wächst wild in Turkestan, im Himalaya, in der Mongolei, in der Mandschurei und im nördlichen China. Die in Südfrankreich kultivierten Mandelaprikosen liefern sehr ölreiche Samen. Das kaltgepreßte Aprikosenöl ist farblos – manchmal leicht rötlich – und klar. Beim Einkauf in der Apotheke ist darauf zu achten, daß Aprikosenkernöl nicht mit Pfirsichkernöl (*Oleum Prunus persicae*) verwechselt wird.

Bräuche, Mythen und Legenden

In China, wo der Aprikosenbaum wild wächst, hat die Frucht in der Symbolik stets mit Frauen zu tun: Die Aprikosenblüte gilt als Sinnbild der weiblichen Schönheit, als »rote Aprikose« wird eine verheiratete Frau bezeichnet, die ein Verhältnis hat, und die Aprikosenkerne werden mit den Augen einer schönen Frau verglichen.

Naturheilkunde Körper, Wohlbefinden, Schönheit

Die traditionelle chinesische und tibetische Medizin sah in der ausgewogenen Ernährung stets die besten Heilmittel, und dazu gehört auch das Aprikosenkernöl, das zu besitzen ein großer Schatz war. Daher wurde es mehr oder weniger tröpfchenweise für die Gerichte genommen, was auch aus anderen Gründen vernünftig war, denn zuviel Aprikosenkernöl in der Ernährung wäre nicht gesund, da es zuviel Fett an die Organe abgäbe. So wurde das Öl oft als Heilkur genommen, meist für einen Zeitraum von vier Monaten, um zahlreiche Funktionen des Körpers zu stärken. Da Aprikosenkernöl reich an Enzymen ist, gilt es als glättend für die Darmwände und den Magen. Es hält Bakterien und Viren fern, es läßt die Magenwände gesunden, regt die Zellneubildung an und verringert die Gefahr akuter Säurebildung im

Magen und die Entstehung von Magengeschwüren. Daher gilt es als ausgezeichnetes Erneuerungsmittel für den Magen, die Gewebe und die Verdauungsorgane. Eine weitere Heilwirkung besteht in der Einwirkung auf die endokrinen Drüsen, für die Lymphe und Lymphknoten, da es die Sekretion regulieren hilft und die Infektionsgefahr der Lymphknoten verringert. Aprikosenkernöl gilt als Verjüngungsmittel für die Organe und auch als Mittel, den Stoffwechsel zu stabilisieren.

Heilkosmetik

Dem Aprikosenkernöl wurde stets die Fähigkeit zugesprochen, bei innerlicher Anwendung gute Wirkungen auf das Haarwachstum zu haben. Bei der äußeren Schönheitspflege ist es ein ideales Massageöl, es macht die Haut seidig, gibt ihr natürliche Leuchtkraft und Glanz. Auch wirkt das Öl festigend auf das Gewebe. Daher ist das zarte Aprikosenkernöl ein vorzügliches Schönheitsmittel bei Augenfältchen und Linien; es wirkt zwar relativ langsam, doch es fördert die Verjüngung der Haut um die Augen. Aprikosenkernöl läßt sich auch in feine Hautcremes einarbeiten, doch am wirkungsvollsten ist es direkt auf der Haut.

Avocadoöl

Herkunft

Das Avocadoöl stammt aus den Früchten des Avocadobaumes, der vor allem in Mexiko, Kalifornien, Guatemala und Israel angebaut wird. Die getrockneten Früchte werden gepreßt, und das Öl wird durch Zentrifugieren und Filtrieren gereinigt. Das hellgelbe, manchmal etwas grünliche, geruchlose Öl ist leicht absorbierbar, und wegen seines hohen Gehalts an hochungesättigten Fettsäuren, Vitamin A, B, D, C und E gehört es zu den feinsten Speiseölen, wenn es nicht raffiniert wurde. Sowohl die Avocadofrucht wie auch das Öl haben Heilwirkung.

**Bräuche,
Mythen und
Legenden**

Da ihr Nährwert sehr hoch ist, wird die Avocadofrucht in Mexiko auch »Butter der Armen« genannt. Avocado ist in Südamerika auf jede Weise geschätzt, sowohl das Fruchtfleisch für die gesunde Ernährung wie auch das Öl, und es heißt, Avocado verleihe den Organen verjüngende Vitalität, eine bestimmte jugendliche Schwingung, sie steigere das allgemeine Wohlbefinden und gebe der Haut ein prächtig gesundes Aussehen. Mit dem Fruchtfleisch der Avocados werden in Südamerika viele Schönheitsprobleme bewältigt, sowohl bei innerer wie bei äußerlicher Anwendung.

**Naturheilkunde
Körper,
Wohlbefinden,
Schönheit**

Wie in jeder natürlich durch die Jahrhunderte gewachsenen Volksmedizin sind die Heil- und Schönheitsmittel lange erprobt, und oft werden sie mündlich von Generation zu Generation weitergegeben. In Mexiko weiß man die Avocadofrucht seit jeher zu schätzen; sie ist ein Heilmittel für die Haut, und Packungen mit Avocadofruchtfleisch werden gegen Hautunreinheiten, kleine Beulen und Hauterhebungen und sogar in der Narbenbehandlung eingesetzt, um die Narben zu verkleinern und die Farbpigmentierung anzugleichen. Vom Fruchtfleisch und vom Öl war die Erfahrung gewonnen, daß es reinigt, Bakterien und Keime bekämpft und der Haut ein schönes, jugendliches Aussehen verleiht.

In der Ernährung wird Avocadoöl wegen seiner entgiftenden Fähigkeiten geschätzt; in Mexiko wird es über viele Speisen geträufelt, sogar über das Toastbrot und über Früchte. Keime und Bakterien können sich nicht vermehren, weshalb es sozusagen als vorsorgendes Mittel für die Gesunderhaltung des Verdauungstrakts dient.

Heilkosmetik

Mehr als 20 Jahre Erfahrung mit Avocadoöl und dem Fruchtfleisch der Avocado haben mir gezeigt, daß die Avocado auf jede Weise ein Wundermittel für die Haut ist. Als Gesichtspackung (siehe Rezeptteil), als Massageöl, in Hautcremes und für die Ernährung, es hilft bei unreiner Haut, es verfeinert die Poren, es dringt tief in die Haut ein, und ich habe stets den Eindruck, der Körper genießt es, innerlich und äußerlich mit Avocado »gefüttert« zu werden. Ich kann mir kaum vorstellen, auf welche Art es nicht verwendet werden kann, es bringt immer Klarheit, Schönheit und jugendliche Vitalität zurück, sei es als Ganzkörperpackung, als Haarpackung, als Massageöl für die Nagelhaut, für die Zehen, als hautfreundliches Augenfältchenöl. Auch innerlich ist es schönheitsfördernd, in Form von Kapseln kann man das Öl in kleiner Dosierung am Morgen und am Abend einnehmen, beispielsweise nach der letzten Mahlzeit. Es hilft der Verdauung, es stärkt die Schönheit der Organe, gibt ihnen Gesundheit und Wohlbehagen, wodurch es auch der äußeren, sichtbaren Schönheit hilft. Die mexikanischen Gärtner sagen, es erneuere auch den inneren Körper der Pflanzen, und ein paar Tröpfchen Avocadoöl in sehr stark verdünnter Lösung kommen als Dünger ins Gießwasser.

Distelöl

Das Distelöl ist auch unter der Bezeichnung »Safloröl« oder »Färberdistelöl« bekannt. Es wird aus den reifen Samen des Saflor, einem aus Ägypten stammenden Korbblütler, gewonnen. Auch als Speiseöl wird das Distelöl geschätzt; kaltgepreßtes Distelöl ist in Naturkostläden erhältlich.

Herkunft

Zu den pflanzlichen Ölen, die uns aus den ägyptischen und akkadischen Texten bekannt sind und die sehr viel später von den Griechen in der Ägäis ausprobiert wurden, gehört neben Mandelöl, Oliven- und Sesamöl auch das Safloröl. Die ägyptischen Ärzte waren meist auch Seher, und viele waren ausgebildet, die Leiden der von dämonischen Kräften befallenen Patienten nicht nur zu diagnostizieren, sondern auch festzustellen, von welcher Herkunft die entsprechende Energie war.

Bräuche, Mythen und Legenden

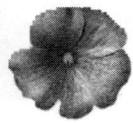

Sie beobachteten den Eintritt destruktiver Energie durch die Körperöffnungen, Ohren, Nase, Mund und Genitalien, und die Fähigkeit dämonischer Kräfte, durch energetische Projektion die Sicht der Augen so zu beeinflussen, daß dem Betroffenen die Schönheit der Welt und die freudige, positive Sicht verhüllt waren. Die Ärzte glaubten, daß eine bestimmte Art der Geistattacken wie Parasiten wirken, die das Gehirngewebe angreifen, um gewissermaßen Kurzschlüsse im Gehirn herzustellen, die das Denken mehr und mehr destruktiv machen, was schließlich zur Zerstörung der Persönlichkeit führt. Um die Patienten von diesen Attacken zu befreien, war das Distelöl eines der wichtigsten Heilmittel. Es wurde entweder auf Hölzern verbrannt und der aufsteigende Rauch eingeatmet, oder es wurde ein wenig Öl in kochendes Wasser gegeben und als Dampfinhalation angewendet. Die Heilwirksamkeit bei Rauch- und Dampfinhalation bestand darin, daß die Energie des Distelöls, über die Atmung tief in den Körper eindringend, sich entlang der Wirbelsäule bewegt, Schleifenbewegungen um die Wirbelsäule legt, alle Nerven, die durch die Wirbelsäule und Rückenwirbel laufen, berührt, um die krankmachenden Energien nach oben zu ziehen, wo sie den Körper durch die Öffnungen des Kopfs verlassen. Eine solche Entgiftungstherapie dauerte sechs Tage, danach wurde auf Entspannung, frische Luft und gesunde Ernährung Wert gelegt. Und da das Distelöl den Ruf genoß, stets nach störenden Kräften Ausschau zu halten, um sie zu vernichten, wurde es als Massageöl für die Wirbelsäule und für die Kopfhaut genommen, damit es das Gehirngewebe und die Nerven des Kopfs berühren und seine Heilenergie tief in den Körper eindringen konnte.

Naturheilkunde Körper, Wohlbefinden, Schönheit

In der Antike bestand großer Bedarf an Safloröl, und insbesondere die Priester, Priesterinnen und Novizen benutzten es als Rauchopfer und Inhalationsöl. Die Bemerkungen heutiger Geschichtsschreiber, daß die Priesterschaft der Antike es ganz besonders nötig gehabt haben muß, sich von »Versuchungen« zu reinigen, zeigt wenig Verstehen der physikalischen Naturgesetze, wonach viel Licht die Dunkelheit magnetisch anzieht; da ein lichter Körper und heller Geist natürliche, wenn auch nicht jedem Auge sichtbare Leuchtkraft hat, ist er als Natur der Anziehungskraft der Dunkelheit viel mehr ausgeliefert als ein Körper, dessen geistiges Licht in der eigenen Dunkelkammer eingesperrt ist.

Für die äußere und die innere Schönheitspflege ist das Distelöl gut geeignet. Das vitaminreiche Öl ist ein beliebtes Speiseöl, da es ein starkes Aroma hat. Es wird auch für die Zubereitung von Hautcremes genommen, doch zählt es hierbei nicht zu den bevorzugten Ölen wie etwa Avocadoöl, Mandelöl oder Jojobaöl, die uns durch ihre bedeutende Heilwirksamkeit für die Haut größeren Nutzen bringen.

Heilkosmetik

Erdnußöl

Die Erdnußpflanze gehört zu den Schmetterlingsblütlern und wird hauptsächlich in Indien und China angebaut. Das Erdnußöl wird durch Auspressen der Erdnußsamen gewonnen. Es ist ein dünnflüssiges, strohgelbes Öl, reich an Vitamin E, Fett und Eiweiß. Da es kaum ranzig wird und sehr angenehm schmeckt, ist es als Speiseöl in den asiatischen Ländern sehr beliebt.

Herkunft

Die Erdnüsse waren in Indien auf langen Reisen durch die Wüste wegen ihrer Vitalkraft beliebt und wurden wegen ihres Proteinreichtums von den vegetarisch lebenden Hindus geschätzt. Die Hindumythen erzählen, daß nach der Reinkarnationslehre manche auf der Erde geborenen Menschen in vorherigen Leben auf anderen Planeten zu Hause waren und nun auf die Erde gekommen sind, um ihr Wissen

Bräuche, Mythen und Legenden

zu vervollkommnen. Trotz ihrer irdischen Geburt sei ihr Stoffwechsel von dem anderer Menschen etwas verschieden, und die bekömmlichste Nahrung für ihre Körper seien die Erdnüsse und das Erdnußöl, das mit seinen Nähreigenschaften den Körper gefestigter und ausdauernder mache.

Naturheilkunde Körper, Wohlbefinden, Schönheit

In der Naturheilkunde wird das Erdnußöl vor allem als Anregungsmittel für die Hormontätigkeit genommen. In der chinesischen Heilkunde heißt es, das Erdnußöl unterstütze die Ernährung des Gehirns mit Vitalkraft, daher wird es auch für die Regeneration nach Gehirnverletzungen genommen. Es wird auch bei Verdauungsproblemen eingesetzt, da es hilft, die Verdauungsorgane zu reinigen.

Für die tägliche Ernährung wird es in der alten asiatischen Heilkunde sehr empfohlen. Da unser Körper heute jedoch weniger Fett verträgt als in früheren Zeiten und wir auf die Konzentration von Fetten im Organismus achten müssen, wäre der tägliche Konsum von Erdnußbutter sicher ein guter Ersatz für das Öl. Als Brotaufstrich für Kinder unterstützt sie die Konzentrationsfähigkeit.

Heilkosmetik

Erdnußöl und Erdnußbutter sind Schönheitsspender, sie reinigen die Verdauungsorgane, sorgen so für schöne Haut und vor allem für schönes Haar. Erdnußöl hilft, das Haar zu kräftigen, ihm Glanz zu geben. Auf der Körperhaut ist das Öl sehr schön, es hält die Haut geschmeidig und schützt sie vor äußeren Einflüssen, gegen Wind und Wetter und gegen Schmutz, der sich auf der Haut sammeln kann.

Johanniskrautöl

Herkunft

Von der Antike bis zur Neuzeit hat das Johanniskraut seinen Ruf als Heilkraut bewahren können. Die Heilpflanze ist bei uns sehr häufig wildwachsend anzutreffen. Wir finden sie an

Wegrändern, auf trockenen Wiesen und Weiden, in Heidege-
bieten und an Flußufern. Das Johanniskrautöl wird nicht
durch Pressung, sondern durch Mazeration aus den frischen
Blüten und Blättern gewonnen. Fertig gibt es das *Oleum
Hyperici* in der Apotheke, und da der ölige Auszug leicht
selbst herzustellen ist, wird er gerne zu Hause zubereitet:

Zutaten: Frische Blütenblätter und Blätter des
Johanniskrauts, Olivenöl

Die Menge der Zutaten hängt davon ab, wieviel Johanniskrautöl Sie herstellen wollen. Dabei läßt sich folgende Grun-
dregel aufstellen: Füllen Sie die frisch gezupften Blütenblätter und die grünen Blättchen locker in ein Glas mit breiter
Öffnung, bis es randvoll ist. Nun übergießen Sie die Kräuterteile mit so viel Öl, daß sie völlig bedeckt sind. Das gut
verschlossene Glas stellen Sie dann etwa vier Wochen an
einen warmen Platz im Haus und schütteln es gelegentlich
gut durch. Sie werden dabei beobachten, daß sich schon
nach kurzer Zeit das Öl rot färbt. Sobald die Mazerations-
zeit vorüber ist, seihen Sie das Öl durch ein feinmaschiges
Leinentuch und pressen dabei die Pflanzenrückstände gut
aus. Füllen Sie das rote Öl in eine dunkle Flasche, und
bewahren Sie diese lichtgeschützt auf. Die Heilkraft des Öls
bleibt bis zu zwei Jahren erhalten.

Johanniskrautöl hat in den Legenden der alten Völker, im **Bräuche,**
frühen Israel und in Ägypten, seinen Platz als Mittel, das vor **Mythen und**
Gewalt schützen und Ungerechtigkeit abwehren sollte. In **Legenden**
Zeiten, wo Familien von Machthabern bedroht waren, wo es
viel Furcht gab, wurde das Öl in den Häusern als Duftöl verbrannt und auch die Haut damit eingerieben. Die Seher und
Priester verteilten das Öl an Unterdrückte, da es die Fähigkeit hat, einen aurischen Schutzmantel aufzubauen, der die
Psyche stärkt und den Gegnern den Angriff auf die Persönlichkeit nahezu unmöglich macht.

Diese Schutzzeremonie war nur im häuslichen Kreis üblich; wenn man das Haus verließ, wurde das rötliche Öl nicht auf die Haut aufgetragen, denn die Soldaten sollten nicht bemerken, wieviel Furcht man hatte, oder den Eindruck gewinnen, es gäbe etwas zu verbergen. War die bedrohende Zeit vorüber, wurde Johanniskrautöl nicht mehr genommen, denn es hieß, als Schutzschild sei es so dicht, daß es auch die aus dem eigenen Innern kommenden Probleme nicht mehr durchdringen lasse und sie, da sie keinen Raum nach außen fänden, auf die eigene Person zurückkehrten.

Naturheilkunde Körper, Wohlbefinden, Schönheit

Daß Johanniskrautöl, innerlich genommen und äußerlich angewendet, ausdauernder macht, war in der Antike bekannt. Besonders wertvolle und ausgewählte Sklaven durften sich die Hand- und Fußgelenke damit einreiben, bevor es auf große Reisen ging, um die Ausdauer zu stärken, mehr Körperkraft zu bewahren und mit harter Behandlung leichter fertig zu werden. Auch die Fesseln der Kamele wurden damit eingerieben, damit die schweren Lasten keine Schwellungen hervorriefen. Athleten nahmen das Öl ein, meist lange vor den Wettkämpfen, um die Anstrengungen zu überstehen und die Dauerhaftigkeit des Körpers zu bewahren. Es war das Dopingmittel der Antike. In der Naturheilkunde wird die innerliche Anwendung zur Unterstützung des endokrinen Drüsensystems und für die Stärkung des Hormonsystems empfohlen. Doch es sollte nur in relativ kleiner Dosis genommen werden, da es das Hormonsystem des Körpers beeinflußt und entsprechende körperliche Veränderungen hervorrufen kann. Da es beruhigende Wirkungen hat, wird es bei Nervenleiden, Depression und Abgespanntheit angewendet, weshalb es auch das »Arnika der Nerven« genannt wird.

Heilkosmetik

Johanniskrautöl ist ein Heilöl, das wir für viele Zwecke gebrauchen: als Einreibung bei kleinen Prellungen, als Massageöl bei verspannter Rückenmuskulatur und angeschwollenen Gelenken, als Packung für die Gesichtshaut (siehe Rezeptteil), um die Gesichtsmuskulatur zu entkrampfen. Da es gut mit anderen Ölen zu mischen ist, eignet es sich für die Regeneration und Kräftigung von Haut und Muskulatur. Das Johanniskrautöl enthält Hypericin, einen roten Farbstoff, der die Haut lichtempfindlich machen kann. Daher sollte man sich nach einer Einreibung mit dem Öl nicht in die Sonne setzen oder besser die Behandlung auf den Abend verlegen.

Jojobaöl

Das Jojobaöl wird aus den erdnußgroßen Samen der immergrünen Wüstenpflanze *Simmondsica chinensis* gewonnen. Die Verwendung von Jojobaöl wurde den Europäern durch die Azteken und die Indianer Mexikos bekannt, für die es ein geheiligtes Öl war. Das Jojobaöl zeichnet sich durch seine besondere Hautfreundlichkeit aus, es ist reich an Vitamin F, das auch als Hautschutzvitamin bezeichnet wird.

Herkunft

Die Azteken hatten eine hohe Körperkultur, und die Schönheit des Körpers war für sie wahrer Ausdruck der Vollkommenheit. Wenn ein Neugeborenes sechs bis acht Wochen alt war, wurde es in einem Ritual mit Jojobaöl massiert, damit es an der kulturellen Erfahrung der Schönheit teilnehmen konnte. Jojobaöl war auch das Öl des wohlhabenden Mannes, er nahm es nicht nur für den eigenen Körper, sondern verlangte, daß auch die ihn umgebenden Angestellten damit eingerieben waren, damit alles in seiner Umgebung schön, glänzend und würdig war. In der Ernährung war das wertvolle Jojobaöl für die Azteken ein Elixier des Lebens, sie glaubten, daß die in der Pflanze wohnende Gottheit sich in ihren Körpern ausdehne, wenn sie das Öl zu sich nahmen.

Bräuche, Mythen und Legenden

Von der Gottheit der Jojobapflanze wurde erwartet, daß sie bei der Begegnung mit dem Schicksal helfe und Kraft und Elan verleihe, um das Schicksal zu leben.

Das kostbare, verehrte Öl wurde auch als Rauchopfer gebraucht, während bestimmter Rituale oder religiöser Zusammenkünfte. Waren wichtige Entscheidungen zu treffen, sollten das Öl und die ihm innewohnende Gottheit lenkend tätig werden, damit der Wille der Gottheit durch die Teilnehmer wirke und nicht der eigene, kleine Wille, dem kein vollkommener Überblick zuzutrauen war. Es sollten keine eigennützigen Beweggründe bestimmend sein, sondern die von der Gottheit beflügelte Weisheit in die Herzen sinken. Die Azteken glaubten an einen inneren Gott im Menschen, einen Großen Geist, der in allem lebte, und an die äußeren Götter, die angerufen wurden, um mit dem inneren Gott zu kommunizieren.

Naturheilkunde Körper, Wohlbefinden, Schönheit

Für die tägliche Ernährung wäre Jojobaöl ungeeignet, nicht nur weil es ein schweres, fettes Öl ist, das vom Organismus nur in geringer Dosis gut vertragen wird, sondern weil es vom Wesen her kein Speiseöl ist. In kleiner Dosis – etwa ein halber Teelöffel – wird es rituell eingenommen, in einer Zeit der Kontemplation oder Meditation. Es führt auf einen Weg der Sanftheit und des Gewährens und hilft, das Wesenhafte im Selbst zu verstehen.

Heilkosmetik

Mit Jojobaöl sollten wir umgehen wie mit einem kostbaren Schatz. Es sollte in eine besonders schöne Flasche abgefüllt werden, und wenn wir es für die Hautpflege verwenden, sollten wir Tropfen für Tropfen davon genießen. Als Massageöl sollten wir es liebevoll auftragen, nie hastig, nie ohne Achtung. Wenn wir Zeit haben, nach der Massage ruhig zu liegen, zu entspannen, zu kontemplieren oder Musik zu hören, unterstützt es unsere subtilen Kräfte. Das Öl dringt tief ins Unterhautzellgewebe ein und macht die Haut geschmeidig, und seine Naturbotschaft erreicht unser Bewußtsein.

In heilwirksame Hautcremes eingearbeitet und mit anderen Naturstoffen vermischt, ist Jojobaöl ein sehr wertvolles Hautpflegemittel, das die Haut zart, gesund und elastisch hält und mit seiner subtilen Kraft das Hautbild verfeinert (siehe Rezeptteil).

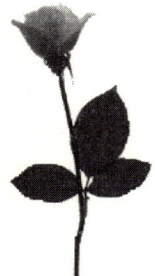

Es gibt ein Wissen,
welches aus der Kunst des Lichtes
der Natur hervorgeht
und nicht aus der Spekulation kommt,
in der nie ein solches Wissen gewesen ist.
Paracelsus

Mandelöl

In den Mittelmeerländern, in Vorderasien, China, Kalifornien und Brasilien ist der Mandelbaum heimisch, und aus den reifen Samen wird durch kalte Pressung das wertvolle süße Mandelöl gewonnen. Wir bekommen das gelbe, fast klare Öl unter der Bezeichnung *Oleum Amygdalarum* in Apotheken, Naturläden und Feinkostgeschäften.

Herkunft

In den ältesten Funden der Menschheitsgeschichte, in den assyrisch-babylonischen, phönizischen und kanaanäischen Dokumenten, finden wir die Beschreibungen der am meisten verehrten pflanzlichen Öle, dazu gehören das süße Mandelöl, Distelöl, Leinöl, Mohnöl, Olivenöl, Rizinusöl und Sesamöl. So lieblich wie die Mandelblüten sind auch die Wirkungen des Öls; in allen Kulturen wurde das zarte Öl wegen seiner Sanftheit geliebt. Es war durch die Jahrhunderte das bevorzugte Öl für die Babypflege, für die Hautpflege der Frauen und das Heilmittel für die Wiederherstellung des Wohlbefindens. In

Bräuche, Mythen und Legenden

der Ernährung wurde es als heilwirksam betrachtet, da man ihm die Fähigkeit zusprach, die Organe zu erneuern und die Zellneubildung der Arterien, Venen, des Gehirns und des Nervensystems anzuregen. Die Griechen schätzten es, weil sie glaubten, es verschöne das innere und das äußere Naturell, den Organismus, Körper und Geist, da es das Innen und das Außen geschmeidig und glanzvoll mache und dem Wesen und der Haut göttlich milden Glanz verleihe.

Naturheilkunde Körper, Wohlbefinden, Schönheit

In der chinesischen und der tibetischen Medizin werden die Wirkungen jener Heilmittel besonders hervorgehoben, die das natürliche Gleichgewicht im Organismus wiederherstellen, und dies geschieht stets in Verbindung mit der Ursache der Erkrankung und ihrer Wurzel im seelisch-geistigen Bereich. Das süße Mandelöl gilt als Mittel, die Notwendigkeit der Balance als Naturbotschaft ins Bewußtsein zu tragen. Die Tibeter sagen, nur sehr Nachdenkliche werden die Schöpfungsidee dieses Öls erfassen, und seine Botschaft wird auf der Erde so lange wohlbehütet sein, bis die Menschen erkennen, daß die Rettung der Welt niemals stattfindet, solange eine Masse die andere überwältigt. Es ist die Aufgabe eines jeden, Illusion und Selbstüberschätzung abzustreifen, damit das Selbst gefunden werden kann, und das Ziel geistiger Reife ist im Evolutionsprozeß die Erkenntnis des Selbst in allen Dingen.

Das lieblich sanfte Mandelöl wird auch in Indien wegen seiner ganzheitlichen Wirkungsweise gerne verwendet. Es heißt, das Öl bringe die Chakren, die Energiepunkte des Körpers, in gute Ausrichtung, es verhelfe daher zu innerer Balance, um mit Gewahrsein Probleme besser zu meistern. Es sorgt dafür, sich nicht in Zorn und Frustration zu verfangen, sondern unterstützt die Kraft, ganzheitlich zu denken.

Heilkosmetik

Das süße Mandelöl gehört in der Heilkosmetik zu den Basismitteln, und ich kann mir kaum vorstellen, für welches

Rezept es nicht zu verwenden wäre. Als Massageöl macht es die Haut zart und sanft wie Babyhaut, in Hautcremes ist es universell, pflegend von Kopf bis Fuß, in Haarpackungen gibt es dem Haar Glanz und Kraft, und innerlich angewendet ist es gut für die Elastizität der Haut, für die Nägel, das Haar, für die Muskulatur und das Gesamtwohlbefinden. Seit mehr als zwanzig Jahren habe ich mit dem süßen Mandelöl gute Erfahrungen gemacht. Es wurde für viele junge Mütter zum Favoriten für die Babypflege, sie konnten den geplagten Kindern die Kunststoffwindeln ersparen, denn die Mullwindeln und das süße Mandelöl halfen, die Babys gesund zu erhalten und Spätfolgen wie erhöhte Allergiebereitschaft von ihnen fernzuhalten.

Nachtkerzenöl

Die Nachtkerze stammt aus Nordamerika und wächst seit dem Beginn des 17. Jahrhunderts in Europa, wo sie zuerst im Botanischen Garten von Padua gezogen wurde und sich von dort über ganz Mitteleuropa verbreitete. Wir finden die schöne Pflanze wildwachsend auf ungedüngtem Boden. Die Blüten öffnen sich in der Nacht, wo sie von Nachtfaltern besucht werden, und sind am Tag geschlossen. **Herkunft**

Das aus den Samen gewonnene Öl, *Oleum Oentherae biennis*, bekommen wir, offen oder in Kapseln, in Apotheken und Reformhäusern.

Die Nachtkerzenarten haben bei der Erforschung der Gesetzmäßigkeiten der Vererbung, der Genetik, eine Rolle gespielt, daher sind zahlreiche Eigenschaften der Pflanze, die wir aus dem indianischen Wissensschatz kennen, von der modernen Forschung bestätigt, wenn auch nicht von ihr entdeckt. **Bräuche, Mythen und Legenden**

Für die Naturvölker waren das Nachtkerzenöl, die Wurzel, Blätter und Rinde der Pflanze wertvolle Heilmittel, um die körperliche und psychische Vitalität gesunden zu lassen. Sie nahmen die Pflanze als Regenerationsmittel nach Krankheiten und als Heilmittel nach traumatischen Erlebnissen. Das Wirkungsfeld der Pflanze wurde darin gesehen, alte Vorstellungen, die mit traumatischen Erlebnissen verbunden waren, abzuschütteln, damit sie nicht in die Zukunft hineinwirkten. Sie waren der Ansicht, daß die alten Traumata im Körper und Verstand wieder entstehen, wenn sie nicht konsequent ausgemerzt werden.

So sollte das Nachtkerzenöl, die Auszüge aus Blättern, Rinden und Wurzeln, keineswegs einen »Verdrängungsprozeß« fördern, sondern durch einen vitalisierenden Heilungsvorgang die physische und psychische Gesundheit kräftigen, damit die Überwindung der alten Probleme leichter fiel. Wenn die Indianer Nordamerikas große Herausforderungen zu bewältigen hatten, sie Mut und Körperkraft brauchten, wurden die Pflanzenextrakte als Stärkungsmittel eingenommen.

Naturheilkunde Körper, Wohlbefinden, Schönheit

In der Naturheilkunde sind die Erfahrungen mit dem heilenden Öl so umfangreich, daß ich die Anwendungsgebiete im folgenden in Stichworten aufführe:

- reguliert das Hormonsystem und fordert das Lymphsystem
- hält die Denkfähigkeit alert, verlangsamt Senilität
- läßt das Nervensystem gesunden und hält es stabil
- stärkt die Sehkraft und wirkt auf Nerven und Blutgefäße der Augen
- unterstützt die Verdauungsvorgänge
- stärkt die Vitalität und regt den Unternehmungsgeist an
- hilft bei Migräne und Wetterfühligkeit
- regeneriert Körper und Psyche nach Schock und Trauma
- wirkt Extremen im Denken entgegen, stellt Balance her
- regt die Durchblutung des Gehirns an
- Regulativ für das weibliche Hormonsystem und daher

bewährtes Naturheilmittel für Beschwerden der Wechseljahre

- schützt die Hormone, die für die Festigkeit der Knochen wirksam sind, fördert Kalzium, Natrium und Phosphor und ist ideal als Ersatz für Milch, insbesondere wenn mit zunehmendem Alter Milch vom Organismus nicht mehr so gut vertragen wird
- Stimulans und Gesundung für das Gehirngewebe, auch nach Schockzuständen, Streßlähmung und Angstzuständen
- regeneriert Herzfunktionen, Bronchien, Lunge und beeinflußt die Muskulatur der Organe
- gut zur Behandlung von Thrombosen und Neuralgien
- In der Tiermedizin wird es empfohlen zur Behandlung von Tieren, die mißhandelt wurden, damit sie Traumata überwinden
- Auch für kranke Pflanzen ist es wirksam: Ein paar Tröpfchen im Gießwasser verjüngen die Blätter, die Wurzeln und das ganze System der Pflanze

Das Nachtkerzenöl ist ein natürlicher Heiler. Es empfiehlt sich, einmal jährlich eine Kur damit zu machen, etwa über einen Zeitraum von vier Wochen; man nehme täglich etwa drei Kapseln oder einen Teelöffel davon ein; für die Gesundheit und das allgemeine Wohlbefinden, die Grundlagen der Schönheit, ist Nachtkerzenöl ein wahrer Jungbrunnen.

Heilkosmetik

Innerlich und äußerlich angewandt ist das Nachtkerzenöl verjüngend und heilend, es wirkt auf Körper und Psyche und hilft daher der ganzheitlichen Schönheitspflege. Bemerkenswert sind auch seine Fähigkeiten, auf den Haarwuchs einzuwirken. Als Haarpackung aufgetragen oder in die Kopfhaut einmassiert, empfiehlt es sich bei mangelndem Haarwuchs und Kahlköpfigkeit. Es stimuliert die Vitalität der Haarfollikel und regt sie zu neuem Wachstum an.

In Hautcremes vermischen wir das Nachtkerzenöl vorzugsweise mit süßem Mandelöl, da es in hoher Dosierung in einer Creme etwas zu dicht und zu schwer wäre. Es ergänzt sich vorzüglich mit süßem Mandelöl und wirkt in einer Hautcreme heilend und verjüngend auf die Haut.

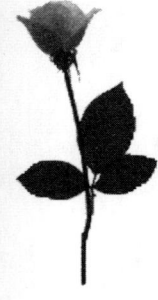

Wenn nicht mehr Zahlen und Figuren
Sind Schlüssel aller Kreaturen,
Wenn die, so singen oder küssen,
Mehr als die Tiefgelehrten wissen,
Wenn sich die Welt ins freie Leben
Und in die Welt wird zurückbegeben,
Wenn dann sich wieder Licht und Schatten
Zu echter Klarheit werden gatten,
Und man in Märchen und Gedichten
Erkennt die wahren Weltgeschichten,
Dann fliegt vor Einem geheimen Wort
Das ganze verkehrte Wissen fort.

Novalis

Olivenöl

Herkunft

Das feinste Olivenöl wird aus den frischen, reifen Oliven kalt gepreßt. Es ist hellgelb oder grünlich, dickflüssig und von delikatem Geschmack. Weniger wertvolles Olivenöl ergibt die zweite, heiße Pressung. Kaltgepreßtes Olivenöl bekommen wir in der Apotheke unter der Bezeichnung *Oleum Olivarum extra vierge*, in Naturläden und in Feinkostgeschäften.

Bräuche, Mythen und Legenden

In der Geschichtsschreibung der Pflanzenöle dürfte das Olivenöl den ältesten Platz einnehmen. In vielen Rezepten der ägyptischen Papyri ist Olivenöl ein Heilmittel für die Haut. Die Mittel für das »Umwenden der Haut« beschreiben meist eine Verwandlung eines »Alten« in ein »Junges«, da von den hautpflegenden Mitteln erwartet wurde, daß sie eine sichtbare Verjüngung bewirkten. In jener Zeit hätte wahrscheinlich niemand über Jahre eine Hautcreme für die »Problemhaut« verwendet wie heute, ohne eine Verbesserung oder Heilung für die Haut zu erwarten.

In seiner Naturgeschichte erwähnt Plinius d. Ä. (23–79 n. Chr.) die Heilwirkung des Olivenöls, neben Mandelöl und Sesamöl, Distelöl und Nußöl. Olivenöl finden wir in den Verzeichnissen der ältesten Tempel- und Palastheiligtümer der antiken Völker. Oft war es ein Basisöl, das mit zahlreichen Aromen und Kräutern vermischt wurde, um Ölauszüge oder Salböle herzustellen. Im Alten Testament, im zweiten Buch Mose (Kap. 30, 22–25), finden wir eine solche Anweisung für ein heiliges Salböl: »Und der Ewige sprach zu Moses: Du aber nimm die edelsten Gewürze: von der feinsten Myrrhe fünfhundert, von wohlriechendem Zimt die Hälfte, zweihundertundfünfzig, von wohlriechendem Kalmus zweihundertundfünfzig. Und von Kassia fünfhundert heilige Schekel, dazu ein Hin Olivenöl. Daraus sollst du heiliges Salböl bereiten, eine würzige Mischung, nach Art des Salbenmischers, ein heiliges Öl soll es sein.« Auf den Leib eines jeden allerdings dufte das heilige Öl nicht aufgetragen werden – es war für Aron und seine Söhne bestimmt und für die Salbung der Gesetzeslade, des Räucheraltars und aller Geräte des Altars, damit sie davon geweiht wurden.

Um Ölauszüge herzustellen, wird auch in der Naturheilkunde das Olivenöl häufig als Basisöl genommen. Die Mazeration heilwirksamer Pflanzenteile wie Johanniskraut, Arnika, Ringelblumen oder Rosenblüten basiert meist auf Olivenöl. Die getrockneten Pflanzenteile werden in ein dunkles Glas mit breiter Öffnung gegeben, gut verschlossen, etwa zwei bis drei Wochen an einen warmen Platz gestellt und gelegentlich durchgeschüttelt. Dann wird das aromatisierte Öl abgeseiht, die Pflanzenteile werden dabei gut ausge-

**Naturheilkunde
Körper,
Wohlbefinden,
Schönheit**

drückt. Die Ölauszüge sind für Massagen, Umschläge oder auch für innerliche Anwendung geeignet. Hochwertiges Olivenöl enthält etwa 0,5 % freie Fettsäuren, ca. 72 % Tiolein und 28 % feste Glyceride; für die naturgesunde Ernährung ist das Olivenöl unentbehrlich.

Heilkosmetik   Für die Hautpflege ist das Olivenöl, direkt auf die Haut gebracht, ein wenig schwer. Wenn wir pflanzliche Ölauszuge herstellen, sind sie meistens für bestimmte Zwecke gedacht, weniger für die tägliche Massage. In Cremes emulgiert, ist Olivenöl fein verstreichbar und heilwirksam für die Haut. So ist beispielsweise die Ringelblumen-Nährcreme (siehe Rezeptteil), die auf der Basis von in Olivenöl eingelegten Ringelblumenblättern hergestellt wird, eine besonders feine, heilwirksame Hautcreme.

Pfirsichkernöl

Herkunft   *Malum persicum*, der persische Apfel, heißt im Lateinischen der Pfirsich, der zu den Rosengewächsen zählt. Die Fruchtkerne des in Asien und den subtropischen Gebieten Amerikas heimischen Baums werden gemahlen und kalt gepreßt. Das Öl bekommen wir in Apotheken unter der Bezeichnung *Oleum prunus persicae*, und wir sollten darauf achten, daß es nicht mit dem Aprikosenkernöl, *Oleum prunus armenicae*, verwechselt wird.

Bräuche, Mythen und Legenden   Kaum eine Frucht, kaum ein Baum ist in der chinesischen Symbolik so beliebt wie der Pfirsich. Sein Holz und seine Farbe bannten die Dämonen, seine Blütenblätter konnten Menschen verzaubern, und die berühmten Pfirsiche der Unsterblichkeit reiften alle tausend Jahre heran. Jener Wunderbaum stand, der Legende zufolge, in den Gärten der Feengöttin Hsi-wang-mu, und zu dem seltenen Tag, an dem der Baum Früchte trägt, lud die Göttin alle Unsterblichen ein und feierte mit ihnen ein großes Fest.

Das Pfirsichkernöl war in China eine große Kostbarkeit, süß wie die Engel und Feen. Die chinesischen Heiligen nahmen es, weil es die Zartheit der Seele ermutigt, den Ruf der Engel zu erwarten, die sie ins Licht, ins »Nest« der Schöpfung leiten. Sie inhalierten den Duft, sie rieben bestimmte Punkte des Körpers damit ein, und sie sahen es als Hilfe, die Spannungen und Beschwernisse zwischen dem Selbst und der Welt zu lösen. Ohne Spannung zu sein war das Ziel, und der Entwicklungsprozeß, aus den Fallen der Extreme, sei es in der Lebensführung, im Denken und Verhalten, herauszufinden, um in die Mitte, ins eigene Zentrum, zu kommen, wo es keine Blindheit mehr gibt, war mit viel Bemühung verbunden. Das Böse als das Verhaftetsein im Extremen zu bekämpfen, bestand darin, das Gute zu kräftigen. Das Pfirsichkernöl war in diesem Sinn ein Stärkungsmittel für das Licht der Seele, um ihr Wissen zu fördern, damit die Verwirrung im Dunkel der Illusionen aufgehalten wurde. Das Unsterblichkeitsmotiv der Seele, symbolisiert durch die Pfirsichblüte, klingt auch bei den chinesischen Naturlyrikern an; bei Li Po, aus der T'ang- Zeit, heißt es: »Die Pfirsichblüten treiben auf dem Strom davon in weite Ferne / Andere Himmel gibt's und Erden als die Welt der Sterblichen.«

Entsprechend seiner Herkunft und Kultur wird der Pfirsich vor allem in der chinesischen und tibetischen Medizin gebraucht. Die Pfirsichkerne sind in der tibetischen Medizin als reinigendes Heilmittel bekannt und als Mittel, das die Hitze kühlt.

Naturheilkunde Körper, Wohlbefinden, Schönheit

Seit Alexanders Flotte die Pfirsichbäume nach Griechenland brachte, haben sie sich über den gesamten Mittelmeerraum verbreitet, und auf den griechischen Fresken finden wir zahlreiche Darstellungen der Verehrung für die liebliche Frucht. Die Griechen schätzten die Heilwirksamkeit der

Pfirsiche und aßen sie auch wegen ihrer erfrischenden, krampflösenden und sedativen Eigenschaften.

Heilkosmetik

Das kaltgepreßte Pfirsichkernöl ist gereinigt, daher frei von den in Blättern, Blüten und Kernen enthaltenen Substanzen von Blausäure. Im allgemeinen ist das Öl für die äußere Körperpflege sinnvoller und wirkungsvoller als für die Ernährung, vielleicht wurde es auch deshalb in der chinesischen Kultur für die äußere Anwendung bevorzugt. In Hautcremes, als Massageöl und Körperpackungen (siehe Rezeptteil) gehört es zu den feinsten, subtilsten Ölen. Es klärt die Haut, entspannt die Gesichtszüge, gibt der Haut sanften Glanz.

Rizinusöl

Herkunft

Die Rizinuspflanze gehört zu den Wolfsmilchgewächsen und ist in den tropischen Regionen heimisch. Aus den Samen wird das klare, zähflüssige Öl gewonnen, das als Naturheilmittel viele Verdienste hat.

Bräuche, Mythen und Legenden

In Europa wurde das Rizinusöl populär, nachdem es von den ersten Siedlern Amerikas entdeckt wurde, die es bei den Indianern kennengelernt hatten. Die Einwanderer, die zuwenig Immunabwehr gegenüber den Bakterien des Neuen Landes besaßen, erkrankten an Leiden, die sie aus ihrer alten Heimat nicht kannten. So wurde das Rizinusöl ein Heilmittel, das die frühen Siedler produzierten; sie brachten es nach England und Frankreich, wo es als Wunderdroge angesehen wurde. Noch heute ist das *castor-oil* in Amerika als Naturheilmittel sehr beliebt.

Das Rizinusöl, bald der Favorit der allgemeinen Arztpraxen, wurde gern empfohlen, wenn man sich bei Unpäßlichkeiten keinen Rat mehr wußte, denn wenn es nicht half, konnte es sich nur um eine ernsthafte Erkrankung handeln. Da das Öl bestimmte Krämpfe in den Eingeweiden beseitigt, Bakterien bekämpft und den Darm reinigt, wurde es in ganz Europa zum Entgiftungsmittel schlechthin. Es ist ein vorzügliches Öl, denn es leitet im Körper eine gründliche Reinigung ein, die nicht nur den Verdauungsorganen, sondern dem gesamten Organismus dient. In der indischen Naturheilkunde wird Rizinusöl daher auch empfohlen, wenn der Patient daran arbeitet, karmische Konflikte zu überwinden, die wie altes Gift in den Gliedern sitzen. Da es außerdem immunstärkend gilt und förderlich für das Nervensystem ist, wird es als ein Mittel zur regelmäßigen Einnahme empfohlen. Nach der Einnahme sollte viel Wasser getrunken werden, um die Ausschwemmung der Toxine zu fördern.

Naturheilkunde Körper, Wohlbefinden, Schönheit

Das zähe, schwerflüssige Öl ist weniger für die äußere Hautpflege geeignet. Innerlich ist es vorzüglich für die Reinigung der Haut, für die Verschönerung des Hautbildes, als unterstützendes Mittel für die Verdauung, als Mittel für die Stärkung des Wohlbefindens. Viele Hautprobleme sind auf Verdauungsprobleme oder auf unzureichende Entgiftung des Körpers zurückzuführen, so daß Rizinusöl ein sehr gründlich wirkendes Schönheitsmittel sein kann. In der Apotheke bekommen wir es unter der Bezeichnung *Oleum Ricini*.

Heilkosmetik

Sesamöl

Die Sesampflanze, in Südostasien, China, Ostindien und Afrika heimisch, wird seit Jahrtausenden angebaut und gehört zu den ältesten ölhaltigen Pflanzen. Das aus den Samen gewonnene Öl wird aus gerösteten oder ungerösteten Samen gepreßt. Aus gerösteten Samen gewonnen, hat es einen starken, aromatischen Geschmack, daher wird es in

Herkunft

den asiatischen Kuchen dem aus ungerösteten Samen
gewonnenen Öl vorgezogen, das nahezu geruchlos ist. Für
die Hautpflege ist das Öl aus ungerösteten Samen geeignet.

Bräuche,
Mythen und
Legenden

In der Geschichte »Ali Baba und die vierzig Räuber« mußte
Cassim, wenn wir die Mythen des Sesam betrachten, schei-
tern, nachdem er das Zauberwort »Sesam öffne dich« ver-
gessen hatte, und mit anderen Pflanzenbezeichnungen ver-
geblich das Tor zu öffnen sucht, bevor die Räuber zurück-
kommen. Denn Sesam ist göttlich, in Asien eine beliebte
Opfergabe, und das aus den Samen gewonnene Öl gilt als
Geschenk der Götter. Daher wurden Instrumente und
Werkzeuge, bevor eine feine Arbeit damit begonnen wurde,
mit dem Öl eingerieben, um sie zu weihen, damit sich ihre
Segnung auch auf die Hände übertrug und eine göttliche
Formgebung möglich wurde. Die Chinesen verwendeten
Sesamöl, um edle Steine und gravierte Schmuckstücke zu
polieren und ihrem noblen Charakter dadurch noch mehr
Ausdruck zu geben. Andere Schriften sagen, das Sesamöl
schütze die Steine vor unedlen Blicken anderer.

Naturheilkunde
Körper,
Wohlbefinden,
Schönheit

Die Sesamsamen haben einen hohen Nährwert, sie enthalten
etwa 55 % Öl, 26 % Eiweiß und 9 % Kohlenhydrate, ferner
Vitamin E, Folsäure, Nikotinsäure und Mineralstoffe; das
Öl ist reich an Ölsäure und Linölsäure, Palmitin- und
Stearinsäure. Der Gebrauch der Samen wird in der asiatischen Küche auch wegen ihrer Heilkraft geschätzt, zum Beispiel werden die Samen gekaut, um die Körpertemperatur
niedrig zu halten und die Nerven zu beruhigen, damit nicht
zuviel Hitze im Organismus entsteht. Den Samen und dem
Öl werden heilende Wirkungen für die Augen zugesprochen, da sie die Augenmuskulatur und die Blutgefäße der
Augen entspannen.

Und schließlich gilt das Öl als Entspannungsmittel für
die Gesamtmuskulatur, insbesondere für die Verdauungsor-

gane. Sesamöl ist auch als Tonikum und sanft entspannendes Abführmittel bekannt.

In der ayurwedischen Medizin gilt Sesam als Heilmittel für Menschen, die die Konstitutionsmerkmale des *Vata* aufweisen, die übernervös, schwankend und veränderlich, ruhelos und mißtrauisch sind. Da Sesam beruhigend und regulierend auf die Herztätigkeit wirkt, wird es genommen, um den täglichen Streß lockerer zu meistern. In Indien heißt es, unser Alltagsleben versetze das Unbewußte häufig in kleine Schockzustände, die wir nicht bewußt wahrnehmen, die uns aber trotzdem unruhig machen. Und Sesam gilt als Mittel, das uns hilft, die Geschehnisse nicht mit Streßreaktionen zu beantworten.

Der köstlich nußartige Geschmack der leicht gerösteten Samen ist in europäischen Kuchen beliebt; Sesamsamen werden auf Kuchen und Brötchen gestreut, auf Gemüse und Salate, Sesam schmeckt gut im Müsli, und aus Sesamsamen hergestellte Paste, Sesambutter oder Tahina bilden eine schöne Grundlage für Salatsaucen oder Snacks.

Heilkosmetik

Das kaltgepreßte Sesamöl, das wir für die tägliche Küche verwenden, ist ein Heilmittel. Es entspannt die Muskulatur, fördert die Verdauung und wirkt beruhigend. Auf der Haut ist es ein vorzügliches Massageöl, das die Muskeln entspannt. Es ist sehr hautfreundlich, und da es einen natürlichen Lichtschutzfaktor enthält, wird es auch gerne für Sonnencremes (siehe Rezeptteil) verwendet. Innerlich und äußerlich angewendet ist es ein heilwirksames kosmetisches Mittel.

Sonnenblumenöl

Herkunft

Es wird angenommen, daß die Sonnenblumen ursprünglich aus Peru kamen und später in Rußland, Ungarn, China, Indien und den Mittelmeerländern angebaut wurden. Das aus den Kernen gewonnene Öl ist reich an ungesättigten Fettsäuren und für die Ernährung ebenso wertvoll wie für die Körperpflege.

Bräuche, Mythen und Legenden

In den Anbauländern galt die Sonnenblume als vollwertiges Nahrungsmittel; die Indianer des nordamerikanischen Kontinents bereiteten Preßsäfte aus Stengeln, Blättern, Blütenblättern und Samen. Oft wurden die Kerne geröstet und über die Speisen gestreut. Der Sonnenblume wurde große Dankbarkeit bezeugt, weil die Pflanze den Ruf hatte, jedermann Nutzen zu bringen. Die Sonnenblumenkerne enthalten 24 % Eiweiß, 47 % Fett, 20 % Kohlenhydrate, Mineralien und Vitamine und weitere heilwirksame Substanzen – doch helfen uns solche Analysen wirklich, für unsere Nahrung noch Dankbarkeit zu empfinden?

Naturheilkunde Körper, Wohlbefinden, Schönheit

In der indianischen Medizin wurden die aus den verschiedenen Teilen der Pflanze gepreßten Säfte als Entgiftungsmittel bei Insektenstichen und Skorpionbissen genommen. Extrakte aus der Pflanze sind auch in der chinesischen Heilkunde als Entgiftungsmittel bekannt, und der Verzehr der gerösteten Kerne und des Öls wird zur Unterstützung der Nierentätigkeit empfohlen.

Für die Haarpflege war das Sonnenblumenöl in China geschätzt, das prachtvolle lange Haar wurde damit eingerieben, Zöpfe wurden damit eingeölt, damit das Haar glänzte und leicht aufzustecken war. Auch wurde eine Emulsion hergestellt, um das Haar damit zu waschen; auf der Basis von Sonnenblumenöl hergestellte Shampoos oder Seifen wären sicher sehr gesund fürs Haar.

Heilkosmetik

Das Sonnenblumenöl gilt seit alters als Schönheitsöl; innerlich wirkt es auf die Augen, Nerven, auf die Hautbeschaffenheit und die Organe. Da es sehr leicht ist und rasch verdaut wird, ist es ein ideales Salatöl für die bewußte, leichte

Ernährung. Es ist auch ein gutes Nährmittel während der Schwangerschaft; in China heißt es, das wachsende Kind gedeihe mit dieser Ernährung viel besser, denn es ist ein »Freudenöl« für Mutter und Kind.

Als Massageöl ist das nährstoffreiche, leichte Sonnenblumenöl schön für die Haut, es ist regenerativ, sei es für rauhe Hautstellen oder für irritiertes Gewebe, es stärkt, heilt und fördert die Gesundung. Auch als Ganzkörperpackung (siehe Rezeptteil) oder als Hautcreme ist es vorzüglich, es bringt, wie die Indianer wußten, jedermann Nutzen.

Sojabohnenöl

Die in Südostasien heimische Sojabohne ist eine der ältesten Feldfrüchte und wurde in China bereits 3 000 Jahre v. Chr. angebaut. Trotz dieser langen Geschichte war sie bis zum Ende des 17. Jahrhunderts in Europa völlig unbekannt, und bis zum 19. Jahrhundert galt sie bei uns nur als Kuriosität. Heute sind die Sojaprodukte als wichtige Eiweißlieferanten von Bedeutung Sojabohnen, Sojabohnenöl, Sojamilch, Sojabohnenkeime und das aus Soja hergestellte Tofu.

Herkunft

Wegen ihres hohen Nährwerts – Sojabohnen enthalten bis zu 40 % Eiweiß und 33 % Kohlenhydrate sowie Mineralien und Enzyme – war die Sojabohne stets ein ausgezeichneter Ersatz für Fleisch in jenen Ländern, wo das Töten von Tieren verboten ist. Im *Tao* der Ernährung ist nicht nur Gewaltlosigkeit ein Weg, das menschliche Wesen zu veredeln, sondern auch die Bewußtheit, daß die Welt nur überleben wird, wenn alle Menschen die Nahrung miteinander teilen.

Bräuche, Mythen und Legenden

Es ist kein Wunder, daß den Asiaten die vielen ernährungsbedingten Zivilisationskrankheiten, die sich aus Überkonsum und Denaturierung ergeben, erspart bleiben. Der Gedanke der fleischlosen Ernährung hat im *Tao* auch eine geistige Dimension, nach der die Reinhaltung des Körpers, insbesondere des Bluts, das Wesen reiner, wesenhafter und subtiler macht. Über das Tierfleisch kommen Substanzen in den Organismus wie etwa Adrenalin, das aus Streß, Angst und den Folgen der Qual der Schlachttiere im Fleisch gespeichert bleibt, und sobald es verzehrt wird, Ängste und Aggressionen auslöst.

Wie ökologisch richtig das ethische Denken des Taoismus war, wird uns heute mehr und mehr bewußt, wenn wir ausrechnen, daß 15 kg Getreide als Tierfutter nötig sind, um 1 kg Fleisch zu produzieren. Äßen wir das Getreide selbst, dazu Soja als Eiweißlieferant, könnte das Fleisch sozusagen an unserem eigenen Körper wachsen, und der Umweg über die verschwenderische Tiernahrung wäre nicht nötig. Viel ist darüber gesagt worden, daß wir alle mithelfen können, den Hunger in der »Dritten« Welt zu reduzieren, wenn wir den Fleischverbrauch einschränken oder überhaupt bleiben lassen. Aus ethischer Sicht wäre dies auch eine Möglichkeit, den Verlust des Gerechtigkeitsgefühls, der Menschen geistig aushöhlt und immer habgieriger macht, zu vermeiden.

Naturheilkunde Körper, Wohlbefinden, Schönheit

Die schwarzen und die gelben Sojabohnen werden in den ältesten Heilpflanzenbüchern der chinesischen Medizin aufgeführt, so im Buch *Shennong*, das 2 000 v. Chr. niedergeschrieben wurde. Heute würden wir die in den Sojaprodukten enthaltenen Stoffe ein natürliches Antibiotikum nennen, einen natürlichen Antikörper, der Langlebigkeit fördert und Verjüngung und Zellneubildung des Organismus anregt. Daher werden oft in der chinesischen Medizin aus gekochten Sojabohnen, die nach Entfernung der Schalen zu einem Brei püriert werden, Umschläge gegen Geschwüre und Ekzeme empfohlen, und auch die neue medizinische Fachpresse berichtet über die Heilerfolge.

Heilkosmetik

In den alten chinesischen Heilbüchern heißt es, Soja ernähre das Blut, worüber die westliche Wissenschaft lächelte, doch heute wird mehr und mehr deutlich, daß das im Soja enthaltene natürliche Antibiotikum ein vorzügliches Blutreinigungsmittel ist. Sojabohnenprodukte sind daher für die Ernährung sehr zu empfehlen, und es ist klüger, diese Produkte zu essen, als sie auf der Haut zu verwenden. Für die Schönheit von innen ist das Sojabohnenöl ein wirkungsvolles Mittel, von dem der gesamte Organismus profitiert.

Traubenkernöl

Bei der Gewinnung des Traubenkernöls werden die Samen des Weinstocks nach dem Trennen der Traubenkerne von den Trestern kalt gepreßt. Die erste Pressung ergibt ein goldgelbes Öl, das duftet und süß schmeckt, die zweite Pressung ein weniger wertvolles, braungelbes Öl.

Herkunft

Die Samen der Weintrauben waren in den alten Kulturen, beispielsweise bei den Ägyptern, als Insektenvertreibungsmittel bekannt. Mit Weintraubenkernen gefüllte Sachets, die mit weiteren Düften wie Gewürznelken und Lavendel sowie mit Duftölen parfümiert waren, wurden in den Nischen der Wohn- und Schlafräume versteckt und als Schutzmittel auf Reisen mitgenommen. In den Küchen wurden Traubenkerne ausgestreut, um zu verhindern, daß die Insekten ihre Eier in Ecken und Ritzen ablegten. Das süßlich schmeckende Traubenkernöl wurde in der Antike nicht für die Ernährung genommen. Dem Öl wurde eine zurückweisende Eigenschaft zugesprochen, daher war es mehr geschätzt als Pflegeöl für Gegenstände, eine Art Möbelpolitur für alle Holzmöbel, Paneele, für Fliesen und Metalle. Oft wurde es mit Lemongras- oder Zypergrasöl parfümiert, um den Gegenständen schönen Duft und Glanz zu verleihen. Für diesen Zweck ist es auch heute noch zu empfehlen.

Bräuche, Mythen und Legenden

**Naturheilkunde
Körper,
Wohlbefinden,
Schönheit**

Während die Weinblüten als Heilpflanzen eine alte Geschichte haben, war das Weintraubenkernöl in der Naturheilkunde nicht als Heilmittel bekannt. Man nahm an, daß es bei innerlicher Anwendung auf das Hormonsystem einwirkt, bei Frauen eine Schwellung der Eierstöcke und des Uterus sowie Krämpfe hervorrufen kann.

Da das Traubenkernöl leicht, dünnflüssig und reich an ungesättigten Fettsäuren ist, wird es heute oft für die gesunde Ernährung empfohlen. Da es durch die Weinproduktion große Mengen Traubenkerne gibt, die industriell weiterverwertet werden, mag dem Öl durch die Werbung ein höherer Stellenwert für die Ernährung eingeräumt worden sein, als ihm zusteht. Das Öl hat gute Eigenschaften, doch haben wir für die gesunde Ernährung eine große Auswahl wertvollerer Öle.

Heilkosmetik

Sehr gezielt kann das Traubenkernöl bei unreiner Haut eingesetzt werden, beispielsweise in einer Spezialsalbe gegen Mitesser und Pickel. Diese speziellen Mittel (siehe Rezeptteil) sollten allerdings nur für den ganz bestimmten Zweck verwendet werden; für die kontinuierliche Hautpflege oder als Massageöl ist Traubenkernöl nicht geeignet.

Weizenkeimöl

Herkunft

Das aus den Weizenkörnern gewonnene Weizenkeimöl ist ein dünnflüssiges, goldgelbes, angenehm nach Getreide duftendes Öl. Wegen seines hohen Gehalts an Pflanzenlezithin und Vitamin E gehört es zu den wertvollsten Heilölen.

**Bräuche,
Mythen und
Legenden**

Seit der Steinzeitmensch herausfand, daß man Grassamen zwischen zwei Steinen zermahlen und dann essen kann, hat die Menschheit Getreide als Nahrungsmittel benutzt. Wo Weizen gedeiht, wird dieser allen anderen Getreidesorten vorgezogen. Weizen war auch stets ein Symbol für das Überleben, denn mit drei Eßlöffeln Weizen pro Tag könnte ein Mensch Hunger- und Katastrophenzeiten überstehen. Weizen enthält Fett, Eiweiß, Mineralien, Vitamine, Kohlenhydrate und Spurenelemente – alles, was wir für die gesunde Ernährung brauchen, findet sich im Weizenkorn.

»Der Weizen würde vorzügliche Nährstoffe fürs menschliche Leben liefern«, schreibt Sebastian Kneipp, »wenn sie nur ihre naturgemäße Verwendung finden würden. Es gab eine Zeit, wo die Menschen die Körner aßen und dabei recht gesund blieben und das höchste Alter erreichten. Wollte aber jetzt jemand Körner essen und sich davon nähren, würde er zum allgemeinen Gespötte werden. Seitdem man Mühlen erfunden hat, mit denen man zwei- bis vielerlei Mehlgattungen herstellen kann, wird das Getreide nicht mehr mit all seiner Nährkraft verwendet, und die Ärzte klagen, daß das Lebensalter der Menschen bedeutend kürzer werde, weil man die Kleie vom Mehl gesondert habe.«

Naturheilkunde Körper, Wohlbefinden, Schönheit

Die Schäden der Denaturierung, die Pfarrer Kneipp hier beklagt, treffen nicht nur auf den Verzehr des raffinierten Weißmehls zu. Jedes vom Weizenkern getrennte Produkt verliert den bedeutenden Nährwert, der in seiner biologischen Ganzheit vorhanden war. Das betrifft die Weizenkeime, die Kleie und auch das Weizenkeimöl, das für die Gesundheit am wirkungsvollsten ist, wenn wir es im Weizenkorn essen. Frisch gemahlen, als Müsli, zum Brotbacken, für die tägliche Küche, als Sprießkornweizen – wir haben viele Möglichkeiten, unsere Gesundheit mit dem Weizen zu fördern und zu erhalten.

Für die Haut ist Weizenkeimöl eine Wohltat. Es hilft, die Haut frisch, vital und lebendig zu halten, es trägt tote Hautschüppchen ab, und es gibt dem Körper das Gefühl, daß er mit Liebe und Bewußtheit gepflegt wird. Das Öl hat so

Heilkosmetik

etwas wie eine eigene Sprache, die auf ihre Weise mit dem
Körper kommuniziert und ihm Lehren über die Schönheit
und Vollkommenheit gibt. Herrlich wirkt das Öl auf dem
Körper, wenn wir es als Ganzkörperpackung (siehe Rezeptteil) auftragen, als heilwirksames Massageöl oder als
Gesichtspackung, als warme Ölkompresse bei trockener
Haut. Auch für die Einarbeitung in Hautcremes ist es sehr
gut, doch sein höchstes Potential für die Schönheit hat es,
wenn es direkt auf die Haut gebracht wird.

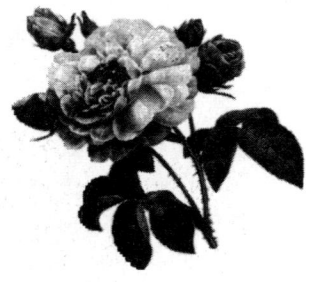

Rezepte

mit ätherischen und
pflanzlichen Ölen, Kräutern,
Blumen und
Blütenessenzen, Erden und
Heilsteinen

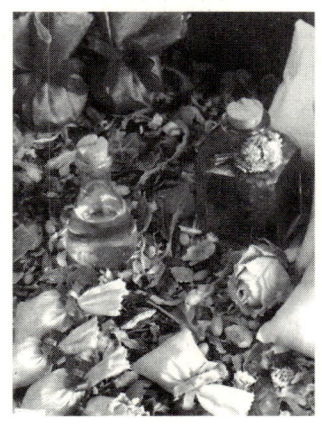

Vom A und O der Schönheit

Die Heilkraft der Naturstoffe ist unser Begleiter, wenn wir den Körper mit Besonnenheit pflegen und unser Wohlbefinden in natürliche Balance bringen. Wenn wir durch den Umgang mit der Natur den Kontakt zum inneren Wesen der Stoffe finden, werden wir nicht nur physischen Nutzen davon haben, sondern ein ganzheitliches Verstehen für uns selbst finden, das uns mit der Natur mehr und mehr verbindet. Wir werden gewahr, wie die Boten der Schönheit unser Denken und Verhalten positiv verändern, indem sie unsere Naturzugehörigkeit in Erinnerung bringen und uns die eigene Natur bewußter machen.

Daß der Geist Berge versetzen kann, bleibt nicht nur dem Glauben der Utopisten überlassen. Viele Jahre Erfahrung mit dem Thema »Was ist Schönheit?« haben mir gezeigt, daß viele an der Entwicklung ihrer Schönheit gehindert sind, weil sie die Aufmerksamkeit zu sehr auf die Idealvorstellungen anderer statt auf das eigene Wesen lenken und sich selbst dabei aus dem Auge verlieren. Im allgemeinen wird das, was der Zeitgeist als schön betrachtet, saisonal von den Medien bestimmt, und je mehr sich das Individuum dieser Meinungsdiktatur unterwirft, desto überflüssiger erscheint die Bemühung, der eigenen Kultivierung Aufmerksamkeit zu schenken. Und andere, die sich nicht für schön genug halten, um auf diesem harten Markt mithalten zu können, verlernen, an sich und ihre Einmaligkeit zu glauben, weil sie meinen, nicht in das Idealbild zu passen. Viele möchten so sein und aussehen wie andere, und wenn wir ein wenig aufmerksamer uns selbst gegenüber werden – wobei uns die Naturstoffe helfen -, stellen wir fest, daß wir lernen, mit anderen Augen zu sehen und sich unser von den Programmen der Gesellschaft geprägter Schönheitsbegriff wandelt. Was wir als schön erkennen und zuvor nicht wahrgenommen haben, ist als Schönheit in uns selbst vorhanden, sonst würden wir es nicht sehen. In jeder Pore, in jeder Zelle ist jeder Mensch von Natur aus schön, und wenn uns irgend etwas daran hindert, innerliche und äußerliche Schönheit zu entfalten und auszudrücken, ist es niemand anders als wir selbst. Indem wir uns langsam von der Meinungsdiktatur lösen, befreiter über uns und andere denken, werden wir ein Gefühl der Entspannung kennenlernen, das uns auf die Reise der Selbstentdeckung und zu einem liebevolleren Umgang mit uns selbst führt. Und statt über die eigenen

Unvollkommenheiten als beschwerende Last nachzudenken, wird uns die Lösung aus der Spannung Wege weisen, uns selbst mehr zu verstehen und zu akzeptieren.

Das Bild, das wir uns von uns selbst machen, bestimmt, wie schön wir sind. Projektionen, Gedanken und Vorstellungen erschaffen unser Selbst-Bild. Wir können wählen, an unsere eigene Schönheit und Vollkommenheit zu glauben und unsere Unvollkommenheiten lächelnd zu bewerten, oder wir können in der Dumpfheit der Abhängigkeiten weiter Illusionen nachjagen. Der Jäger ist allerdings immer der Gejagte, und der innere Friede, der uns Gleichgewicht schenkt, wird sich auf diese Weise nicht einfinden. Die Schönheit, die wir Gott weiß wo gesucht haben, war nie weiter von uns entfernt als im eigenen Sein, im eigenen Wesen. Sie ist ein Schatz, der gesucht werden will.

Vom Atmen

Es ist nicht möglich, über die Geheimnisse der Heilkosmetik zu schreiben, ohne den wichtigsten Heiler, nämlich die richtige Atmung, zu erwähnen. Immer wieder stellen wir fest, daß die Atmung vieler Menschen nicht tief genug ist, da sie häufig nur bis in den oberen Brustraum oder bis in die Bauchregion gelangt. Doch die heilwirksame Tiefenatmung sollte den gesamten menschlichen Körper in allen Teilen erfassen, ihn ganz und gar durchdringen und sich daher bis in die Fingerspitzen und bis zu den Zehen ausdehnen, so daß es keinen Punkt gibt, wohin der Atem nicht gelangt. Die Tiefenatmung vermehrt den Sauerstoff im Blut, sie regt die Blutzirkulation an, sie fördert die Sauerstoffzufuhr im Gehirn, und sie wirkt heilend auf das gesamte Nervensystem. Zu flache, unausgedehnte Atmung verursacht Streß, körperliche und seelisch-geistige Depression, Abgeschlagenheit, Teilnahmslosigkeit, mangelnde Vitalität und im Hinblick auf die Schönheit ein nicht voll genutztes Schönheitspotential, das in jedem Menschen vorhanden ist und gefunden werden will.

Wichtig ist die Tiefenatmung auch für die Entgiftung, nicht nur für die des Körpers, sondern auch der Gedanken, der falschen Einschätzungen und Vorstellungen. Mit jedem Ausatmen vollzieht sich ein Prozeß des Gehenlassens. Wir können lernen, bewußt auszuatmen, uns vorstellen, mit jedem Ausatmen ein Gehenlassen zu verbinden, das nicht mit einer negativen Haltung, sondern mit Liebe vollzogen wird. Mit jedem Ausatmen durch den Mund lassen wir alte Programme, Ängste, Leiden und Gifte gehen und räumen uns selbstverständlich die Fähigkeit und Kraft ein, uns selbst mit Verstehen und Achtung zu heilen.

Der Prozeß der Wandlung, der sich mit jedem Ein- und Ausatmen vollzieht, greift tief in unser körperliches und seelisch-geistiges Bewußtsein ein und beeinflußt unser Denken und Verhalten. Mit dem Einatmen durch die Nase nehmen wir Energie auf, die unseren gesamten Körper mit Lebenskraft durchdringt. Wir sollten uns klar sein, daß Energie unserer Absicht folgt. Da wir die Atmung mit Gedankenkraft schöpferisch lenken können, hilft unser Gewahrsein – sowohl beim Einatmen durch die Nase wie beim Ausatmen durch den Mund -, den Energiestrom bewußt zu führen. Stellen wir uns also vor und fühlen es mit dem gesamten Körper, wie die eingeatmete Luft durch den ganzen Körper bis in die Füße gelenkt wird. Beobachten wir die Atemenergie dann, wie sie sich wieder nach oben bewegt, um durch den Mund ausgeatmet zu werden.

Eine unschätzbar wichtige Funktion für unser leib-seelisches Gleichgewicht besteht darin, den Atem in den Füßen nicht nur zu fühlen, sondern auch die Energie zu spüren, mit der unsere Füße Erdkontakt herstellen. Dieser Naturkontakt mit der Erde hilft uns, mit dem Boden, auf dem wir gehen, verwurzelt zu werden. Damit ermöglichen wir den Kräften der Erde, durch uns zu wirken. Wir gewinnen im wahrsten Sinn des Wortes mehr Standhaftigkeit, und nicht jeder Windstoß des Lebens kann uns wie einen Baum entwurzeln und umwerfen. So sollte es uns eine liebe Gewohnheit werden, durch die Atmung in den Füßen den Erdkontakt zu spüren. Wenn Sie sich nervös und gestreßt fühlen oder mit Entscheidungen konfrontiert sind, die Sie »umwerfend« finden, stellen Sie bewußt über die Atmung Erdkontakt her: Schließen Sie die Augen, atmen Sie tief durch die Nase ein, lassen Sie den Atem bis in die Füße dringen. Stellen Sie sich vor, Ihre Füße stünden nicht nur auf dem Boden, sondern tief in der weichen, sanften, freundlichen Erde. Fühlen Sie, welche Kraft die Erde Ihnen schenkt. Nun führen Sie den Atem wieder nach oben und atmen durch den Mund aus. Stellen Sie sich beim Ausatmen vor, alle Gifte, alle nervösen und ungesunden Vorstellungen gehen zu lassen. Wiederholen Sie die Übung dreimal. Fühlen Sie, wie Sie ruhig werden, in Ihre innere Mitte kommen und Ihre gesunden Entscheidungen aus dieser Mitte treffen. Vergessen Sie nie, daß die Erde ein Lebewesen ist, das mit Menschen, Tieren und Pflanzen in liebender, fördernder Symbiose lebt, eine Mutter, der wir mit Dankbarkeit begegnen. Denken wir auch daran, im Atem das Element Luft als schöpferische Kraft zu begreifen, die uns wandelt, heilt und schön macht – der göttliche Mittler zwischen der physischen und der nichtphysischen Welt.

Ein weiterer Nutzen, der der ganzheitlichen Gesundheit und Schönheit dient, besteht darin, durch die Tiefenatmung unser körpereigenes Energiefeld zu stärken. Die energetische Körperabstrahlung, die Aura, die uns wie ein Mantel schützend umgibt, ist vergleichbar mit dem Ozon, das den Erdball schützt. Durch die Tiefenatmung wird das den Körper umgebende Feld stabil und gesund erhalten, so daß keine Öffnungen entstehen, die für äußere schädigende Einflüsse durchdringbar werden. Der Schutzschild gibt uns Abwehrkraft, so daß destruktive Einwirkungen zurückgehalten werden, zu nahe in unseren Kosmos vorzudringen. Wir halten unsere physische und psychische Gesundheit aufrecht, wenn wir nicht alles »auflesen«, was an destruktiven Gedanken, nervenaufreibenden Emotionen oder aus der Richtung jener Wesen kommt, die Harmonie, Freude, Glück und Schönheit zu attackieren suchen. Aus diesen Gründen ist die bewußte Tiefenatmung ein Garant für Wohlbefinden und Balance, damit wir unser Leben harmonisch gestalten und den Schwierigkeiten aus einer Position der Mitte begegnen, die uns nicht in extremes Abseits lenkt. Unser ganzkörperliches Wohlbefinden, innerer Friede und Gleichgewicht sind die Voraussetzungen für die Schönheit, die von innen nach außen strahlt.

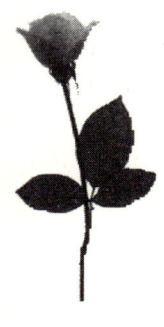

Weißt du, daß die Bäume reden?
Ja, sie reden. Sie sprechen miteinander,
und sie sprechen zu dir, wenn du zuhörst.
Aber die weißen Menschen hören nicht zu.
Sie haben es nie der Mühe wert gefunden,
uns Indianer anzuhören, und ich fürchte,
sie werden auch auf die anderen Stimmen
in der Natur nicht hören.
Ich selbst habe viel von den Bäumen erfahren:
manchmal etwas über das Wetter,
manchmal über Tiere,
manchmal über den Großen Geist.
Walking Buffalo

Praktische Tips für die Herstellung von Kosmetika

Die Ausstattung der Kosmetik-Küche ist einfach, Sie brauchen dazu Töpfe und Geräte, die normalerweise im Haushalt vorhanden oder leicht zu beschaffen sind. Hygienischer für die Zubereitung von Kosmetika ist es allerdings, wenn das Handwerkszeug ausschließlich für die Kosmetikherstellung verwendet wird. Töpfe und Geräte sollten nur mit kochendheißem Wasser gereinigt und chemische Spülmittel vermieden werden. Der Rührbesen des Handrührmixers und die Löffel werden vor der Verwendung sterilisiert, indem sie zehn Minuten in Wasser abgekocht werden.

Metallgefäße sind für die Kosmetikherstellung nicht geeignet, da Metall mit bestimmten Zusätzen chemische Verbindungen eingehen kann. Feuerfeste Glas- oder Porzellantöpfe sind daher zu bevorzugen. Für das Abwiegen der oft sehr geringen Mengen eignet sich am besten eine Briefwaage oder eine Küchenwaage mit Feinanzeige. Zum Abwiegen von Ölen und Wässern hat sich die mit Meßeinheiten gekennzeichnete Jenaer Babynahrungsflasche bewährt.

Der elektrische Handrührmixer ist ein ideales Gerät, um Cremes kaltzurühren, damit sie unter konstantem Rühren Emulsionen bilden. Wenn Sie bereits ein Handrührmixgerät im Haushalt haben, sollten Sie aus hygienischen Gründen einen zweiten Rühreinsatz für die Kosmetikherstellung besorgen, er kostet nur wenig Geld und garantiert eine saubere Handhabung.

Bei der Bereitung von Hautcremes werden zwei Phasen her- **Das Wasserbad**
gestellt, eine wäßrige Phase und eine ölige. Jede dieser Phasen wird gesondert erwärmt und auf die gleiche Temperatur
gebracht, bevor sie vermischt werden. Der wäßrige Anteil
wird in einem feuerfesten Porzellantöpfchen erwärmt, die
Fette und Öle hingegen auf dem Wasserbad. Dafür nehmen
wir eine feuerfeste Jenaer Glasschüssel, die mit Griffen versehen ist, damit sie sich rutschfest auf einen halb mit Wasser
gefüllten Kochtopf aufsetzen läßt. Die feuerfeste Glasschüssel sollte auch tief genug sein, etwa 7 cm, damit Sie später mit
dem Handrührmixer die Cremes ohne zu spritzen
kaltrühren können.

Die Temperatur spielt bei der Herstellung einer Creme eine **Temperaturen**
wichtige Rolle. Ist die Fett- oder die Wasserphase zu heiß
oder zu kalt, kann sich keine innige Emulsion bilden, und
nach einiger Zeit würde die Creme Wasser absetzen. Um
genaue Temperaturen zu ermitteln, arbeiten wir mit einem
Küchenthermometer.
    Rühren Sie Ihre Creme mit Geduld kalt. Das Kaltrühren
ist nicht zu beschleunigen, indem der warme Topf ins kalte
Wasser gestellt wird. Dabei muß jede Emulsion gerinnen.

Mit dem Rührmixer wird zwangsläufig auch Luft in die **Fertigung**
Creme gerührt. Durch diese Luftpolster kann ihre Haltbarkeit verringert werden. Es gibt eine einfache Methode, die
überschüssige Luft wieder aus der fertigen Creme zu entfernen: Lassen Sie die Creme im offenen Cremetopf eine kleine
Weile stehen, und rühren Sie sie dann mit einem Holzspatel
(Apotheke) noch einmal durch.

Die Haltbarkeit der kosmetischen Produkte wird nicht nur **Haltbarkeit**
von der Sauberkeit der Geräte, der Frische der Rohstoffe,
von der Sorgfalt der Zubereitung, sondern auch von den verwendeten Mitteln bestimmt. Fette, Öle, Wachse und ätheri-

sche Öle haben natürlich konservierende Eigenschaften, die ausreichen, Cremes über einen Zeitraum von etwa sechs Monaten frisch zu halten. Bewahren Sie die Cremes kühl auf; die Idealtemperatur beträgt 10–15 Grad Celsius. Beachten Sie, daß die Kühlschranktemperatur meist zu niedrig für Cremes ist.

Konservierung

Da die Rohstoffe natürlich konservierende Eigenschaften haben, ist zusätzliche Konservierung nicht nötig. Ein kosmetisches Pflegemittel sollte niemals die natürliche Bakterienflora der Haut und damit auch die Funktionen ihres gesunden Säuremantels beeinträchtigen. Selbst nach gründlicher Hautreinigung ist die normale menschliche Haut noch immer Träger zahlreicher Keime. Manche davon sind immer vorhanden und bilden die natürliche Bakterienflora, die auch Standflora genannt wird, andere Bakterien gelangen aus der Luft oder auch durch den Kontakt mit keimhaltigen Gegenständen auf die Haut. Die immer vorhandene natürliche Bakterienflora der Haut ist in der Lage, die fremden Keime zu eliminieren oder aktiv zu vernichten. Die an der Hautoberfläche herrschende saure Reaktion der Haut spielt hierbei eine sehr wichtige Rolle, denn die Chancen des Bakterienwachstums sind in saurem Milieu stark eingeschränkt. Der gesunde Säuremantel der Haut wirkt dabei als stabiles Abwehrsystem. Bakterien und Keime brauchen zum Leben und zur Fortentwicklung Kohlendioxyd, und je saurer der Nährboden ist, desto weniger Kohlendioxyd ist vorhanden. Dazu ein Beispiel: Bei Temperaturen von plus 35 bis 40 Grad Celsius haben Bakterien bekanntlich die größten Wachstumschancen. Bei dieser Temperatur entsteht durch die natürliche Schweißbildung auf der Haut ein stark saures Milieu, mit dem die Haut aktiv gegen bakterielle Einflüsse kämpfen kann. Bei Kälte ist die natürliche Schweißbildung reduziert, und sie ist auch nicht nötig, da bei Kälte Bakterien geringe Überlebenschancen haben.

Würden wir nun durch zusätzliche Konservierung eines kosmetischen Produkts in den gesunden Bakterienhaushalt der Haut eingreifen, müßten wir zwangsläufig eine der wesentlichen Hautfunktionen durchbrechen. Dies geschieht bei kosmetischen Fertigprodukten mit einem unerwünschten Nebeneffekt, nämlich durch Konservierungsmittel, die mit ihren stark desinfizierenden Eigenschaften die natürlichen biologischen Vorgänge der Haut stören. Zwar sind toxische Konservierungsmittel dazu da, eine Creme über einen sehr langen Zeitraum hinweg frisch zu halten, jedoch sollten wir wissen, daß die keimtötende Wirkung nicht in dem Augenblick aufhört, wo die Creme mit der Haut in Berührung kommt, um dort über einen längeren Zeitraum hinweg zu wirken. Das Argument der Industrie, nur Konservierungsstoffe einzusetzen, die zwar Keime in einer Creme abtöten, nicht aber Keime auf der Haut, ist eine Zumutung für den denkenden Konsumenten. Es ist zwar möglich, solche Konservierungsstoffe zu nehmen, die speziell die bei den Kosmetikprodukten gefürchtete Schimmelbildung verhindern, doch diese Stoffe sind auch imstande, einfache Bakterien zu vernichten. Es ist auf jeden Fall ungesund – auch wenn es ein unerwünschter Nebeneffekt ist – die Haut ständig zu desinfizieren und damit ihre natürliche Abwehrkraft zu schwächen. Wenn es Sinn hätte und der Haut nützte, könnten zusätzliche Konservierungsstoffe, die wir in jeder Apotheke bekommen, in kosmetische Mittel eingearbeitet werden. Doch in der Heilkosmetik wird kein »Nachbau« von Fertigprodukten gesucht und schon gar kein Chemiebaukasten fürs häusliche »Do it yourself«, sondern Naturstoffe mit heilender Wirkung sollen schonend verarbeitet werden, damit sie ihr höchstes Potential für Gesundheit und Schönheit entwickeln können.

Nicht jeder Stoff, wie etwa Parfümöle, wird von jeder Haut **Verträglichkeit** gleichermaßen gut vertragen. Eine allergiegetestete Creme

gibt es insofern nicht, als die Allergie an sich eine individuell auslösbare Hautreizung ist und das Allergen, also jener
Stoff, der die Allergie auslöst, auch durch völlig harmlose
und hautfreundliche Mittel auftreten kann. Erfahrungsgemäß sind aber Duftstoffe in Cremes häufiger für allergi-
sche Reaktionen verantwortlich als etwa Fette, Öle oder
Wachse. Ein großer Vorteil bei der hausgemachten Kosmetik
ist es, zu wissen, welche Rohstoffe verwendet wurden. Wenn
sich ein Allergen darunter befindet, so ist dieser Stoff sehr
schnell zu ermitteln. Wir sollten auch bedenken, daß die
Allergiebereitschaft der Haut sich langsam entwickeln kann,
beispielsweise durch Schaumbäder und durch die mit ihr
verbundene übermäßig starke Entfettung der Haut, durch
Konservierungsstoffe und die damit verbundene Schädigung
der natürlichen Bakterienflora oder durch chemieverseuchte
Lebensmittel. Heute ist es auch für Dermatologen ein Problem geworden, die Allergene zu ermitteln, denn die so oft
vom Gesetzgeber verlangte Volldeklarierung der Inhaltsstoffe kosmetischer Mittel findet nicht statt. Der beste
Schutz besteht also darin, Naturstoffe zu verwenden und
den Inhalt der Mittel, die wir mit der Haut in Berührung
bringen, zu kennen.

Rohstoff-
beschaffung

Alle in diesem Buch genannten Rohstoffe wurden mit den
Lieferlisten des Apothekenbedarfs verglichen und sind in
jeder Apotheke erhältlich. Da sich die Apotheken an eine
vorgeschriebene Qualität, nämlich die des Deutschen Arzneibuchs, halten, ist der Einkauf in der Apotheke mehr zu
empfehlen als in sogenannten Hobbyläden, die nicht an die
Vorschriften des Arzneibuchs gebunden sind.

Für Eilige

Viele Apotheken haben ihre Dienstleistungen auf die Herstellung von Frischkosmetik eingestellt, und wenn Ihnen die
Zeit für die Eigenproduktion fehlt, geben Sie Ihr Rezept in
der Apotheke ab, wo es nach Vorschrift zubereitet wird, Sie

eine gute Qualität der Inhaltsstoffe und entsprechend hygie-
nische Herstellung erwarten können.

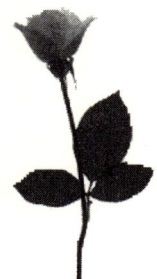

*Die meisten Menschen
stellen Bedingungen ans Glück.
Doch Glück
kann nur empfinden,
wer keine Bedingungen stellt.*
Arthur Rubinstein

Aloe vera

Aloe vera, die *wahre Aloe*, gehört zu den Liliengewächsen.
Die Heilpflanze mit zahlreichen fleischigen, saftreichen
Blättern erreicht eine Höhe von etwa 60 bis 90 Zentimeter.
Die Blätter sind prall gefüllt mit heilkräftigem Pflanzengel;
jedes Blatt einer ausgewachsenen Pflanze wiegt etwa 500
Gramm. Als Erste-Hilfe-Pflanze ist die Aloe in die Ge-
schichte eingegangen, denn das frische Blattgel ist ein vor-
zügliches Mittel für Wundbehandlung, für Verbrennungen,
Abszesse und Ekzeme und auch für die Schönheitspflege. Im
Sanskrit heißt die Aloe *kumari*, das bedeutet Mädchen, und
die Aloe wird so genannt, weil sie nach der Lehre der indischen Pflanzenheilkunde den Frauen die Energie der Jugend
verleiht und von erneuernder Wirkung für die weibliche
Natur ist.

Nahezu typisch für unsere Zeit ist das kommerzielle
Ausschlachten der Natur, um Waren unter die Menschheit
zu bringen, die mit der Ursprungsidee der Natur kaum
etwas zu tun haben. Das im Handel erhältliche Aloe-Gel –
ist es mit Stabilisatoren, Emulgatoren und Konservierungs-
mitteln verbraucherfit gemacht – kann zur Weiterverarbeitung in kosmetischen Mitteln nicht empfohlen werden.

Aloe vera als Hauspflanze

Die Aloe vera bekommen wir in Blumengeschäften, in den Blumenabteilungen von Kaufhäusern oder im Versandhandel. Die heilenden Wirkstoffe entwickelt die Pflanze erst mit zunehmendem Alter; Ihre Aloe sollte daher mindestens zwei Jahre alt sein.

Standort und Pflege

Die Aloe schätzt einen hellen, sonnigen und luftigen Standort. Ab Mitte Mai stellt man sie ins Freie; sie verträgt volle Sonne und große Hitze. Sobald es draußen kalt wird, muß die Pflanze ins Haus gebracht werden.

Die Aloe braucht wenig Wasser, sie ist sehr empfindlich gegen Staunässe und »nasse Füße«. Vom Frühjahr bis zum Herbst kann die Aloe gedüngt werden. Als Erdmischung liebt die Pflanze eine luftige, gut durchlässige Mischung aus Torf, Ton und Sand.

Das Abtrennen des Aboe-Blattes

Schneiden Sie bei Bedarf mit einem scharfen Messer ein Blatt ab, wobei Sie nur äußere, untere Blätter wählen dürfen. An der Schnittstelle entsteht mit der Zeit ein kleiner Stamm.

Vielleicht gehören Sie zu den Gärtnerinnen mit der »grünen Hand«, die ihrer Pflanze schon am Vortag mitteilen, welche Veränderungen mit ihnen vorgesehen sind. Mir widerstrebt es, mit einem scharfen Messer bewaffnet vor eine Pflanze hinzutreten, um ohne Vorbereitung einen »chirurgischen Eingriff« vorzunehmen. Ich meine, es tut allen Pflanzen gut zu wissen, daß wir sie lieben und fürsorglich mit ihnen umgehen, und daß wir uns manchmal von ihren Kostbarkeiten etwas nehmen, ist ein Geschenk und nicht eine Beraubung.

Wenn Sie vom bereits abgetrennten Blatt nur einen Teil für ein Rezept benötigen, bewahren Sie den Rest des Blattes auf. Vom abgeschnittenen Teilstück entfernen Sie nun links und rechts die Blattkanten und schneiden anschließend die Schale auf der flachen Blattseite ab. Jetzt drücken Sie das Aloe-Gel heraus.

Das Reststück des Blattes lagern Sie kühl, am besten im Kühlschrank. Die Schnittstelle verschließt sich von selbst, so daß kein Blattgel ausfließen kann. Sechs bis acht Wochen können Sie das Blatt nun aufbewahren und weiterverwenden. Das frisch gewonnene Gel allerdings sollten Sie sofort weiterverarbeiten und nicht über einen längeren Zeitraum hinweg lagern.

Das frische Blattgel der Aloe findet vielfältige Verwendung, **Verwendung** so daß wir die Pflanze als kleine Hausapotheke ansehen können! Hier eine kurze Zusammenfassung:

- *Akne und unreine Haut:* Das frische Blattgel wird als Heilmittel für Akne und unreine Haut empfohlen. Häufige Abreibungen mit dem Gel heilen und verhindern die Bildung von Narben, wie sie bei Akne häufig entstehen können.
- *Augen:* Pfarrer Kneipp wußte die Aloe zu schätzen, und in seinem Gesundheitsweiser »So sollt ihr leben« rät er zur Klärung und Heilung der Augen: »Die Augen werden täglich ausgewaschen mit Wasser, in welchem etwas Aloe aufgelöst ist.«
- *Abszesse:* Für die Behandlung von Eiterbeulen und Abszessen finden wir in der Volksheilkunde zahlreiche Aloe-Rezepte, die dafür sorgen, daß der Abszeß sich öffnet und entleert. Hierzu wird das Blattgel der Aloe auf dem Wasserbad leicht erwärmt und zu gleichen Teilen mit warmem Bienenhonig verrührt. Die Auflage wird warm als Umschlag auf die Haut gebracht.
- *Brandwunden:* Als Hausmittel bei kleineren Verbrennungen leistet die Aloe vera Erste Hilfe. Schneiden Sie das Blatt längs der Mitte auf und legen es direkt auf die

verbrannte Hautstelle. Die antibiotische Wirkung der Aloe – mittlerweile auch von der modernen Forschung anerkannt – beschleunigt den Heilungsprozeß, verhindert Narbenbildung und die Entstehung von Brandblasen.

- *Insektenstiche:* Bei Insektenstichen legen Sie die Innenseite des Aloe-Blattes direkt auf die befallene Hautstelle. Die Aloe verhindert Schwellungen, Rötungen, Entzündungen und Juckreiz.

- *Mundpflege:* Das mit Wasser verdünnte Blattgel dient zur Behandlung von Schwellungen des Zahnfleischs und hilft bei Bläschen im Mund- und Rachenraum. Abreibungen mit dem frischen Blattinnern der Aloe oder mit Aloe-Tinktur (siehe unten) helfen gegen Zahnfleischbluten.

- *Herpes:* Bei Herpes hat sich die Aloe vorzüglich bewährt. Reiben Sie die Hautstelle mit unverdünntem Aloe-Cel mehrmals täglich ein, das verhindert das Wachstum und die Entzündung.

- *Sonnenbrand:* Seit alters gilt die Aloe als klassische Erste Hilfe bei Sonnenbrand. Das Blattgel verschafft Kühlung, Linderung der Schmerzen und verhindert Blasenbildung. Das aufgeschnittene Blattinnere wird als Umschlag aufgelegt und sollte über Nacht einwirken. Als Sonnenschutzmittel ist das frische Aloe-Gel gut geeignet. Aloe enthält natürliche Lichtschutzfaktoren, und der wertbestimmende Wirkstoff Barbaloin ist ein ausgezeichnetes Mittel zur Absorption ultravioletter Strahlen.

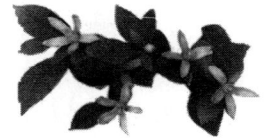

Aloe-vera-Tinktur

10 g Aloe-vera-Gel aus dem frischen Blatt
100 g Alkohol (70 %)

Das Blattgel aus dem Aloe-Blatt drücken, im Meßbecher wiegen und mit dem Alkohol vermischen. In einer dunklen Apothekerflasche aufbewahren. Gut verschlossen acht bis zehn Tage durchziehen lassen und anschließend durch Kaffeefilterpapier klarfiltern. In dunkler Flasche aufbewahren. **Zubereitung**

Die antiseptische, heilende Aloe-Tinktur leistet gute Dienste bei kleinen Hautentzündungen, Bläschen, Schrunden. Einige Tropfen davon in etwas Wasser gelöst vertreiben Zahnfleischentzündungen. Bei Insektenstichen verhindert die Tinktur den Juckreiz. **Verwendung**

Aloe-Heilerde-Maske

2 gehäufte Eßlöffel Heilerde
1 Kaffeelöffel Aloe-Gel vom Blatt
1 Eßlöffel Avocadoöl

Das Öl im Wasserbad erwärmen. Vom Herd nehmen, die Heilerde zugeben und die Mischung zu einem Brei rühren. Nun langsam mit heißem Wasser vermischen, bis der Brei gut streichfähig ist. Zum Schluß das frisch aus dem Blatt gewonnene Aloe-Gel unterrühren. **Zubereitung**

Auf das gut gereinigte Gesicht mit einem breiten Pinsel die warme Paste auftragen und gut verstreichen. Nach einer Einwirkungszeit von etwa einer halben Stunde nehmen Sie **Verwendung** die Aloe-Maske mit viel warmem Wasser ab und spülen gründlich mit kaltem Wasser nach. Insbesondere bei fetter und unreiner Haut wirkt die Maske heilend, straffend und porenverengend. Das in ihr enthaltene Pflanzenöl verhindert, daß die Haut zu trocken wird, was bei Anwendung von Heilerde stets beachtet werden sollte.

Aloe-Honig-Wasser

3 g Bienenhonig (¹/₂ Kaffeelöffel) · 50 g Rosenwasser
50 g Orangenblütenwasser
25 g Aloe-Tinktur · 3 Tropfen Rosenholzöl

Zubereitung   Rosenwasser und Orangenblütenwasser miteinander vermischen, leicht erwärmen und den Bienenhonig darin auflösen. Das Rosenholzöl in der Aloe-Tinktur lösen und alles miteinander vermischen. In eine hübsche Flasche abfüllen.

Verwendung   Das aromatisch duftende Gesichtswasser ist besonders zur Belebung der zarten und leicht ermüdeten Haut zu empfehlen. Es ist hervorragend für die Behandlung der trockenen Altershaut geeignet, insbesondere als erfrischende Nachreinigung.

Aloe-Hamamelis-Rasierwasser

100 g Hamameliswasser · 50 g Pfefferminzwasser
50 g Aloe-Tinktur
0,5 g Menthol · 2 g Alaunpulver

Zubereitung   Zuerst lösen Sie in der Aloe-Tinktur die Mentholkristalle durch leichtes Schütteln auf. Nun erwärmen Sie das Hamameliswasser und lösen darin das Alaunpulver. Alles mitein-

ander vermischen, gut durchschütteln. Durch Kaffeefilterpapier klarfiltern.

Besonders für die unreine Haut, die nach der Rasur gereizt
ist, eignet sich dieses Rasierwasser. Vor allem durch die
Aloe-Tinktur und das heilwirksame Hamameliswasser wirkt
das Rasierwasser heilend und erfrischend auf die Haut. Für
den kühlenden Effekt sorgt das Menthol, und der Alaun hat
adstringierende Wirkung. Das Rasierwasser ist in dieser
Rezeptur nicht parfümiert. Es eignen sich Duftnoten wie
Wacholderholz, Vetiver oder, in sehr sparsamer Dosierung,
auch Pfefferminze. Um das Rasierwasser zu parfümieren,
lösen Sie ein paar Tröpfchen des jeweiligen Parfümöls in der
Aloe-Tinktur auf und fahren mit der Rezeptur fort wie
angegeben. Sie bekommen alle Zutaten in der Apotheke.

Aloe-Sesam-Sonnencreme

5 g Bienenwachs
10 g Lanolin anhydrid (1 gehäufter Kaffeelöffel)
40 g Sesamöl · 10 g Aloe-Gel frisch aus dem Blatt
30 g Rosenwasser

Zubereitung

Lanolin und Bienenwachs auf dem kochenden Wasserbad
schmelzen. Dann das Sesamöl zugeben und die Schmelze auf
60 Grad bringen. In der Zwischenzeit das Aloe-Gel mit dem
Rosenwasser auch auf 60 Grad erwärmen. Vom Feuer nehmen und mit dem elektrischen Handrührmixer auf kleinster
Stufe kaltrühren. In Cremetöpfchen abfüllen.

Verwendung

Wenn Sie sich in der Sonne aufhalten, sollten Sie sich von
Kopf bis Fuß mit dieser schönen Creme einreiben. Sie
schützt die Haut und hält sie geschmeidig. Die natürlichen
Lichtschutzfaktoren der Inhaltsstoffe schützen die Haut

ausreichend für den Aufenthalt in der Sonne, nicht aber, wenn Sie in der Sonne rösten, was für die Erhaltung einer schönen Haut niemals empfehlenswert ist.

Amethyst

Als Heilstein hat der Amethyst eine alte Tradition. Er wurde als Friedensbringer getragen und sollte destruktive Energien fernhalten, die im eigenen Wesen entstanden waren oder von anderen herangetragen wurden. Heilsteine in Wasser einzulegen, um das Wasser für heilende Zwecke weiterzuverwenden, gehört zu den ältesten Verfahren der Heilkunst, denn die energetische Abstrahlung der Steine wird an das Wasser abgegeben, und was uns bereits die naturheilkundige Philosophin Hildegard von Bingen in ihren Rezepturen gelehrt hat, gilt heute als neue Erkenntnis der Energieforschung.

Amethyst-Creme

5 g Bienenwachs
10 g Lanolin anhydrid (1 gehäufter Kaffeelöffel)
40 g süßes Mandelöl
40 g destilliertes Wasser
ein Amethyst-Rohstein oder Amethyst-Kiesel

Zubereitung   Steine sind Lebewesen, und kein Stein ist wie der andere. Rohsteine, die weder geschliffen noch gefaßt sind, haben keine Verletzungen erlitten und eignen sich daher am besten für die Zubereitung von Heilmitteln. Wenn Sie einen Rohamethyst erwerben, nehmen Sie ihn in die Hände, und Sie werden fühlen, welche Energie, welche Kraft er hat und ob er mit Ihnen eine Verbindung herstellt. Respektieren Sie den Stein als Lebewesen.

Haben Sie Ihren Stein gefunden, so behandeln Sie ihn mit Liebe. Der Stein ist von vielen Händen berührt worden, deshalb waschen Sie ihn gründlich, indem Sie ihn zwei oder drei Tage in kaltes Wasser legen, das Sie immer wieder erneuern. Legen Sie ihn danach in die Sonne oder an einen lichten Platz, nehmen Sie Wesen-zu-Wesen-Kontakt mit ihm auf, und behandeln Sie ihn mit Achtung und Liebe, dann werden Sie von ihm das bekommen, was Sie ihm geben.

Nachdem der Stein nun zu Ihnen gehört, Sie mit ihm und er mit Ihnen vertraut wird, sind die Voraussetzungen geschaffen, sein Heilpotential zu entfalten. Legen Sie den Stein nun für 24 Stunden in das im Rezept angegebene destillierte Wasser, bedecken Sie die Schale, und nehmen Sie den Stein, kurz bevor Sie mit der Herstellung der Creme beginnen, heraus.

Schmelzen Sie Bienenwachs und Lanolin auf dem kochenden Wasserbad, und fügen Sie das süße Mandelöl hinzu. Erhitzen Sie die Mischung auf 60 Grad. Inzwischen erwärmen Sie das destillierte Wasser, aus dem Sie den Amethyst entfernt haben, auf 60 Grad. Vom Feuer nehmen. Unter stetigem Rühren mit dem Handrührmixer das destillierte Wasser auf kleinster Stufe in die geschmolzenen Fette rühren, bis die Creme erkaltet. In Cremetöpfchen abfüllen. Vor der nächsten Zubereitung der Amethyst-Creme sollte der Stein wieder gründlich gewaschen und in die Sonne gelegt werden. Stellen Sie Wesen-zu-Wesen-Kontakt mit dem Stein auch dann her, wenn Sie ihn nicht »brauchen«. Steine wollen geliebt und nicht nur benützt werden.

Verwendung

Auch die Erwärmung des Wassers läßt die Energie des Amethysts nicht verlorengehen. Wie stark diese Kraft ist, hängt unter anderem von der persönlichen Verbindung mit Ihrem Stein ab; aus diesem Grund sollten wir Cremes selbst herstellen und nicht von anderen zubereiten lassen. Die Amethyst-Creme ist ideal für die Haut ab dreißig, sie wirkt verjüngend und gleichgewichtsregulierend auf die Haut. Sie ist auch ausgezeichnet gegen die Verhärtung von Fältchen, denn sie läßt die Härte der Linien im Gesicht und am Hals verschwinden. Als Tag- und Nachtcreme bestens zu empfehlen.

Amethyst-Badesachet

Amethyst-Rohstein oder Amethyst-Kiesel

Zubereitung

Geben Sie den Amethyst-Rohstein oder die als Nebenprodukte anfallenden Amethyst-Kiesel, die wir preiswert kaufen können, in ein Badesäckchen aus Baumwolle. Das Säckchen wird ins heiße Badewasser gehängt und bleibt während des Badens im heißen Wasser.

Verwendung

Die beruhigenden Wirkungen des Amethysts kommen im Badewasser zu guter Wirkung, daher ist das Bad mit Amethyst am Abend vor dem Schlafengehen zu empfehlen. Gut ergänzt sich die Wirkung mit Honig. Sie konnen also dem heißen Badewasser noch eine halbe Tasse Bienenhonig zusetzen, und da er sich völlig löst, brauchen Sie keine Sorge zu haben, daß ein klebriger Film auf der Haut zurückbleibt. Waschen Sie Ihren Amethyst nach jedem Bad, und legen Sie ihn an die Luft oder an die Sonne.

Wenn der Stein durchsichtig wird oder – genauer –
wenn die Durchsichtigkeit Stein wird,
lassen sich alle Träume der Erde lesen.
Edmond Jabès

Aquamarin

Nach einer indischen Legende stammt der Aquamarin aus dem Schatz der Meeresgötter und soll den Menschen die heilenden und besänftigenden Wirkungen des Wasserelements nahebringen. Auch in anderen Kulturen wurde der blaue Beryll, also der Aquamarin, mit dem Wasser und der Psyche in Zusammenhang gebracht, und die Tiefe und Stille des Wasserelements, die dieser Stein als Information mit sich trägt, war als Weg zu suchen. Am Körper getragen gilt der Aquamarin als Heilstein, der Harmonie, Gleichgewicht und Friedfertigkeit bringt.

Die Rohsteine oder Aquamarin-Kiesel, die wir preiswert bekommen, sind vielseitig in der Heilkosmetik zu verwenden. Suchen Sie Ihre Steine mit Geduld und Intuition aus, nehmen Sie Wesen-zu-Wesen-Kontakt auf, um herauszufinden, ob die Steine, von denen jeder einzelne eine eigene Persönlichkeit hat, mit Ihnen eine gute Verbindung eingehen. Waschen Sie die Steine gründlich in kaltem Wasser, lassen Sie sie etwa zwei oder drei Tage in Wasser, das Sie öfter wechseln, liegen. Legen Sie die Steine ab und zu in die Sonne, und schenken Sie Ihnen Aufmerksamkeit.

Aquamarin-Lotion

100 g Hamameliswasser · Aquamarin-Kiesel oder Rohsteine

Legen Sie den gründlich gereinigten Rohstein in das Hamameliswasser, bedecken Sie die Schale, und lassen Sie den Stein 24 bis 36 Stunden darin liegen. Dann nehmen Sie den Stein heraus und füllen das Hamameliswasser in eine dunkle Apothekerflasche ab.

Zubereitung

Verwendung   Die Mischung ist ein vorzügliches Adstringens. Bei großporiger Haut, bei erweiterten und verstopften Poren reiben Sie das Gesicht und den Hals mehrmals täglich damit ab. Das Gesichtswasser wirkt auch sehr erfrischend und aktivierend, es gibt Energie und Vitalität.

Aquamarin-Creme

10 g Lanolin anhydrid (1 gehäufter Kaffeelöffel)
5 g Bienenwachs · 40 g Hamameliswasser
40 g Pfirsichkernöl · Aquamarin-Rohstein

Zubereitung   Den gut gereinigten Aquamarin-Rohstein in eine kleine Porzellanschale legen und mit dem Hamameliswasser übergießen. Bedeckt 24 bis 36 Stunden stehenlassen.

Lanolin und Bienenwachs auf dem kochenden Wasserbad schmelzen, das Pfirsichkernöl dazugeben und auf 60 Grad erwärmen. Den Aquamarin aus dem Hamameliswasser nehmen, das Wasser in einem Töpfchen auf 60 Grad bringen und nun beide Flüssigkeiten mit dem elektrischen Handrührmixer kaltrühren. In Cremedöschen abfüllen.

Verwendung   Hier haben wir eine ganz hervorragende Tagescreme für unreine Haut und verstopfte Poren. Die Creme, hauchdünn aufgetragen, aktiviert die Haut, sie öffnet die Poren und bringt sozusagen aktive Bewegung in die Behandlung der Haut. Verwenden Sie als Ergänzung zu dieser Behandlung die zuvor genannte Aquamarin-Lotion.

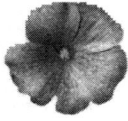

Aquamarin-Rosencreme

10 g Lanolin anhydrid (1 gehäufter Kaffeelöffel)
5 g Bienenwachs · 40 g Pfirsichkernöl
40 g Rosenwasser · Aquamarin-Rohstein

Zuerst legen Sie den gut gewaschenen Aquamarin-Rohstein **Zubereitung**
in das Rosenwasser, bedecken die Schale und lassen die
Mischung 24 bis 36 Stunden stehen. Lanolin und Bienenwachs auf dem kochenden Wasserbad schmelzen, das Pfirsichkernöl dazugeben und alles auf 60 Grad erwärmen. Den
Aquamarin aus dem Rosenwasser nehmen, das Rosenwasser
ebenfalls auf 60 Grad bringen und dann die beiden Flüssigkeiten mit dem elektrischen Handrührmixer kaltrühren.

Die sehr sanfte Creme wirkt beruhigend, sie entspannt, gibt **Verwendung**
Wärme und regt die kontemplativen Eigenschaften an. Für
trockene, nervöse Haut, für unruhige Haut ist sie als Tag-
und Nachtcreme geeignet.

Aquamarin-Pfefferminzwasser

100 g Pfefferminzwasser
ca. 10 g Aquamarin-Rohsteine

Der Aquamarin und das Pfefferminzwasser ergeben eine **Zubereitung**
perfekte Verbindung, die wir sehr vielseitig einsetzen können. Wie das Pfefferminzwasser hergestellt wird, finden Sie
auf Seite 245; fertig bekommen Sie es in der Apotheke.
Legen Sie den gut gewaschenen Aquamarin-Rohstein 24 bis
36 Stunden in das Pfefferminzwasser.

Hier sind zahlreiche Verwendungsmöglichkeiten:

- als Gesichtswasser bei unreiner Haut, Mitessern und großporiger Haut
- bei Hautausschlägen und Ekzemen
- bei Pilzbefall, beispielsweise unter den Finger- und Fußnägeln, an den Füßen
- gut für Abreibungen der Kopfhaut, bei Schuppen, leicht fettendem Haar, entzündlichen Veränderungen an der Kopfhaut
- als Zusatz im Gesichtsdampfbad, hilft der Tiefenreinigung der Haut und der Atemwege; gut bei verstopfter Nase
- Geben Sie ein wenig Aquamarin-Pfefferminzwasser auf die heißen Steine in der Sauna. Die Dämpfe wirken entgiftend, sind gut gegen Bakterien, die über die Nase und den Mund in die Atmungsorgane aufsteigen.
- Nehmen Sie das Aquamarin-Pfefferminzwasser als erfrischende Abreibung nach dem Bad oder der Sauna; es belebt und klärt, reinigt Haut und Atemwege.
- Geben Sie das Aquamarin-Pfefferminzwasser als Zusatz ins Badewasser, wenn Sie müde sind und rasch wieder munter werden wollen.

Aquamarin-Bad

Aquamarin-Rohstein oder -Kiesel
3/4 l Wasser
1 Eßlöffel Pfirsichkernöl

Zubereitung

Die gereinigten Steine geben Sie in eine Flasche oder ein Gefäß mit breiter Öffnung, das dreiviertel Liter Inhalt faßt. Etwa 300 g Steine sind für diese Menge von Flüssigkeit ausreichend. Das Pfirsichkernöl dazugeben, das Wasser leicht erwärmen und die Flasche damit auffüllen. Gut verschlossen

24 bis 36 Stunden stehenlassen Der Inhalt der Flasche ist ausreichend als Zusatz für ein Bad, das Sie immer wieder nach dieser Rezeptur ansetzen können.

Aquamarin und Pfirsichkernöl sind als Körper-Geist-Psyche-Information eine ideale Verbindung. Das Bad wirkt ausgleichend, besänftigend und harmonisierend und bringt eine neue Vorstellung von Harmonie und Stille, die uns in der heutigen Zeit so wichtig sind. Nehmen Sie das Bad am Abend, lassen Sie sich Zeit dafür, und genießen Sie das Beruhigtsein. Für Menschen, die meditieren, ist das Bad eine schöne Vorbereitung für die Meditation.

Verwendung

Aquamarin und Pfirsichkernöl vertragen sich gut mit Rosen. Wenn Sie das Bad ein wenig parfümieren wollen, geben Sie ein paar Tröpfchen Rosenöl in die Flasche, in der Sie den Badezusatz ansetzen, oder legen Sie eine Handvoll getrockneter Rosenblüten hinein, die Sie später entfernen.

Variante

Arnika

Arnika-Tinktur

5 g Arnikablütenblätter
100 g Alkohol (70 %)

Geben Sie die Arnikablütenblätter in eine dunkle Apothekerflasche mit breiter Öffnung, und übergießen Sie sie mit dem Alkohol. Gut verschlossen etwa 3 oder 4 Wochen an der Sonne oder an einem warmen Platz im Haus aufbewahren, ab und zu durchschütteln. Beim Abseihen die Blütenblätter gut im Sieb abtropfen lassen und ausdrücken. Die duftende, goldgelbe Arnika-Tinktur wird kühl und dunkel aufbewahrt.

Zubereitung

Verwendung   Die Arnika-Tinktur gehört zu den altbewährten Naturheilmitteln, die in keiner Hausapotheke fehlen sollten. Mit
Arnika-Tinktur beträufelte feuchte Umschläge helfen bei
kleinen Verletzungen, Blutergüssen, Gelenkentzündungen,
Prellungen, Muskelzerrungen, Verstauchungen und Schrunden. Die Tinktur hilft bei Pickeln und Mitessern; die betroffenen Stellen werden mehrmals täglich damit abgetupft.

Arnika-Gesichtswasser

*50 g Rosenwasser · 50 g Orangenblütenwasser
5 g reiner Bienenhonig (1/2 Kaffeelöffel)
2 Kaffeelöffel Arnika-Tinktur*

Zubereitung   Das in einem feuerfesten Porzellantöpfchen vermischte
Rosen- und Orangenblütenwasser erwärmen und den Bie-
nenhonig darin auflösen. Abkühlen lassen und die Arnika-
Tinktur hinzufügen. In ein dunkles Fläschchen abfüllen.

Verwendung   Speziell zur Nachreinigung ist das Arnika-Gesichtswasser
gedacht. Beträufeln Sie einen Wattebausch damit, und reiben
Sie sanft das Gesicht und den Hals damit ab. Die heilenden
und klärenden Substanzen von Arnika und Bienenhonig
sind hier vereint und helfen bei trockener, müder und auch
leicht entzündlicher Haut. Als Kompresse zu empfehlen.

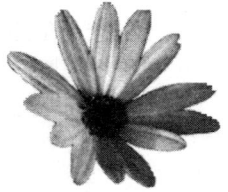

Arnika-Körperpackung

20 g Lanolin anhydrid (2 gehäufte Kaffeelöffel)
3 Eßlöffel Weizenkeimöl
2 Kaffeelöffel Arnika-Tinktur

Die Zutaten sind für eine einmalige Anwendung berechnet. **Zubereitung**
Auf dem kochenden Wasserbad Lanolin schmelzen, vom
Feuer nehmen und mit dem Kochlöffel das Weizenkeimöl
einrühren. Dann die Arnika-Tinktur dazugeben. Abkühlen
lassen, bis die Mischung gut verstreichbar ist.

Eine schöne Körperpackung für eine kleine Kur à la Schön- **Verwendung**
heitsfarm zu Hause. Tragen Sie die Körperpackung nach
dem Bad auf, wenn die Poren der Haut rein und gut geöffnet sind. Massieren Sie sich von Kopf bis Fuß gründlich
damit ein. Wickeln Sie sich in ein Badetuch, entspannen Sie
sich, und lassen Sie die Packung einwirken, solange Sie Zeit
dazu haben oder sogar über Nacht. Am nächsten Morgen
werden Sie sich wie neugeboren fühlen, so weich, zart und
erfrischt ist die Haut.

Avocadoöl

Avocado-Frischcremekur

2 Eier · 50 g Avocadoöl
1 Prise Meersalz · 1 Teelöffel Zitronensaft
1 Teelöffel naturreiner Apfelessig

Eigelb vom Eiweiß trennen; das zimmerwarme Avocadoöl **Zubereitung**
mit dem elektrischen Handrührmixer tropfenweise in das

Eigelb einrühren, bis eine feste Mayonnaise entstanden ist. Meersalz, Zitronensaft und Apfelessig zugeben und verrühren. Das Eiweiß zu festem Schnee schlagen und unter die Mayonnaise heben. In Porzellan- oder Glasgefäß abfüllen und im Kühlschrank aufbewahren.

Verwendung

Für ein Schönheitswochenende zu Hause ist die Frischcremekur ideal. Sie können sich von Kopf bis Fuß damit einreiben, es ist eine Kurcreme und Ganzkörperpackung, die der Haut außerordentlich gut tut. Die frische Kurcreme ist nur ein paar Tage haltbar, aber die Herstellung ist lohnend, insbesondere bei trockener, spröder und alternder Haut, als Regenerationsmittel nach einer Krankheit oder als heilwirksames Mittel gegen allgemeine Abgespanntheit.

Avocado-Haarpackung

1 Eigelb · 2 Eßlöffel Avocadoöl
3 Tropfen Rosenholzöl (bei Bedarf)

Zubereitung

Rühren Sie das zimmerwarme Avocadoöl tropfenweise in das Eigelb, so daß eine glatte Mayonnaise entsteht. Rosenholzöl unterrühren. Das Haar nicht waschen, sondern die Mayonnaise in den Haarboden und das Haar einmassieren. Setzen Sie eine Duschhaube auf, und wickeln Sie ein Frotteehandtuch um den Kopf, denn die konstante Wärme intensiviert die Wirkung der Packung. Einwirken lassen, solange Sie Zeit dazu haben; anschließend das Haar gründlich waschen.

Verwendung

Avocadoöl macht das Haar glänzend, weich und gut frisierbar; Rosenholzöl gehört zu den schönsten Duftnoten für die Haarpflege. Die Kur eignet sich gut für dauerwellengeschädigtes Haar, auch bei spröden Spitzen und glanzlosem Haar.

Avocado-Hautcreme

5 g Lanolin anhydrid ($^1/_2$ Kaffeelöffel)
5 g Bienenwachs
50 g Avocadoöl
40 g Rosenwasser
3 Tropfen Rosenholzöl oder Rosengeraniumöl

Zubereitung

Die ersten beiden Zutaten auf dem kochenden Wasserbad schmelzen, dann Avocadoöl hinzufügen und alles auf 60 Grad erwärmen. Das Rosenwasser in einem Töpfchen ebenfalls auf 60 Grad bringen und mit dem auf kleinste Stufe eingestellten Handrührmixer unter die geschmolzenen Fette rühren. Weiterrühren, bis die Creme handwarm abgekühlt ist, dann parfümieren. Weiterrühren, bis die Creme erkaltet ist, und in Cremetöpfchen abfüllen.

Verwendung

Diese reichhaltige, köstlich duftende Hautcreme ist eine wahre Wohltat für die müde und strapazierte Haut. Das ungemein hautfreundliche Avocadoöl wird von jeder Haut gut vertragen. Fein aufgetragen ist die Creme als Tages- und Nachtcreme geeignet, auch zur Ganzkörpermassage ist sie vorzüglich.

Avocado-Augenfältchenöl

1 Kaffeelöffel Kakaobutter
5 g Lanolin anhydrid ($^1/_2$ Kaffeelöffel)
50 g Avocadoöl · $^1/_2$ Kaffeelöffel reiner Bienenhonig

Zubereitung

Auf dem kochenden Wasserbad Lanolin schmelzen, dann die Kakaobutter, das Avocadoöl und den Honig zugeben und alles auf 60 Grad erwärmen. Vom Feuer nehmen und mit dem elektrischen Handrührer auf kleinster Stufe kaltrühren. In Cremedöschen abfüllen und kühl aufbewahren.

Verwendung

Das biologisch kostbare Augenfältchenöl ist ein ideales Pflegemittel für die Augenpartie. Tragen Sie das fein verstreichbare Öl hauchdünn auf. Die Haut nimmt es sehr rasch auf, es hinterläßt keinen öligen Glanz. Bei regelmäßiger Anwendung wirkt es beruhigend und glättend und arbeitet zunehmender Fältchenbildung entgegen.

Badesalz

500 g Küchensalz
20 g Alkohol (70 %)
2 Kaffeelöffel Parfümöl nach Wahl

Dosierung

pro Bad 1 Tasse der fertigen Mischung

Zubereitung

Geben Sie das Küchensalz in eine entsprechend große Porzellanschüssel. Das Parfümöl im Alkohol lösen und nun die Flüssigkeit langsam und portionsweise mit einem Kochlöffel unter das Salz heben. Sobald alles gründlich untergerührt ist, lassen Sie die Schüssel noch eine Weile unbedeckt stehen, damit der Alkohol verdunsten kann. In eine hübsche, gut verschließbare Flasche mit breiter Öffnung abfüllen.

Unter den Parfümölen haben Sie eine große Auswahl, um dem Badesalz einen angenehmen Duft zu verleihen und die Heilwirkungen der Öle zu nutzen. Suchen Sie jenen Duft aus, mit dessen Botschaft Sie sich beschäftigen möchten, beachten Sie jedoch, daß nicht alle ätherischen Öle für den Kontakt mit der Körperhaut geeignet sind.

Rose

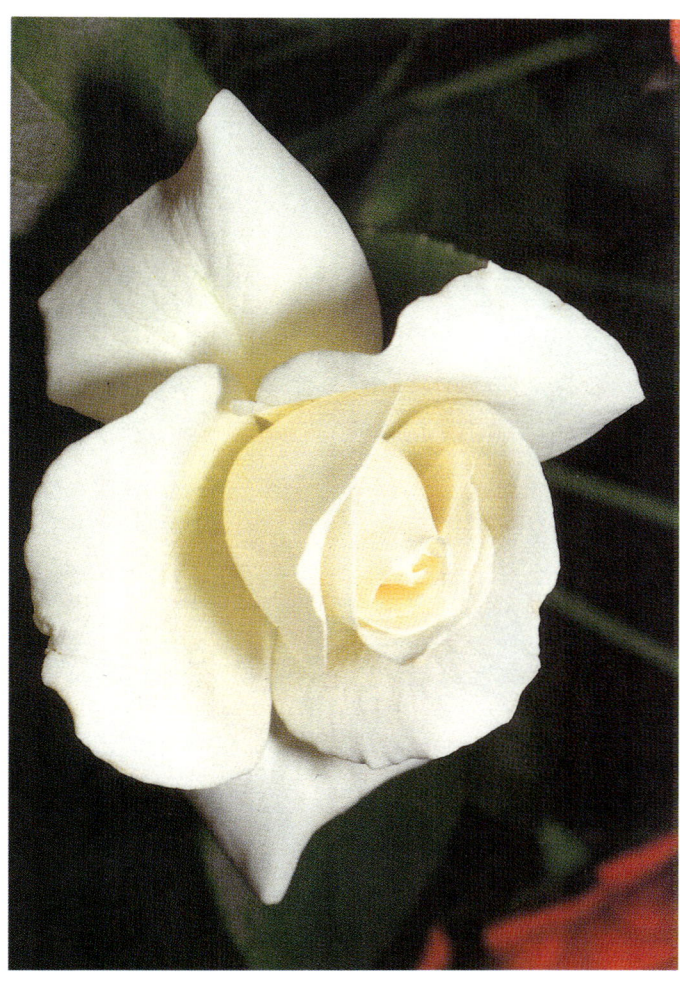

IX

Sie ist die Blume
der Blumen, das
Herz der Mystik,
Symbol der Liebe,
der Freundschaft,
des Glücks und
der Schönheit.

Getrocknete Blüten

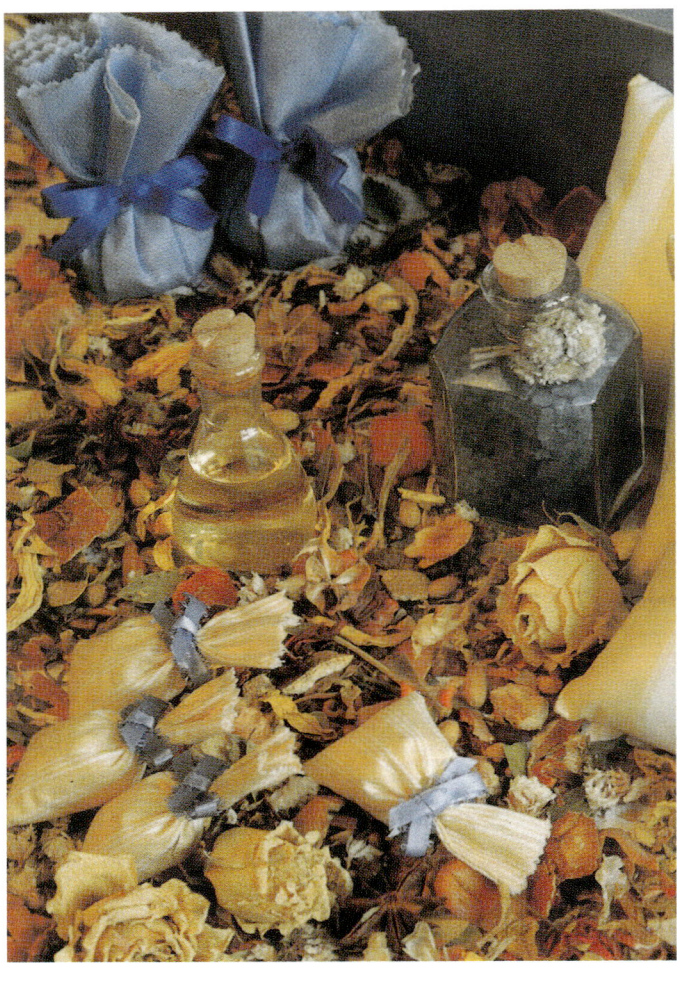

X

Getrocknete
Blüten für Pot-
pourris und
Sachets eignen
sich für Wohn-
und Schläfräume.
Sie halten, mit

Parfümölen
beträufelt, lange
ihren Duft.

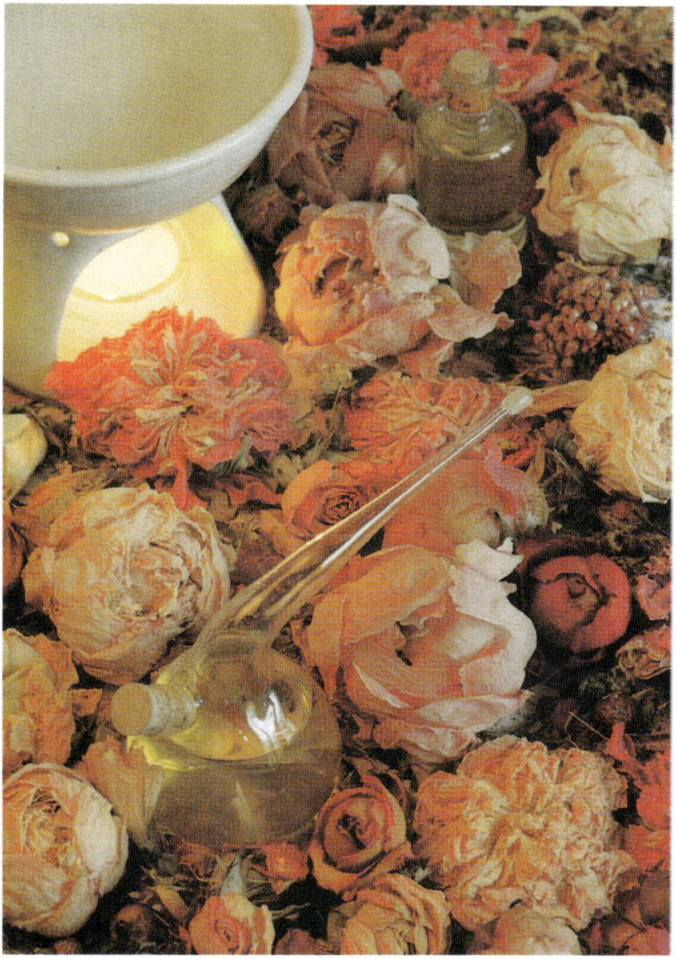

**Aroma-
lampe**

XI

Eine wirksame
Methode der
Duftverteilung im
Haus ist durch die
Aromalampe
gegeben. Über die
Atmung gelangt
der Duft in den
Organismus,
um seine
heilwirksamen
und schönheits-
fördernden
Wirkungen zu
entfalten.

**Ginkgo-
Biloba-
Baum**

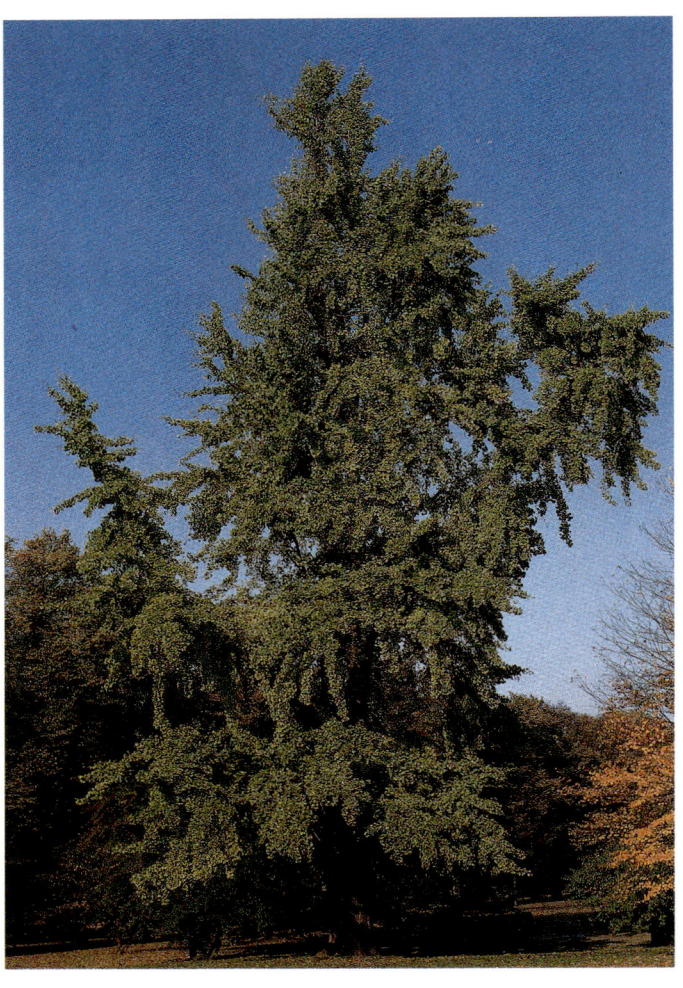

XII

Der prächtige
Baum gehört zu
den ältesten
Bäumen der Erde.
In China wurde
er in den
Tempelbezirken
angebaut, da er

wegen seines
strahlenden,
sanften Wesens
und seiner könig-
lichen Seele
geliebt wurde.

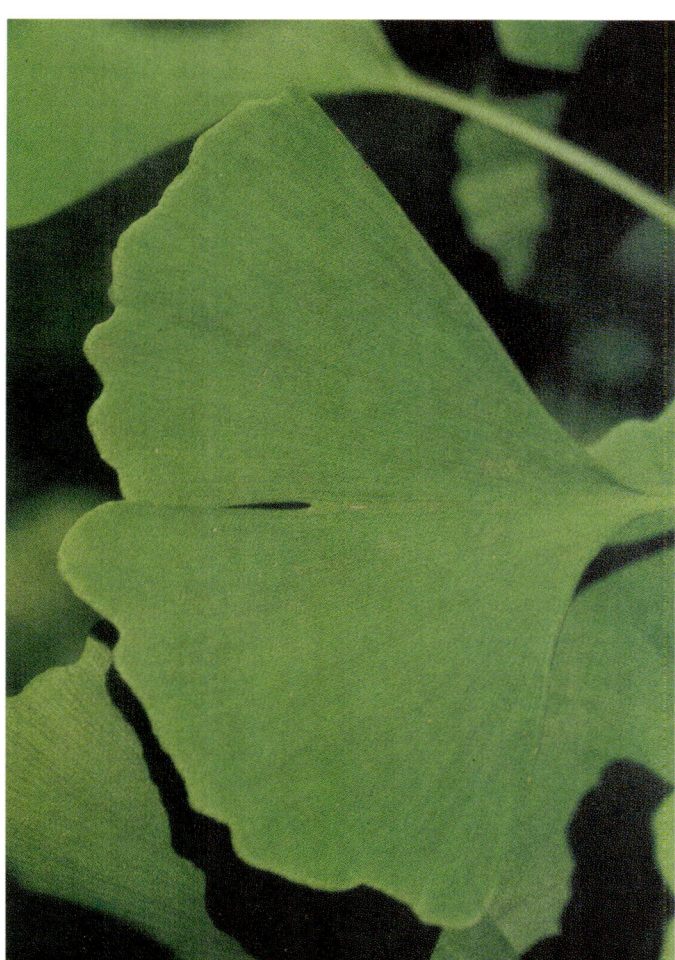

Wegen ihrer
babysanften
Eigenschaften
sind Auszüge aus
den Blättern des

Ginkgo-Biloba-
Baums für die
Schönheitspflege
vorzüglich
geeignet.

Amethyst

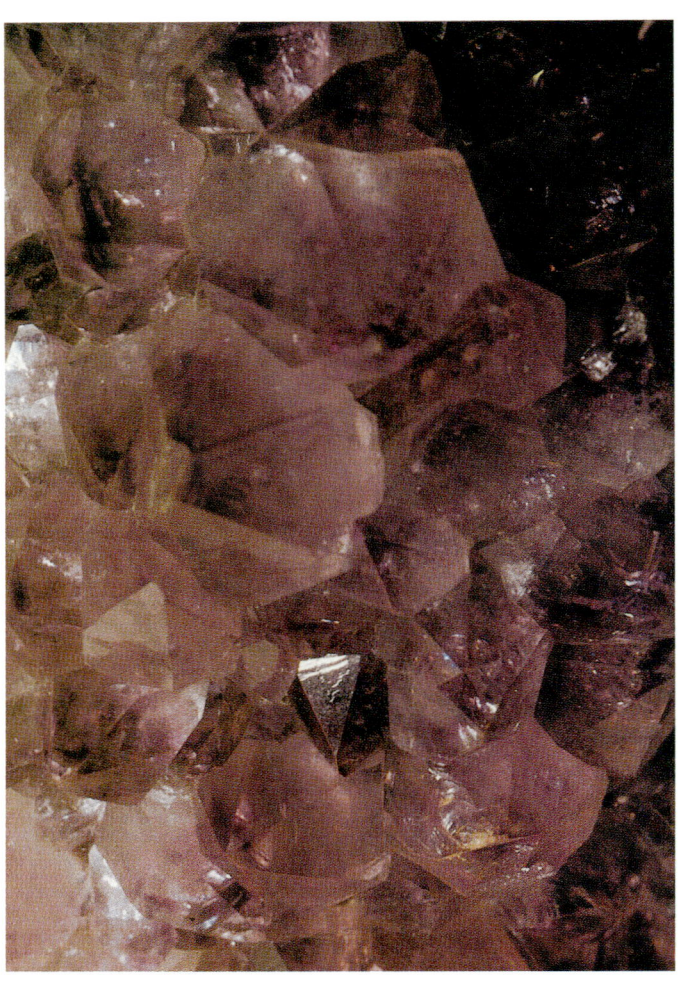

XIV

Die Rohsteine vom Amethyst haben, ähnlich dem Lapislazuli, in der Heilkosmetik eine große Vergangenheit. Auch als Talisman und Amulett gilt der Stein dem Schutz und der Wiedererneuerung.

Lapislazuli

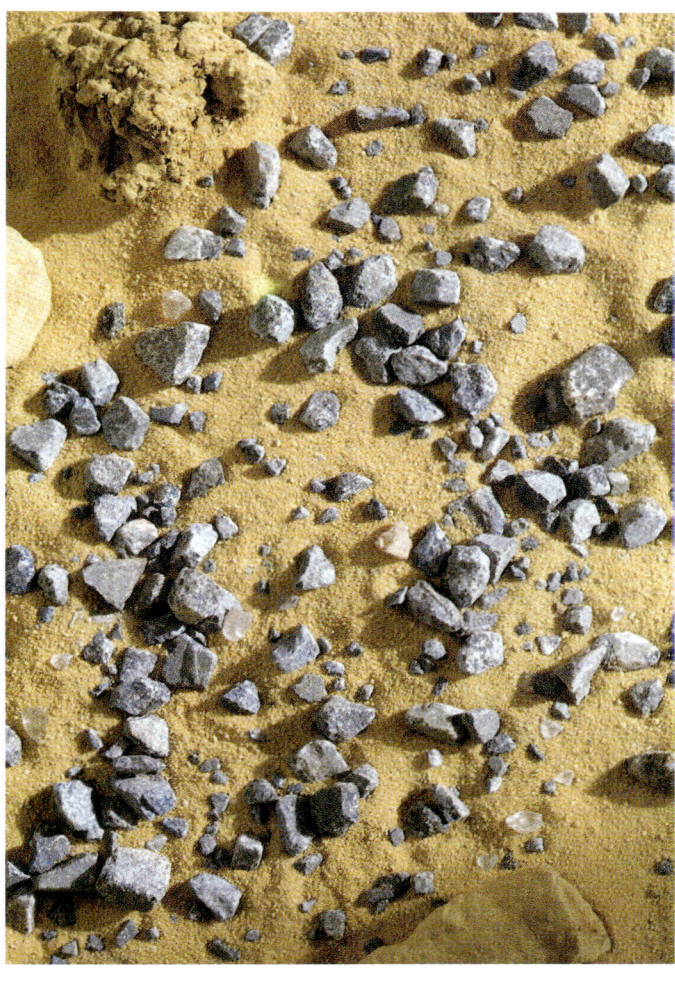

XV

Die Rohsteine oder Kiesel des Lapislazuli sind für die Zubereitung heilwirksamer Schönheitsmittel geeignet, und wir folgen damit Traditionen, die schon den Ägyptern bekannt waren.

Lavendel

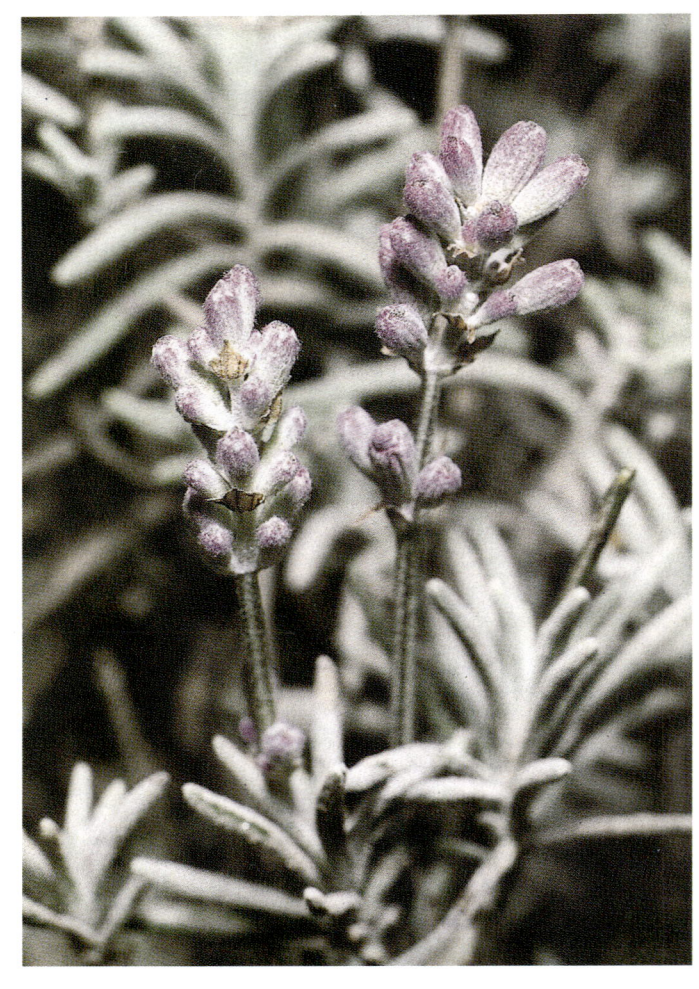

XVI

Aus dem lateinischen lavare = waschen, stammt die Pflanzen-bezeichnung des Lavendel, und wegen ihrer antibakteriellen Eigenschaften ist die Pflanze und das aus ihr gewonnene Öl ein vorzügliches Mittel der Hygiene.

Eine Tasse Badesalz in der Wanne reicht aus, um das volle **Verwendung**
Aroma des Dufts im Bad zu entfalten. Auch das Salz hat eine
schönheitsfördernde Wirkung auf die Haut; statt normalem
Küchensalz können Sie auch Meersalz verwenden.

Basilikum

Tiefenreinigung mit Basilikum

1 l Wasser
1 Handvoll getrocknetes Basilikumkraut
2 Tropfen Blütenessenz »Olive«

Das getrocknete Basilikumkraut in einen Kochtopf geben, **Zubereitung**
mit dem Wasser übergießen und eine Stunde durchziehen
lassen. Dann die Mischung erhitzen. Vom Feuer nehmen,
Blütenessenz »Olive« dazugeben. Beugen Sie sich nun über
den dampfenden Topf, legen Sie ein Frotteehandtuch zeltartig über den Kopf, damit der Dampf nicht entweichen kann,
und wärmen Sie die Mischung nochmals auf, wenn sie
abgekühlt ist.

Inhalieren Sie den Dampf, und atmen Sie tief durch. Die **Verwendung**
heilwirksamen Dämpfe reinigen und entgiften die Atemwege. Das Dampfbad eignet sich vorzüglich für die Entgiftung
der Haut, wenn Sie in der Großstadt leben und viel Luftver-
schmutzung ausgesetzt sind. Es wirkt auch gegen Erkältungen, Beschwerden der Atmung und bei verstopften Poren.
    Sie können das Gesichtsdampfbad mehrmals anwenden,
auch über einen Zeitraum von zwei bis drei Tagen.

Wenn Sie die Kur als Kompresse anwenden wollen, bereiten **Kompresse**
Sie die Mischung wie oben beschrieben zu. Seihen Sie die
Flüssigkeit ab, drücken Sie ein Mulltuch darin aus, das Sie

warm aufs Gesicht legen. Die Flüssigkeit nochmals erwärmen und die Kompresse erneut auflegen. Bei Atembeschwerden legen Sie die Kompresse auf die Brust und decken mit einem Tuch ab; unterstützen Sie die Wirkung mit einer Wärmflasche.

Basilikum-Gesichtswasser

1 Eßlöffel getrocknete Rosenblütenblätter
1 Eßlöffel getrocknete Basilikumblätter
100 g destilliertes Wasser
30 g Alkohol (70 %) · 50 g Rosenwasser
1/2 Kaffeelöffel reiner Bienenhonig
3 Tropfen Basilikum

Zubereitung   Füllen Sie die getrockneten Blüten in eine Porzellanschale, und übergießen Sie die Mischung mit dem destillierten Wasser und 20 g des Alkohols. Decken Sie die Schale mit einem Tuch oder einer Folie ab, und lassen Sie die Mischung über Nacht an einem kühlen Platz stehen. Dann seihen Sie die Mischung durch ein Leinentuch oder ein feinmaschiges Küchensieb ab und pressen dabei die Pflanzenrückstände gut aus. Die gewonnene Flüssigkeit lassen Sie anschließend durch Kaffeefilterpapier laufen, um auch die feinsten Kräuterteilchen abzufangen. Nun erwärmen Sie das Rosenwasser, lösen den Honig darin auf und gießen alles in eine ausreichend große Flasche. Das Basilikumöl wird nun in den restlichen 10 g Alkohol gelöst, gut geschüttelt und ebenfalls in die Flasche gegeben. Nochmals gut durchschütteln.

Verwendung   Die in diesem wertvollen Gesichtswasser enthaltenen Pflanzenauszüge wirken zusammen mit dem Honig heilend und lindernd auf die Haut ein. Für trockene, spröde und nervöse Haut sind Rosen und Basilikum ideale Heilmittel. Das

Gesichtswasser ist zur Nachreinigung geeignet und kann mehrmals täglich angewendet werden.

Birke

Birkenblätter-Tinktur

5 g getrocknete Birkenblätter
100 g Alkohol (70 %)

Geben Sie die Birkenblätter in ein dunkles Apothekerglas mit breiter Offnung, gießen Sie den Alkohol darüber und lassen den Auszug gut verschlossen 3 bis 4 Wochen an einem warmen Platz stehen. Dann die Tinktur abseihen und die Blätter gut ausdrücken. Tinktur in dunkler Flasche aufbewahren.
Zubereitung

Seit alters ist die Birkenblätter-Tinktur ein vorzügliches Ingrediens für alle Mittel der Haarpflege. Die Tinktur bekommen Sie auch fertig in der Apotheke.
Verwendung

Birkenblätter-Kopfwasser

20 g Birkenblätter-Tinktur
80 g Hamameliswasser
3 Tropfen Melissenöl

Lösen Sie zuerst das Melissenöl in der Birkenblätter-Tinktur auf. Hamameliswasser hinzufügen und alles vermischen. Zur praktischen Handhabung empfiehlt sich für die Abfüllung eine Pipettenflasche.
Zubereitung

Verwendung   Bei schuppender und fetter Kopfhaut, bei Haarausfall, Kopfjucken, bei Kopfhaut, die leicht zu entzündlichen Veränderungen neigt, ist eine Kur mit Birkenblätter-Kopfwasser zu empfehlen.

Nach jeder Haarwäsche wird das Kopfwasser gründlich in den Haarboden einmassiert. Es wirkt heilend, entzündungshemmend und tonisierend auf die Kopfhaut und sollte regelmäßig angewendet werden, um dauerhafte Erfolge zu erzielen.

Kräuter- Haarwasser

20 g Birkenblätter-Tinktur · 20 g Arnika-Tinktur
60 g Hamameliswasser · 3 Tropfen Wacholderholzöl

Zubereitung   Vermischen Sie die beiden Tinkturen miteinander, und lösen Sie das Wacholderholzöl darin auf. Nun mit dem Hamameliswasser aufgießen. In eine praktisch zu handhabende Pipettenflasche abfüllen.

Verwendung   Verteilen Sie das Kräuter-Haarwasser tropfenweise auf der Kopfhaut, und massieren Sie es sanft ein. Die Konzentration ist recht intensiv, achten Sie daher darauf, daß Ihnen das Haarwasser nicht in die Augen rinnt.

Bei Schuppen, juckender Kopfhaut, fettender Kopfhaut und Haarausfall ist dieses biologisch hochwertige Kräuterwasser das ideale Regenerierungsmittel. Es klärt und durchblutet, wirkt sanft desinfizierend und adstringierend und führt bei regelmäßiger Anwendung zur Gesundung der Kopfhaut.

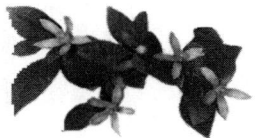

Blütenessenzen

Immer mehr Menschen finden durch die Therapie mit Blütenessenzen Hilfe, sei es bei seelisch-geistigen Konflikten, bei der Heilung von physischen Erkrankungen und auch bei äußerlicher Anwendung durch die Wirkung der Blütenessenzen in der Heilkosmetik. Als Wiederentdecker der Blütentherapie, die eine alte Heilmethode ist, gilt Dr. Edward Bach (1886–1936). Ursprünglich war Bach Schulmediziner und unterhielt eine Privatpraxis in London, die er aus Unzufriedenheit über die mangelnden Erfolge orthodoxer Heilmethoden aufgab. »Um das Wesen der Krankheit zu verstehen, müssen zunächst einige grundlegende Wahrheiten anerkannt werden«, sagte er. »Die erste Wahrheit ist, daß der Mensch eine Seele besitzt und daß dies sein wahres Selbst ist. Gesundheit hängt davon ab, daß wir in Harmonie mit unserer Seele sind.« Die Seele aus Zwängen, Ängsten und Nöten zu befreien, darin sah Bach die jedem eigene Fähigkeit, sich selbst zu heilen. Bach gab seine Londoner Praxis auf, zog aufs Land und suchte inmitten der Natur nach ganz bestimmten Heilpflanzen, aus denen er die Blütenessenzen herstellte. Die Blüten sollten dem Patienten helfen, durch ihre Schwingungen die Information einer universellen Kraft der Seele zu erfahren. Bach erweiterte damit das Wissen der homöopathischen Medizin, denn die Botschaften der Blütenessenzen sind Informanten der Harmonie. Sie bringen dem Gemüt die Information des Komplementären, also die Harmonie als Gegenpol zur Disharmonie. Hier einige Beispiele für krankmachende Gemütszustände und die Bach-Blütenboten der Harmonie, die sie verwandeln und damit heilen können:

Fehler	Blüte	Tugend
Zwang	Wegwarte	Liebe
Angst	Gefleckte Gauklerblume	Mitgefühl
Ruhelosigkeit	Odermennig	Friede
Unentschlossenheit	Einjähriger Knäuel	Standhaftigkeit
Gleichgültigkeit	Weiße Waldrebe	Freundlichkeit
Schwäche	Tausendgüldenkraut	Stärke
Zweifel	Herbstenzian	Verständnis
Fanatismus	Eisenkraut	Toleranz
Unwissenheit	Bleiwurz	Weisheit
Ungeduld	Drüsentragendes Springkraut	Vergebung
Schrecken	Gelbes Sonnenröschen	Mut
Kummer	Sumpfwasserfeder	Freude

In der Nachfolge Bachs wurden zahlreiche heilwirksame Blütenessenzen erprobt, die uns heute für die Wege der sanften Heilung besondere Begleiter sind. Die folgende Zusammenstellung wurde vom »Arbeitskreis Blütenwerkstatt« erarbeitet und von zahlreichen Heilpraktikern und Naturärzten erprobt

Ackerwinde: Läßt alte Muster und Programme erkennen und hilft sie zu durchbrechen.
Agave: Bei Trägheit und Dumpfheit. Verhilft dem Ausdruck des Selbst zu mehr Klarheit.
Aloe vera: Hilft bei Überforderung und Streß, bringt ein »dickeres Fell«.
Ananas: Gute Hilfe für die Auflösung selbstgefälliger Sicherheiten, löst falsche Vorstellungen.
Aprikose: Macht locker, leicht und heiter.

Avocado: hilft bei Selbstzweifeln, Lethargie, Depression.

Bärentraube: Für unbewegliche Menschen, die hauptsächlich kopflastig und zu wenig im Körper zu Hause sind, die sich zu wenig gönnen.

Besenheide: Für solche, die immer im Mittelpunkt stehen wollen, die zu redselig und ichbezogen sind.

Brennender Busch: Für Menschen, die sich selbst zu sehr unter Druck setzen.

Christrose: Für traurige Menschen, die nicht vergessen können, die zuviel seufzen.

Clematis: Bei schläfrigen, trägen, teilnahmslosen Zuständen.

Dreimasterblume: Für solche, die freudlos und wie lahmgelegt sind.

Duftsteinrich violett: Wandelt Ärger und Frustration in Liebe, Freundlichkeit und Güte.

Eberesche: Für stille, sanfte, bescheidene, zurückhaltende, schüchterne, leidbepackte, ängstliche Menschen. Für solche, die sich nach erlösenden geistigen Werten sehnen.

Eibisch: Stärkt die weiblichen Kräfte.

Erdbeere: Hilft die eigene Würde zu bewahren.

Eßkastanie: Bei Verzweiflung und tiefem Schmerz.

Estragon, französischer: Für lärmende, ungestüme Menschen.

Eukalyptus: Löst Feindschaften.

Feige: Löst Blockaden und unbewußte Ängste auf, stärkt das Vertrauen; Gedächtnisstütze.

Ginseng: Steigert die Konzentrationsfähigkeit, bringt klare Gedanken und mehr Menschlichkeit.

Goldrute: Bei tiefer Unsicherheit, die hinter einer rüpelhaften Fassade verborgen wird.

Grüne Rose *(Rosa chinensis Viridflora)*: Entwickelt und verstärkt psychische Fähigkeiten, Hellsichtigkeit, geistiges Heilen.

Hahnenfuß: Gegen mangelndes Selbstvertrauen.

Himbeere: Für Menschen, die Schwierigkeiten haben, sich

auszudrücken, bei zu niedriger Selbstachtung. Steigert den Selbstausdruck.

Hundszunge: Bei materiell orientiertem Weltbild, bei Schwerfälligkeit und Stumpfheit.

Iris: Bringt Inspiration und Kreativität.

Johanniskraut: Hilft, dem göttlichen Schutz zu vertrauen.

Kalmus: Bei Unruhe und Ängsten, die mit dem Tod in Verbindung stehen.

Kapuzinerkresse: Für trockene Verstandesmenschen, die kühl, gefühls- und ausdrucksarm sind.

Kirschpflaume: Bei Angst, sich nicht unter Kontrolle halten zu können, durchzudrehen, den Verstand zu verlieren.

Königskerze: Bei Unsicherheit und Zweifeln an sich selbst und an den eigenen Handlungen.

Leberblümchen: Für jene, die zu leicht gekränkt sind, sich zurückgesetzt fühlen.

Lotus: Steigert Intuition, Konzentration, Meditation. Bringt neue geistige Erfahrungen.

Malve: Für Unsichere, bei mangelndem Selbstvertrauen und Gruppenangst.

Mandel: Unterstützt das endokrine System. Hilft beim Erwachsenwerden.

Nachtkerze: Wenn weder positive noch negative Seiten angenommen werden können.

Olive: Bei Erschöpfung. Bei blasser, trockener Haut.

Papaya: Löst Spannungen und unterdrückte Gefühle.

Parasolpilz: Harmonisiert, öffnet das Herz für innere Freude.

Pfingstrose: Hilft die Maske abzulegen, läßt Veränderungen realistisch angehen, Gefühle aussprechen.

Pfirsich: Bringt gute Laune, Frohsinn, Freude, gleicht Stimmungsschwankungen aus, hilft bei Depression.

Quitte: Für zu weiche Frauen, für zu harte Männer, für Konflikte zwischen Kopf und Herz.

Ringelblume: Für solche, die verletzend im Umgangston

sind, schneidend, boshaft, oberflächlich, die Gefühle nicht aussprechen.

Rittersporn: Für solche, die sich selbst und ihre Mitarbeiter zu hart antreiben, die zu pflichtbewußt und unerbittlich sind.

Rose macrophylla: Bringt die Liebe. Die mächtigste Rosenessenz der Welt.

Rosmarin: Hilfreich bei Vergeßlichkeit.

Schöllkraut: Für störrische, unkonzentrierte Menschen.

Sonnenblume: Hilft gegen selbstdestruktives Verhalten. Bei egoistischen, aggressiven Denkmustern; bei Vaterproblemen.

Sonnenhut: Hilft die dunklen Seiten erkennen.

Stechpalme: Wirkt bei Haß, Neid und Eifersucht.

Stockrose: Für jene, die sich in ihrer Entwicklung gehemmt fühlen.

Tränendes Herz: Hilft Kindheitsverletzungen überwinden, Schmerzen, Kummer und Ängste gehenzulassen.

Tuberose: Bringt Sensitivität, stimuliert die Meridiane.

Ulme: Für verantwortungsbewußte Menschen, die sich überfordern, die sich ihren Aufgaben nicht mehr gewachsen fühlen.

Veilchen: Hilft sublimer Empfindungsentwicklung.

Waldrebe, Gemeine: Für teilnahmslose, gleichgültige Menschen, Tagträumer ohne Kreativität.

Walnuß: Für jede Art von Neubeginn, Veränderung.

Wegwarte: Für besitzergreifende, herrschsüchtige Menschen mit »Helfersyndrom«.

Weide, Gelbe: Für nachtragende, zornige, grollende und bittere Menschen.

Weißdorn: Bei gebrochenem Herzen, großem Kummer, tiefer Trauer.

Zaunwinde: Bei Schwäche, mangelnder Energie.

Zwetschge: Bringt Inspiration, neue Ideen und Vorstellungen.

Clematis

Clematis-Lotion

50 g Weißweinessig · 50 g destilliertes Wasser
3 Tropfen Blütenessenz »Clematis«

Zubereitung Verwenden Sie Weißweinessig aus dem Naturkostladen. Alle Zutaten miteinander vermischen und in eine Flasche abfüllen.

Verwendung Die Clematis-Lotion ist speziell für die Behandlung unreiner Haut gedacht. Wenn das Rezept auch sehr einfach klingt, so ist es doch sehr wirksam und sollte nicht durch zusätzliche Parfümierung verändert werden.

Die saure Waschung mit Essig regeneriert den Hautsäuremantel nach der Hautwäsche, was bei unreiner Haut besonders wichtig ist, während die Blütenessenz »Clematis« die Poren zur Regulation der Talgdrüsenabsonderung anregt. Sie sollten das Gesicht und den Hals mehrmals täglich mit der Lotion abreiben, wenn Sie unter unreiner Haut zu leiden haben.

Die Clematispflanze findet seit dem Altertum medizinische Verwendung. In der Homöopathie wird sie bei Entzündungen der Haut, der Schleimhäute und der Lymphdrüsen empfohlen, und die Erfahrungen bei äußerlicher Anwendung zur Behandlung unreiner Haut haben gezeigt, daß sie auch hierfür sehr wirksam ist.

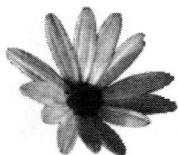

Eibisch

Eibisch-Gel

3 Eßlöffel Eibischwurzelteilchen
200 g Wasser

Zubereitung

Geschälte Eibischwurzelteilchen bekommen Sie in der Kräuterhandlung. Alle Pflanzenteile des Eibischs sind heilwirksam, daher können Sie auch die getrockneten Blüten und Blätter für den Kaltwasserauszug nehmen. Geben Sie die Pflanzenteile in eine Porzellanschüssel, und übergießen Sie sie mit kaltem Wasser, so daß alles bedeckt ist. Über Nacht durchziehen lassen. Danach seihen Sie die geleeartige Flüssigkeit durch ein Küchensieb ab. Das sowohl von der Wurzel wie auch von Blüten und Blättern gewonnene Gel genießt in der Volksheilkunde den Ruf, Penizillineigenschaften zu haben, daher wird das Pflanzengel leicht angewärmt und ungesüßt auch innerlich angewendet und wie Tee getrunken. Bei allen Erkrankungen des Unterleibs wurde es seit der Antike geschätzt: bei Eierstock- und Gebärmutterentzündungen, bei Dickdarmentzündungen, Blasenkatarrh und Gastritis.

Verwendung

In der Heilkosmetik wirkt das frisch hergestellte Gel bei unreiner Haut, Schuppenflechte, entzündeter Kopfhaut, bei Hautunreinheiten am Körper, am Rücken und den Armen, bei Herpes und Furunkeln. Das Gel wird mehrmals täglich aufgetragen oder eine Kompresse damit bestrichen, die für längere Zeit aufgelegt wird.

Eibisch-Tonikum

3 Eßlöffel Eibischwurzelteilchen
300 g Hamameliswasser · ¹/₂ Kaffeelöffel Bienenhonig

Zubereitung

Die geschälten Eibischwurzelteilchen aus der Kräuterhandlung in eine Porzellanschüssel geben und mit 200 g des Hamameliswassers übergießen. Bedeckt über Nacht durchziehen lassen. Danach das Gel durch ein Küchensieb abseihen. Die restlichen 100 g Hamameliswasser leicht erwärmen und den Bienenhonig darin auflösen. Die beiden Flüssigkeiten miteinander vermischen und in eine dunkle Flasche abfüllen.

Verwendung

Mehrmals täglich sollten Sie das Gesicht und den Hals mit diesem schön duftenden, goldbraunen Tonikum abreiben. Es klärt, tonisiert, erfrischt und beruhigt die Haut und bringt Entzündungen rasch zum Abklingen. Bei unreiner Gesichtshaut und bei Hautunreinheiten am Körper ist das Eibisch-Tonikum ein ideales Heilmittel.

Eibischwurzel-Salbe

1 Eßlöffel Eibischwurzelteilchen · 70 g Hamameliswasser
15 g Lanolin anhydrid (1 ¹/₂ gehäufte Kaffeelöffel)
30 g Jojobaöl · 5 g Bienenwachs
5 Tropfen Wacholderholzöl

Zubereitung

Die geschälten Eibischwurzelteilchen in eine Porzellanschale geben und mit dem Hamameliswasser übergießen. Über Nacht bedeckt stehenlassen. Am nächsten Tag das Pflanzengel durch ein Küchensieb abseihen. Die Wurzeln saugen relativ viel Wasser auf, und 40 g Pflanzengel braucht man für die Weiterverarbeitung, daher muß vielleicht noch mit etwas Hamameliswasser aufgegossen werden, um diese Menge zu erreichen.

Lanolin und Bienenwachs auf dem kochenden Wasserbad schmelzen, dann fügen Sie das Jojobalöl hinzu und erwärmen alles auf 60 Grad. Inzwischen erwärmen Sie auch das Pflanzengel auf 60 Grad in einem feuerfesten Töpfchen. Achten Sie darauf, daß das wertvolle Pflanzengel nicht heißer als 60 Grad wird, es könnte sonst Wirkstoffe einbüßen.

Nun nehmen Sie alles vom Feuer und rühren mit dem elektrischen Handrührmixer die beiden Flüssigkeiten auf kleinster Stufe zusammen. Langsam rühren, und sobald die Mischung handwarm ist, das Wacholderholzöl einträufeln. Sollten Sie die Creme unparfümiert bevorzugen, gelingt sie auch ohne Wacholderholzöl, doch ginge Ihnen dabei ein Ingrediens von guter Heilwirksamkeit verloren. Die Creme weiter kaltrühren und in ein Cremetöpfchen abfüllen.

Verwendung

Die Eibischwurzel-Salbe eignet sich vor allem für unreine und fleckige Haut. Sie wird auch von trockener, nervöser Haut gut vertragen, so daß man sie als Universalcreme mit vielen heilwirksamen Eigenschaften ansehen kann. Sie wird stets dünn aufgetragen und ist als Tages- und Nachtcreme, aber auch als Ganzkörpercreme geeignet.

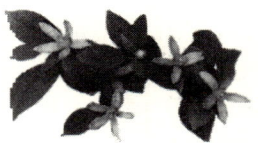

Erdnußöl

Erdnuß-Mayonnaise-Packung

1 Eigelb · 2 Eßlöffel Erdnußöl
1/2 Kaffeelöffel Bienenhonig · ein paar Tropfen Zitronensaft

Zubereitung   Rühren Sie das zimmerwarme Erdnußöl tropfenweise ins Eigelb. Sobald die Mayonnaise schön dick geworden ist, fügen Sie ein paar Tröpfchen Zitronensaft und den Bienenhonig dazu und verrühren alles gründlich miteinander.

Verwendung   Verstreichen Sie die Packung mit einem breiten Pinsel über Gesicht und Hals, und lassen Sie die Mischung mindestens eine halbe Stunde auf die Haut einwirken. Anschließend mit viel warmem Wasser abwaschen.

Die Erdnuß-Mayonnaise ist eine herrlich nährende und wohltuende Packung. Sie hält die Haut geschmeidig und weich und eignet sich vorzüglich für eine Regenerationskur bei trockener und alternder Haut. Sie sollte regelmäßig angewendet werden, so daß die Haut eine anhaltende Geschmeidigkeit gewinnt.

Erdnuß-Creme

10 g Lanolin anhydrid (1 gehäufter Kaffeelöffel)
5 g Bienenwachs · 40 g Erdnußöl
40 g Orangenblütenwasser · 3 Tropfen Orangenblütenöl

Zubereitung   Lanolin und Bienenwachs auf dem kochenden Wasserbad schmelzen, dann das kaltgepreßte Erdnußöl hinzufügen und alles auf 60 Grad erwärmen. Inzwischen das Orangenblütenwasser in einem Extratöpfchen ebenfalls auf 60 Grad bringen. Vom Feuer nehmen. Unter stetigem Rühren mit dem Handrührmixer das Orangenblütenwasser in die geschmolzenen Fette rühren. Sobald die Creme handwarm abgekühlt ist, das Orangenblütenöl einträufeln und auf kleinster Stufe rühren, bis die Creme erkaltet. In Cremetöpfchen abfüllen.

Verwendung

Die Erdnuß-Creme, hier in Verbindung mit dem heilwirksamen Orangenblütenwasser und dem duftenden Orangenblütenöl, ist ganz besonders für die tägliche Hautpflege der trockenen und spröden Haut geeignet. Sie stimuliert die Haut, macht sie geschmeidig und zart und kann als Tages- und Nachtcreme verwendet werden. Auch als Ganzkörperpackung ist sie zu empfehlen.

Essig

Der naturreine Wein- oder Obstessig gehört in der naturgesunden Ernährung und Schönheitspflege zu den bevorzugten Mitteln. Bei äußerer Anwendung gibt er günstige ph-Werte im sauren Milieu und wirkt daher sehr positiv auf den Hautsäuremantel. Essig entkalkt, das heißt, er löst Kalkschleier von der Haut und vom Haar und ist aus diesem Grund ein ideales .Nachreinigungsmittel. Aromatisch duftende Kräuteressige stellen Sie her, indem Sie Kräuter und Duftstoffe in Essig einlegen. Feiner Essig ist ein unentbehrlicher Zusatz für Toilette- und Gesichtswässer.

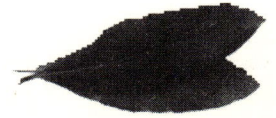

Feiner Lavendelessig

1 Handvoll getrocknete Lavendelblüten
1/2 l naturreiner Obstessig · 100 g Rosenwasser
20 g Alkohol (70 %) · 10 Tropfen Lavendelöl

Zubereitung   Füllen Sie die duftenden Lavendelblüten in ein Glas mit breiter Öffnung, und gießen Sie den Obstessig darüber. Gut verschlossen bleibt die Mischung an einem warmen Platz, wenn möglich an der Sonne, zwei Wochen stehen. Ab und zu durchschütteln. Dann seihen Sie die Flüssigkeit ab und drücken dabei die Pflanzenrückstände gut aus. Durch Kaffeefilterpapier klarfiltern. Mit dem Rosenwasser aufgießen. Das Lavendelöl im Alkohol auflösen und dazugeben. In eine dunkle Flasche abfüllen und nochmals kräftig durchschütteln.

Verwendung   Der wundervoll duftende Lavendelessig eignet sich für die Abreibung des Körpers nach dem Bad. Er erfrischt und klärt die Haut, er adstringiert und verhilft zu einer raschen Regeneration des Hautsäuremantels. Einen Spritzer der Mischung können Sie auch der letzten Spülung nach der Haarwäsche zugeben. Sie verleiht schönen Glanz und nimmt die Kalkschleier aus dem Haar.

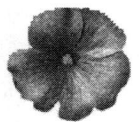

Rosenessig

1 Handvoll getrocknete Rosenblüten
¹/₂ l naturreiner Weißweinessig · 100 g Rosenwasser
20 g Alkohol (70 %)
5 Tropfen Rosenöl oder 10 Tropfen Rosengeraniumöl

Stellen Sie den Rosenessig so wie den zuvor beschriebenen **Zubereitung**
Lavendelessig her. Da echtes Rosenöl sehr teuer ist, verwenden wir ersatzweise Rosengeraniumöl, auch Rosenholzöl
wäre geeignet. Falls Sie ein volles Blumenbouquet haben
möchten, fügen Sie einige Tropfen Ylang-Ylang, Jasmin,
Flieder, Geißblatt, Veilchen und Orangenblütenöl hinzu,
achten Sie jedoch darauf, daß Sie nicht überparfümieren und
der Rosenessig hautverträglich bleibt. Sollte Ihnen die
Mischung zu konzentriert sein, können Sie den Rosenessig
immer mit destilliertem Wasser verdünnen.

Als Abreibung nach dem Bad oder der Dusche ist der duf- **Verwendung**
tende Rosenessig wunderbar. Er erfrischt die Haut und
wirkt stimulierend aufs Gemüt. Ein wenig Rosenessig können Sie auch dem Waschwasser zusetzen oder der letzten
Haarspülung bei der Haarwäsche, das verleiht dem Haar
schönen Glanz und feinen Duft.

Blumen-Gesichtswasser

30 g Rosenwasser · 30 g Orangenblütenwasser
30 g Pfefferminzwasser · 10 g naturreiner Weißweinessig

Alle Zutaten miteinander vermischen und in ein entspre- **Zubereitung**
chend großes Glas abfüllen. Gut durchschütteln.

Verwendung   Hier haben wir ein erfrischendes Gesichtswasser, das für die
Nachreinigung der Haut ideal ist. Beträufeln Sie einen angefeuchteten Wattebausch damit, und reiben Sie Gesicht und
Hals nach der Hautwäsche damit ab. Die Wirkstoffkombi-
nation ist für jede Haut geeignet. Eine Variante für fette und
unreine Haut können Sie zubereiten, wenn Sie der Mischung
ein wenig Arnika-Tinktur zufügen.

Willst Du geliebt werden?
Dann liebe, und sei liebenswert!
Benjamin Franklin

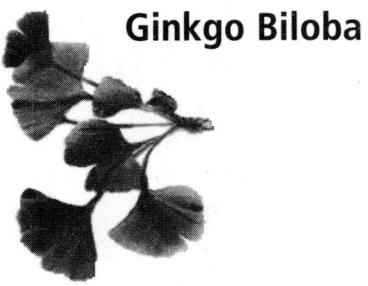

Ginkgo Biloba

Der prächtige Ginkgo-biloba-Baum gehört zu den ältesten
Bäumen, und wie Fossilienfunde im Jura zeigen, wuchs er
bereits vor 180 Millionen Jahren auf der Erde. In China
wurde er in den Tempelbezirken angebaut, da er wegen seines strahlenden, sanften Wesens und seiner königlichen Seele
geliebt wurde. Die Heilkraft seiner Blätter fand ihren Platz
in der chinesischen Medizin, wobei bestimmte Substanzen
des Blattes, welche ungünstig für die Verdauungstätigkeit
und das Herz sind, sorgfältig ausgefiltert wurden.

In Europa ist der schöne Baum als Zierbaum bekannt,
und da er relativ robust gegenüber Chemiegiften ist, finden
wir ihn auch als Alleebaum in den Großstädten. Radioakti-
ve Strahlung und zu lang andauernder Einfluß von Hochfre-

quenzspannungen haben die Ginkgo-biloba-Bäume sehr geschädigt.

In den Apotheken bekommen wir die getrockneten Ginkgo-biloba-Blätter, die sich so gut für die babysanfte Schönheitspflege eignen. Wegen ihrer perfekten biologischen Einheit und ihres hohen Vitamingehalts und auch wegen ihrer natürlichen Konservierungseigenschaften sind die Auszüge aus den Blättern für die Hautpflege geeignet. Wir können aus dem Blatt alkoholische und ölige Auszüge herstellen, um sie dann weiterzuverarbeiten.

Ginkgo-biloba-Tinktur

10 g Ginkgo-biloba-Blätter, getrocknet
100 g Alkohol (70 %)

Die getrockneten Blätter geben Sie in ein Glas mit breiter Öffnung und übergießen Sie mit dem Alkohol. Gut verschlossen bleibt die Flasche etwa zwei bis drei Wochen an einem warmen Platz im Haus oder an der Sonne stehen. Öfter durchschütteln. Dann seihen Sie die Tinktur durch ein feinmaschiges Küchensieb ab und drücken dabei die Pflanzenrückstände kräftig aus. Anschließend durch Kaffeefilterpapier klarfiltern.

Zubereitung

Ginkgo-biloba-Ölauszug

5 g Ginkgo-biloba-Blätter, getrocknet
100 g Avocadoöl

Die getrockneten Blätter in ein Glas mit breiter Öffnung geben, mit dem Avocadoöl übergießen. Gut verschlossen zwei bis drei Wochen an einem warmen Platz aufbewahren.

Zubereitung

Dann seihen Sie das Öl ab, pressen die Pflanzenrückstände kräftig aus und filtern anschließend den Ölauszug durch ein Mulltüchlein klar. Der Auszug ist für die Einarbeitung in Hautcremes und in Massageöl gedacht.

Ginkgo-biloba-Gesichtswasser

30 g Ginkgo-biloba-Tinktur · 30 g Rosenwasser
40 g Orangenblütenwasser · 3 Tropfen Korianderöl

Zubereitung   Das Korianderöl in der Ginkgo-Tinktur auflösen und dann alle Flüssigkeiten miteinander vermischen.

Verwendung   Als Nachreinigung ist das heilwirksame Gesichtswasser für jede Haut geeignet. Es erfrischt, reinigt auf tiefer Ebene und klärt. Für müde Haut ist es belebend und sollte mehrmals täglich verwendet werden. Beträufeln Sie einen angefeuchteten Wattebausch mit etwas Gesichtswasser, und reinigen Sie Gesicht und Hals damit.

Ginkgo-biloba-Gesichtswasser für unreine Haut

30 g Ginkgo-biloba-Tinktur
70 g Hamameliswasser
3 Tropfen Rosmarinöl

Zubereitung   Das Rosmarinöl in der Tinktur lösen und dann alle Flüssigkeiten miteinander vermischen.

Verwendung   Die einander ergänzenden Wirkstoffe eignen sich für die tägliche Pflege unreiner und fetter Haut. Beträufeln Sie einen angefeuchteten Wattebausch mit dem Gesichtswasser, und reiben Sie sanft Gesicht und Hals damit ab. Als Nachreinigung nach der Gesichtswäsche ist das Tonikum von klärender und heilender Wirkung.

Gingko-Biloba-Hautcreme

10 g Lanolin anhydrid (1 gehäufter Kaffeelöffel)
5 g Bienenwachs · 20 g Ginkgo-biloba-Ölauszug
20 g süßes Mandelöl · 40 g Hamameliswasser
3 Tropfen Korianderöl

Zubereitung

Lanolin und Bienenwachs auf dem kochenden Wasserbad schmelzen, dann den Ölauszug und das Mandelöl hinzugeben und alles auf 60 Grad erwärmen. In einem Extratöpfchen das Hamameliswasser auf 60 Grad bringen, vom Feuer nehmen und mit dem elektrischen Handrührmixer auf kleinster Stufe die beiden Phasen miteinander verrühren. Sobald die Creme handwarm abgekühlt ist, das Korianderöl einrühren und weiterrühren, bis sie erkaltet.

Verwendung

Die sanften, hautberuhigenden Fähigkeiten des Ginkgo vertragen sich vorzüglich mit Mandelöl, Hamamelis und Koriander, daher ist die Hautcreme gut für zarte, empfindliche und alternde Haut geeignet. Die Creme wirkt entspannend auf die Haut und hilft nach regelmäßiger Anwendung gegen zunehmende Faltenbildung. Als Tag- und Nachtcreme kann sie verwendet werden, auch für die Pflege des Halses und des Dekolletés ist sie gut geeignet.

Ginkgo-biloba-Massageöl

50 g Ginkgo-biloba-Ölauszug
50 g süßes Mandelöl · 2 Tropfen Korianderöl

Alle Zutaten miteinander vermischen und kräftig durchschütteln.

Hier haben wir noch einmal eine Zusammenstellung einander ideal ergänzender Heilstoffe. Massieren Sie sich den Körper von Kopf bis Fuß mit diesem hautverjüngenden Massageöl ein, es macht die Haut zart, weich und geschmeidig.

Gingko biloba

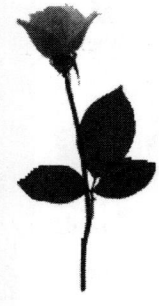

Dieses Baumes Blatt, der von Osten
Meinem Garten anvertraut,
Gibt geheimen Sinn zu kosten,
Wie's den Wissenden erbaut.

Ist es Ein lebendig Wesen,
Das sich in sich selbst getrennt?
Sind es zwei, die sich erlesen,
Daß man sie als Eines kennt?

Solche Fragen zu erwidern,
Fand ich wohl den rechten Sinn;
Fühlst du nicht an meinen Liedern,
Daß ich Eins und doppelt bin?

Johann Wolfgang von Goethe

Haarpackungen mit pflanzlichen und ätherischen Ölen

Grundrezept:

1 Eigelb
20 g Pflanzenöl nach Wahl · 1 Spritzer Zitronensaft
2-3 Tropfen ätherisches Öl nach Wahl

Öl und Eigelb sollten nicht kühlschrankkalt, sondern zimmerwarm sein. Tropfenweise das Öl ins Eigelb rühren, bis eine glatte Mayonnaise entsteht. Nun den Spritzer Zitronensaft und das ätherische Öl unterrühren.

Zubereitung

Die Mayonnaise-Packung wird auf das trockene Haar und die Kopfhaut aufgetragen und sorgfältig verteilt. Gut einmassieren. Nun setzen Sie eine Duschhaube auf den Kopf und binden ein Frotteehandtuch darum, da die konstante Wärme wesentlich zur guten Wirkung beiträgt. Nach einer halben Stunde wird das Haar gründlich gewaschen. Die Packung gibt dem Haar schönen Glanz und gute Frisierbarkeit, sie wirkt positiv auf Haarboden und Haar. Die Packung ist ideal als Schnellkur für die Haarspitzen und auch für dauerwellengeschädigtes Haar.

Verwendung

Folgende Pflanzenöle sind geeignet:
Aprikosenkernöl, Avocadoöl, Distelöl, Erdnußöl, süßes Mandelöl, Nachtkerzenöl, Pfirsichkernöl, Sonnenblumenöl, Weizenkeimöl.

Geeignete Pflanzenöle

Die auf der Basis von Olivenöl hergestellten Ölauszüge aus Heilpflanzen können Sie ebenfalls für Haarpackungen verwenden. Die getrockneten Pflanzenteile werden in ein Glas gelegt, mit Olivenöl aufgegossen, bis sie ganz bedeckt sind.

Ölauszüge aus Heilpflanzen

Das gut verschlossene Glas bleibt nun zwei bis drei Wochen an einem warmen Platz im Haus oder in der Sonne stehen. Dann seihen Sie das Öl ab und drücken die Pflanzenrückstände gut aus. Anschließend das Öl durch ein Mulltüchlein klarfiltern. Für fettes Haar und problematische Kopfhaut, bei Schuppenbildung und Haarausfall sind folgende Pflanzen für den Ölauszug geeignet: Arnika, Kamille, Klettenwurzel, Ringelblume und Rose.

Ätherische Öle

Die Heilwirksamkeit der ätherischen Öle können wir in der Haarpackung einsetzen. Zwei bis drei Tropfen reichen aus, um der Packung einen schönen Duft zu geben und die gewünschte Wirkung zu erzielen.

Bei schnell fettendem Haar:
Melissenöl, Patschuliöl, Pfefferminzöl, Rosmarinöl, Thymianöl, Wacholderholzöl, Zitronenöl.

Für schönen Glanz:
Basilikumöl, Geißblattöl, Jasminöl, Orangenblütenöl, Rosenöl, Rosengeraniumöl, Rosenholzöl, Vanille-Tinktur, Wacholderholzöl, Ylang-Ylang-Öl.

Heilerden

Wie die Pflanzen und die Steine gehören auch die Erden zu den wirkungsvollsten Heilstoffen der Natur, und in allen Kulturen werden sie bei innerer und äußerer Anwendung als Medizin und Mittel für die Erhaltung der Gesundheit und Schönheit gebraucht. Wir unterscheiden mineralische Erden, wie die Heilerde, die aus Löß gewonnen wird, und vegetabile Erden, wie etwa Moor. Zu den mineralischen Erden zählt auch Fango, was auf italienisch Schlamm heißt, und der Mineralienschlamm vulkanischen Ursprungs, der feingemahlen mit Wasser zu einem heißen Brei angerührt wird, gehört für Packungen, Auflagen, Umschläge und als Zusatz

für Heilbäder zu den klassischen Naturheilmitteln. Die
Gelegenheit, Fangoanwendungen zu genießen, sollten wir in
den entsprechend ausgerüsteten Heilbädern wahrnehmen,
da auch lange nach einer derartigen Kur die guten Wirkungen auf das Gesamtbefinden zu spüren sind.

In Apotheken und Reformhäusern bekommen wir die Heilerde für innerliche und äußerliche Anwendung. Sie gehört zu den wirksamsten Schönheitsmitteln für die Reinigung der Haut und des gesamten Organismus, für die Vorbeugung vor Krankheit und das allgemeine Wohlbefinden.

Heilerde innerlich

Heilerde harmonisiert das Säure-Basen-Gleichgewicht und verhindert, daß der Organismus zu »sauer« wird, sie normalisiert die Verdauung, bindet Toxine und Darmgifte, sie versorgt den Körper mit Mineralien und Spurenelementen, sie festigt die Abwehrkraft und das Immunsystem, fördert den Stoffwechsel, sie wirkt in die Tiefe der Organe, regt sie an und gleicht aus und reinigt die Haut von innen. Bedenken wir, daß für die tägliche Entgiftung gesorgt werden sollte, damit wir den Körper vor den Folgen der Eigenvergiftung schützen, die Allergien, Ekzeme, Herz- und Kreislaufstörungen, Nierenleiden, Rheuma, Arthritis, Gicht, Schlaflosigkeit, Nervosität, physische und psychische Abgeschlagenheit, Aggressivität und Ruhelosigkeit hervorrufen können. Deshalb ist es auch so wichtig, daß wir täglich einmal tüchtig ins Schwitzen kommen, viel Flüssigkeit trinken und ausreichend frische Luft haben, um die Entgiftungstätigkeit des Körpers stärker anzuregen.

Die Heilerde ist reich an Heilstoffen: Silizium, Aluminium, Eisen, Kalzium, Magnesium, Natrium, Kalium und Kupfer, Spurenelemente und Mineralien also, die für die Gesunderhaltung unerläßlich sind und deren Mängel zu schweren gesundheitlichen Störungen führen. Insbesondere die Mineralien werden für den stabilen Knochenbau gebraucht, für gesunde Zähne, sie beeinflussen die Muskelkontraktionen und bestimmte Nervenreaktionen, die Konzentrationsfähigkeit und das innere Gleichgewicht. Ohne Mineralien blieben Vitamine ohne Wirkung, die geistige Aufnahmefähigkeit und Leistungsfähigkeit wäre stark beeinträchtigt, was zu physischen und psychischen Störungen führt.

Dosierung

Zwei Kaffeelöffel Heilerde pro Tag, in einem Glas lauwarmem Wasser gelöst, ist die richtige Tagesdosis für Erwachsene. Lassen Sie die Mischung einige Stunden im Wasser, damit die Tonteilchen aufquellen. Vor dem Trinken wird das Heilerdewasser noch einmal kurz aufgequirlt oder geschwenkt.

äußerlich

Die Heilerde für äußerliche Anwendung sollte in jeder Hausapotheke stehen. Für Umschläge, Packungen, Bäder ist sie vorzüglich geeignet; sie wirkt abschwellend bei Prellungen, entspannend für das Gewebe, blutstillend, juckreizlindernd, kühlend, schmerzlindernd, desodorierend und antiseptisch.

Die in warmem Wasser angerührte Heilerde wird entweder direkt auf die Haut gebracht oder auf Kompressen aufgetragen und als Umschlag angewendet. Bei akuten Gelenkentzündungen oder bei starkem Hitzeandrang in den Geweben wird die kalte Heilerde-Auflage vorgezogen.

Für die Schönheit der Haut und der Organe haben wir den größten Nutzen, wenn wir die Heilerde sowohl innerlich wie äußerlich anwenden, denn die Entgiftung des Organismus gehört zu unserem täglichen Gesundheits- und Schönheitsprogramm. Die Heilerde-Maske gehört zu den wirkungsvollsten Schönheitsmitteln, um die Haut tiefenwirksam zu reinigen, zu heilen und zu entgiften.

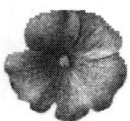

Heilerde-Reinigungsmaske

2 Eßlöffel Heilerde · ¹/₂ Bund Petersilie
20 g Hamamelisrasser

Die ungespritzte Gartenpetersilie waschen, sehr fein hacken oder besser noch pürieren. Das Hamameliswasser ein wenig erwärmen und die pürierte Petersilie eine Stunde darin durchziehen lassen. Nun die Mischung in die Heilerde rühren, so daß ein streichfähiger Brei entsteht. **Zubereitung**

Tragen Sie die Packung auf Gesicht und Hals auf. Eine halbe Stunde, in der Sie sich entspannen, einwirken lassen. Anschließend sanft mit den Fingerspitzen abrubbeln, dann mit lauwarmem Wasser abwaschen. Als »Sauerstoffpflanze« ist die Petersilie ein hervorragendes Schönheitsmittel, das die Haut belebt, erfrischt und verjüngt. Die Maske sollten Sie häufig anwenden, wenn Sie sich viel in ungesunder Luft aufhalten, denn sie reinigt tief, belebt und klärt die Haut und wirkt auf die Gesundung des Gewebes. Wenn Ihre Haut zu Trockenheit neigt, sollte nach der Anwendung eine Gesichtsmassage mit reichhaltiger Creme folgen. **Verwendung**

Variable Heilerde-Masken

Rechnen Sie stets zwei Eßlöffel Heilerde für die Maske. Da die Hauptwirkstoffe der Heilerde wasserlöslich sind, können Sie als wäßrigen Zusatz auch Hamameliswasser, Orangenblütenwasser oder heilwirksame Kräutertees verwenden. Zu empfehlen sind Rosenblüten- oder Jasmintee bei trockener Haut, Salbei- oder Kamillentee bei unreiner Haut. Um für die trockene Haut die Maske etwas weniger straffend zu **Zubereitung** machen, geben Sie einen Spritzer Pflanzenöl dazu, beispielsweise Avocadoöl, süßes Mandelöl oder Pfirsichkernöl, Sonnenblumen- oder Weizenkeimöl. Bei Neurodermitis gibt es hervorragende Heilerfolge mit Nachtkerzenöl.

Verwendung Maske mit einem breiten Pinsel gleichmäßig über Gesicht und Hals verteilen. Nun legen Sie eine feuchtwarme Kompresse auf und lassen die Maske bis zu einer Stunde einwirken. Danach mit warmem Wasser abwaschen. Die Maske klärt, reinigt und gibt der Haut ein frisches, lebendiges Aussehen. Besonders für trockene Haut geeignet.

Honig

Wenn wir wieder lernen, Selbstverantwortung für unsere Gesundheit zu übernehmen, aktivieren wir unsere angeborenen Naturinstinkte und entwickeln mehr und mehr Unterscheidungsvermögen für Dinge, die uns schaden oder die gesund für uns sind. Dies ist für die Ernährung und Körperpflege besonders wichtig, da wir von krankmachenden Nahrungsmitteln wie dem raffinierten Zucker nicht erwarten können, daß er Körper und Geist gesund macht. Der naturbelassene Bienenhonig ist ein Heilmittel, das der physischen und psychischen Gesunderhaltung der Menschen seit Jahrtausenden gedient hat. Naturbelassene Honige, wie Blüten-, Wiesen- oder Waldhonige, sind kalt gewonnene Schleuderhonige. Achten Sie beim Kauf auf den Etikettenvermerk »kaltgeschleudert«, denn der Begriff »reiner Honig« sagt nichts über die Art der Gewinnung aus, auf die allein es ankommt, wenn wir heilkräftigen Honig haben wollen.

In vielen Kulturen wird der Honig als göttlicher Nektar gepriesen. Honig und Milch, Rosen, Mandeln, Zitronen und Pfirsiche gehören zu den himmlischen Gaben, die stets hohes Ansehen genossen und viel Symbolkraft hatten. In Indien geben noch heute, einer alten Tradition folgend, die Eltern dem Neugeborenen mit einem goldenen Löffel, der über Generationen vererbt wird, einen Tropfen Honig in den Mund.

Ganzkörperwaschungen mit warmem Honigwasser sind in vielen Kulturen ein Ritual, um destruktive Energien abzuwehren und die Kraft des eigenen Energiefeldes zu stärken. Honig- und Milchbäder, Rosen- und Mandelmilchbäder waren in der Körperkultur der Antike nicht nur für die Schönheitspflege bestimmt, sondern auch ein Hilfsmittel zur Unterstützung des natürlichen Energiefeldes des Körpers. Eingedenk der alten Weisheit, daß der Teufel das Schöne flieht oder es zu zerstören sucht, hatten unsere alten Kulturen zumindest nicht die Naivität des Nihilismus, der für unsere Zeit so typisch ist.

Honig-Schönheitsdrink

¹/₂ Kaffeelöffel reiner Bienenhonig
1 Tasse heißes Wasser
1 Messerspitze Ascorbinsäure (Vitamin C)

Den Honig im heißen Wasser auflösen, Vitamin C dazugeben. Ascorbinsäure, also reines Vitamin C, gibt es offen als Pulver in der Apotheke. Statt Ascorbinsäure können Sie auch den Saft einer halben Zitrone nehmen. **Zubereitung**

Der Honigdrink ist ideal als vitalisierendes Frühstücksgetränk. Unser Blut enthält ca. 0,1% Traubenzucker. Beim Genuß von reinem Honig wird der im Honig enthaltene Traubenzucker direkt vom Blut aufgenommen und ist in seiner biologischen Ganzheit für den Organismus gesünder als isolierter Traubenzucker. Vitamin C und Honig sind ganzheitli- **Verwendung** che Heilmittel für den Körper und helfen uns, vital zu bleiben, daher werden sie auch »Antistreßvitamine« genannt.

Universelles Honigwasser

1 Kaffeelöffel reiner Bienenhonig
1 Tasse heißes Wasser · 1 Spritzer Zitronensaft

Zubereitung

Den Honig im heißen Wasser auflösen und den Zitronensaft dazugeben.

Verwendung

Je nach Bedarf können Sie die Mischung verdoppeln oder verdreifachen. In Verbindung mit Zitronensaft bildet der Honig eine vollkommene biologische Einheit. Die Mischung ist vielseitig zu verwenden. Drücken Sie ein Mulltüchlein in der Flüssigkeit aus, und legen Sie es als Kompresse auf. Sie eignet sich als Beruhigungsmittel für die Gesichtshaut, da die Wirkstoffe des Honigs tief in die Poren eindringen. Oder verwenden Sie die Mischung als Waschung fürs Gesicht, sie reinigt, klärt die Haut und vertreibt die Mattigkeit aus den Gesichtszügen. In der Volksheilkunde wird die Honigauflage bei Hautleiden oft verwendet: bei aufgesprungener und rissiger Haut, bei Hautausschlägen und Entzündungen, Hautjucken, Schrunden, Hautunreinheiten, bei fetter Kopfhaut, bei Schuppen und Schuppenflechte. Massieren Sie ein wenig in Wasser aufgelösten Bienenhonig, dem Sie etwas Zitronensaft hinzugefügt haben, in die Kopfhaut, und lassen Sie die Mischung eine Stunde einwirken, bevor Sie das Haar waschen. Die Kur wirkt günstig auf die Kopfhaut und ist ein vorzügliches Mittel für schönes Haar. Innerliche und äußerliche Anwendung von Honig hilft auch gegen Haarausfall.

Honig-Gesichtsdampfbad

1 Eßlöffel naturreiner Bienenhonig
1 l heißes WasserWasser · 1 Spritzer Zitronensaft

Bringen Sie das Wasser zum Kochen. Vom Feuer nehmen, den   **Zubereitung**
Bienenhonig darin auflösen und den Zitronensaft zufügen.

Beugen Sie den Kopf über die dampfheiße Mischung, und   **Verwendung**
breiten Sie ein Frotteehandtuch zeltartig über den Kopf,
damit kein kostbarer Dampf entweichen kann. Lassen Sie
den heilwirksamen Honigdampf auf die Gesichtshaut einwirken, und atmen Sie tief durch, denn er verschönt nicht
nur die Haut, sondern ist auch heilwirksam für die Atemwege, den Rachen und die Mundhöhle. Bei regelmäßiger
Anwendung werden Sie feststellen, daß der Honig, in Verbindung mit Zitronensaft, Ihr Hautbild sehr positiv verändert. Die Haut wird glatt, geschmeidig und samtig zart,
Hautunreinheiten klingen ab und verheilen. Auch die Augen
profitieren vom Honigdampf – in der Volksheilkunde gilt
der Honig als bestes Mittel bei entzündeten, müden und
geschwächten Augen.

Honig-Bad

1 Tasse naturreiner Bienenhonig · 2 Zitronen

Lösen Sie den Bienenhonig im heißen Badewasser auf, und   **Zubereitung**
geben Sie den Zitronensaft dazu.

Vom Baden in Honig und Zitrone wird die Haut samtweich   **Verwendung**
und zart. Im Gegensatz zu den aggressiven Chemikalien,

wie Detergentien in Schaumbädern, greift der Honig das Hautfett nicht an, im Gegenteil, er stabilisiert das natürliche Hautfett und den Säuremantel der Haut. Auch wirkt das Bad sehr entspannend, denn über die Atmung gelangt der heilwirksame Honigdampf in den Organismus, er besänftigt Herz und Nerven. Auch beeinflußt der Honig die energetische Abstrahlung des Körpers und befreit das Energiefeld von äußeren Giften. Menschen, die sich in einem sehr negativen Milieu bewegen müssen, sei es in einer chemieverseuchten Umgebung oder im Umfeld destruktiver Menschen, sollten die Naturmittel als Hilfe der Reinigung wiederentdecken und sich durch sie stärken.

Honigmilch-Bad

1 Tasse naturreiner Bienenhonig
1 l Vollmilch · 2 Zitronen

Zubereitung   Den Bienenhonig im heißen Badewasser auflösen, Milch und Zitronensaft hinzufügen.

Verwendung   Eine »Haut wie Milch und Honig« gibt dieses schöne Bad, und wir sollten nicht vergessen, daß es tatsächlich Milch und Honig sind, die uns verschönen, und nicht ein künstlicher Nachbau der Natur, der niemals ihre ganzheitlichen Qualitäten erreichen kann. Das Bad wirkt sehr entspannend, und wenn es Ihre Zeit erlaubt, sollten Sie danach eine Weile ruhen und mit bewußter Tiefenatmung die friedliche Entspannung unterstützen. Für manche Menschen ist es schwierig, sich dem friedvollen Gehenlassen hinzugeben, so sehr haben sie sich an ihre Hektik gewöhnt, und viele glauben, Aktivität und Hektik seien untrennbar miteinander verbunden. Unsere Zeit hat die Menschen dazu erzogen, in der friedvollen Gelassenheit einen Zustand der Passivität zu sehen, und Aktivität und Vitalität verwechselt man gerne mit blankem Aktionismus.

Englisches Honigwasser

1/2 Kaffeelöffel naturreiner Bienenhonig
50 g Rosenwasser · 50 g Orangenblütenwasser
25 g Alkohol (70 %) · 3 Tropfen Melissenöl

Erwärmen Sie ein wenig Rosenwasser, und lösen Sie den Bienenhonig darin auf. Dann lösen Sie das Melissenöl im Alkohol auf und vermischen nun alle Flüssigkeiten miteinander. In eine dunkle Glasflasche abfüllen. **Zubereitung**

Es gibt köstlich duftende Blütenhonige, die diesem Gesichtswasser besonderen Liebreiz verleihen: Lavendelhonig, Eukalyptus-, Lindenblüten- oder Zitrusblütenhonig.

Das milde, aromatisch duftende Honigwasser ist besonders zur Belebung der zarten, leicht ermüdeten Haut zu empfehlen. Als Nachreinigung und als Erfrischung ist es gut geeignet. Beträufeln Sie einen feuchten Wattebausch mit dem Gesichtswasser, und reiben Sie sanft Gesicht und Hals damit ab. **Verwendung**

Jojoba-Honig-Creme

1/2 Kaffeelöffel naturreiner Akazienblütenhonig
70 g Lanolin anhydrid · 3 g Kakaobutter
3 g Bienenwachs · 30 g Jojobaöl
40 g Orangenblütenwasser · 3 Tropfen Orangenblütenöl

Schmelzen Sie Lanolin, Bienenwachs und Kakaobutter auf dem kochenden Wasserbad, und sobald alles geschmolzen ist, fügen Sie das Jojobaöl hinzu und bringen die Mischung **Zubereitung** auf 60 Grad. Daneben erwärmen Sie in einem Extratöpfchen das Orangenblütenwasser und lösen den Bienenhonig darin auf. Die Mischung ebenfalls auf 60 Grad erwärmen. Nun nehmen Sie alles vom Ofen und geben die Flüssigkeit in die geschmolzenen Fette. Mit dem Handrührmixer auf kleinster Stufe rühren, bis die Creme handwarm ist. Nun mit dem Orangenblütenöl parfümieren und weiter kaltrühren. In Cremetöpfchen abfüllen.

Verwendung Reich an wohltuenden, heilenden Inhaltsstoffen, gehört diese Creme zu den feinsten Produkten der Heilkosmetik. Fein aufgetragen ist sie als Tages- und Nachtcreme geeignet. Sie ist vor allem für trockene und alternde Haut zu empfehlen, denn sie verhilft bei regelmäßiger Anwendung zu einer sichtbaren Verbesserung des Hautbildes. Ich habe für diese Creme den Akazienblütenhonig gewählt, da er als der heilkräftigste unter den Blütenhonigen gilt. Sollten Sie einem anderen Blütenhonig den Vorzug geben, wird die Creme auf die gleiche Weise hergestellt.

Honig-Glanzfestiger fürs Haar

1 Kaffeelöffel reiner Bienenhonig
$1/4$ l heißes Wasser · 1 Spritzer Obstessig

Zubereitung Die Zutaten sind für halblanges Haar berechnet, bei kurzem Haar nehmen Sie entsprechend weniger warmes Wasser und Honig. Der Honig wird in heißem Wasser aufgelöst, und sobald er ganz aufgelöst ist, gibt man einen Spritzer Obstessig dazu.

Verwendung Das festigende Honigbad wird nach der Haarwäsche sanft in die Kopfhaut und ins Haar einmassiert. Es verleiht dem Haar schönen Glanz und gute Griffigkeit und Fülle. Nach der Honigbehandlung läßt sich das Haar leicht einlegen, fönen und locker frisieren. Keine Sorge, es bleibt kein klebriger Film im Haar zurück!

Kamille

Die Echte Kamille (*Matricaria chamomilla L.*) und die Römische Kamille (*Chamaemelum romanum*) sind als Heilkräuter so populär, daß sie in nahezu jeder Hausapotheke einen festen Platz haben; die Kamille gehört neben dem Honig zu den beliebtesten Volksheilmitteln. Trotzdem sind viele ihrer Nutzungsmöglichkeiten nicht bekannt, und oft beschränken sich die Anwendungsgebiete auf den honiggesüßten Kamillentee bei Magen- und Darmverstimmung.

Doch die Kamille kann viel mehr: So ist die Kamillenblüte zum Beispiel ein vorzügliches biologisches Mittel, um unangenehme Gerüche zu beseitigen und auf sanfte Weise zu desinfizieren. Früher nahmen die Frauen den Kamillentee zum Auswaschen von Geschirr und Schränken, von Badezimmern und Speisekammern; sie wuschen Babywäsche, Windeln und Babygeschirr damit, eine ausgezeichnete Methode sanfter, natürlicher Desinfizierung und schonender Hautpflege für Kinder. Auch das Babybad, zubereitet mit einem Aufguß der Kamillenblüten, ist heilend, hautschonend und mild desinfizierend. Kinderschaumbäder mit Kamillenzusatz können an die Heilwirksamkeit eines frischen Kamillenbades nicht heranreichen, im Gegenteil, die in den Schaumbädern enthaltenen Detergentien sind schädlich für die Haut, und weder Kinder noch Erwachsene sollten sich der Aggressivität entfettender Mittel aussetzen.

Wir haben längst vergessen, daß von einem Schönheitsmittel in erster Linie Heilwirksamkeit zu verlangen ist, da sich Verschönerung der Haut und Gesundung des Körpers allein aus der Heilkraft eines Mittels entwickeln können.

Früher galt die Kamillenblüte auch als Beruhigungsmittel, ein Verwendungszweck, der fast in Vergessenheit geraten ist und an den wir uns in unserer streßbesessenen Zeit wieder erinnern sollten. Als Teekur wurde das Sedativum Kamillentee nervösen, rastlosen, launischen, ungeduldigen und friedlosen Menschen verordnet, und drei Tassen Tee am Tag, über den Zeitraum von vier Wochen getrunken, war heilwirksame Medizin; reizbaren, leicht aufgebrachten Kindern wurde eine Tasse Kamillentee vor dem Schlafengehen verabreicht. Bei Schlaflosigkeit, Nachtschweiß, schweren Träumen und Angstzuständen wurde Kamillentee genommen, und dies war bestimmt gesünder als Sedativa oder Schlaftabletten, deren Nebenwirkungen die Menschen krank machen.

Wegen seiner krampflösenden Wirkungen war der Kamillentee nicht nur als Beruhigungsmittel geschätzt, gerne wurde er auch bei allen physischen Krampfzuständen getrunken: bei Magen- und Darmkrämpfen, Gebärmutterkrämpfen während der Menstruation und bei Blasenkrämpfen. Die gute Wirkung der Kamille bei Ekzemen, Geschwüren und Abszessen ist bekannt, und bei innerlicher und äußerlicher Anwendung ist die Kamille ein vorzügliches Heilmittel. Feuchtwarme Umschläge mit Kamillentee oder Kamillen-Tinktur wirken desinfizierend und heilend.

Kamillen-Tinktur

10 g Kamillenblüten · 100 g Alkohol (70 %)

Zubereitung   Geben Sie die getrockneten Kamillenblüten in eine dunkle Apothekerflasche mit breiter Öffnung. Gießen Sie den Alkohol darüber, und stellen Sie das gut verschlossene Fläschchen etwa drei Wochen lang an die Sonne oder an einen warmen Platz im Haus. Ab und zu durchschütteln.

Dann seihen Sie die goldfarbene, würzig duftende Tinktur ab, filtern sie durch Kaffeefilterpapier und bewahren sie in einem dunklen Fläschchen auf. Unter der Bezeichnung Kamillosan können Sie die Tinktur auch in der Apotheke kaufen.

In der Hausapotheke sollte die Kamillen-Tinktur einen festen Platz haben. Sie ist gut für kleine Verletzungen, bei eitrigen Entzündungen, bei Insektenstichen, bei Bläschen im Mund- und Rachenraum, bei Zahnfleischbluten. Dem Gurgelwasser und Mundwasser setzen Sie einige Tropfen Kamillen-Tinktur zu, wenn Sie unter Halsentzündung oder Heiserkeit leiden. Bei schmerzenden Füßen geben Sie etwas Kamillen-Tinktur ins Fußbad, auch bei Schweißfüßen und Schweißhänden versagt die desodorierende Wirkung der Kamillenblüten nicht.

Verwendung

Kamillen-Ölauszug

10 g Kamillenblüten · 200 g Olivenöl

Die Kamillenblüten nehmen sehr viel Öl auf, daher braucht man recht viel Öl und relativ wenig Pflanzen für dieses Rezept. Die getrockneten Kamillenblüten in ein Apothekerglas mit breiter Öffnung geben, mit dem Olivenöl übergießen, so daß die Blüten bedeckt sind. Gut verschließen und drei Wochen an einen warmen Platz stellen. Danach seihen Sie das duftende goldgelbe Öl ab und drücken dabei die Pflanzenrückstände kräftig aus. Anschließend das Öl durch ein Mulltüchlein klarfiltern.

Zubereitung

Den wunderbar nach Kamillen duftenden Auszug brauchen Sie vor allem als hochwertigen Zusatz für die Herstellung von Hautpflegemitteln. Das Öl eignet sich auch zur Einrei-

Verwendung

bung, beispielsweise bei rauher, leicht entzündlicher Haut, bei Schrunden, als Massageöl für wehe Füße, bei rauhen Ellbogen, zur Einreibung trockener, schuppiger Kopfhaut vor der Haarwäsche, zur Pflege von Narben und verheilenden Wunden, bei der Krankenmassage.

Kamillen-Gesichtswasser

50 g Hamameliswasser · 50 g Rosenwasser
20 Tropfen Kamillen-Tinktur

Zubereitung   Vermischen Sie alle Zutaten in einer Flasche, und schütteln Sie sie kräftig durch.

Verwendung   Das angenehm duftende Tonikum ist zur Nachreinigung gut geeignet. Die Heilwerte der Kamille, des Hamamelis- und des Rosenwassers ergänzen einander, und so eignet sich das Gesichtswasser besonders für unreine und leicht entzündliche Haut.

Auch von Männern wird es nach der Rasur gerne verwendet, da es die nach der Rasur leicht irritierte Haut beruhigt.

Kamillen-Hautcreme

5 g Bienenwachs
10 g Lanolin anhydrid (1 gehäufter Kaffeelöffel)
5 g Kakaobutter · 40 g Kamillen-Ölauszug
5 Tropfen Kamillen-Tinktur · 40 g Hamameliswasser
1/2 Kaffeelöffel reiner Bienenhonig

Zubereitung   Schmelzen Sie zuerst die ersten drei Zutaten auf dem kochenden Wasserbad. Dann fügen Sie den Kamillen-Ölauszug hinzu und erwärmen alles auf 60 Grad. Daneben erwärmen Sie in einem Extratöpfchen das Hamameliswasser, dem Sie die Kamillen-Tinktur zugefügt haben, ebenfalls auf 60 Grad. Fügen Sie den Bienenhonig hinzu, und lösen Sie ihn darin auf. Nun die Fettschmelze vom Feuer nehmen und die Flüssigkeit mit dem Handrührmixer auf kleinster Stufe einrühren. Geduldig rühren, bis die Creme erkaltet. In Cremetöpfchen abfüllen.

Die beruhigende Kamillencreme ist für nervöse, trockene, leicht reizbare Haut zu empfehlen. Wegen ihrer Heilkraft hilft sie auch bei entzündlicher, unreiner Haut. Dünn aufgetragen kann man sie als Tages- und Nachtcreme verwenden. Zur Ganzkörpermassage ist sie ebenfalls vorzüglich geeignet. **Verwendung**

Römische Kamille für blondes Haar

2 Handvoll Kamillenblüten · 1/2 l Wasser

Die Zutaten sind für halblanges Haar berechnet, je nach Haarlänge können Sie die Menge variieren. Die Römische Kamille macht eine schöne blonde Farbe, und seit Jahrhunderten wird sie für Farbspülungen verwendet. Übergießen Sie die getrockneten Kamillenblüten mit dem kochendheißen Wasser und lassen Sie den Sud 20 Minuten durchziehen. Dann abseihen. **Zubereitung**

Nach der Haarwäsche wird die Farbspülung verwendet. Massieren Sie den Aufguß sanft ins Haar, und waschen Sie das Haar anschließend nicht mehr. Der sanfte Blondton der Kamille ist nicht nur schön, Kamille ist auch gesund für Haar und Kopfhaut. **Verwendung**

Körperpackungen mit pflanzlichen Ölen

Nährpackung

1 Eigelb · 1 Spritzer Zitronensaft
4 Eßlöffel süßes Mandelöl · 4 Eßlöffel Nachtkerzenöl
4 Eßlöffel Avocadoöl · 1/2 Kaffeelöffel Obstessig
Parfümierung bei Bedarf

Zubereitung

Schlagen Sie das Eigelb in eine kleine Porzellanschüssel. Die Pflanzenöle nun langsam und tropfenweise unter das Eigelb rühren, so daß eine schöne Mayonnaise entsteht. Dann Zitronensaft, Obstessig und Parfümöl zugeben, wenn Sie die Körperpackung parfümieren wollen. Es eignen sich ein paar Tröpfchen eines hautverschönernden Öls, wie beispielsweise Orangenblütenöl, Rosengeraniumöl, Rosenöl, Rosenholzöl, Wacholderholzöl.

Verwendung

Mit der schönen goldgelben Sahne reiben Sie den ganzen Körper verschwenderisch vom Hals bis zur kleinen Zehe ein. Rauhe Hautstellen an den Ellbogen, Knien und Füßen bedecken Sie besonders üppig. Tragen Sie die Körperpackung nach dem Bad auf, wickeln Sie sich in ein Leinentuch, und legen Sie sich ins Bett. Am nächsten Morgen ist die Haut zart und weich, glatt und geschmeidig.

Die Packung eignet sich für jede Haut, ganz besonders ist sie für trockene und von Schaumbädern geschädigte Haut zu empfehlen.

Körperpackung für unreine Haut

2 Kaffeelöffel Lanolin · 4 Eßlöffel Avocadoöl
15 Tropfen Arnika-Tinktur

Wir verwenden hier statt des wasserfreien Lanolins das in der Apotheke erhältliche salbenartige Lanolin, da es leichter verstreichbar ist und in dieser Rezeptur keine Emulsion entsteht. Lanolin auf dem Wasserbad leicht erwärmen. Bevor der Schmelzpunkt erreicht ist, das Avocadoöl unterrühren, bis alles schön geschmeidig miteinander vermengt ist, dann die Arnika-Tinktur einrühren. Das Rezept eignet sich für die Pflege unreiner und fetter Körperhaut, als Nachkur oder als Körperpackung bei der Krankenpflege.

Zubereitung

Als Ölbasis für Körperpackungen haben Sie eine große Auswahl unter den pflanzlichen Ölen sowie der öligen Auszüge aus getrockneten Pflanzenteilen.

Variationen

Aprikosenkernöl, Avocadoöl, Arnika-Ölauszug, Erdnußöl, Jojobaöl, Johanniskraut-Ölauszug, Kamillen-Ölauszug, Klettenwurzel-Ölauszug, Mandelöl, Nachtkerzenöl, Olivenöl, Pfirsichkernöl, Ringelblumen-Ölauszug, Rosenblüten-Ölauszug, Sesamöl, Sonnenblumenöl, Weizenkeimöl.

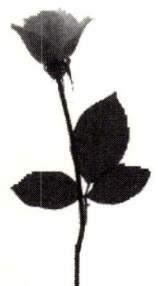

Wenn wir in uns genügend Liebe zu
allen Wesen und Dingen besitzen,
dann können wir keinem Leid zufügen,
denn diese Liebe würde uns von jeder
solchen Handlung, und unser
Denken von jedem Gedanken abhalten,
der einen anderen verletzen könnte.

Dr. Edward Bach

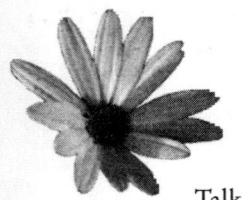

Körperpuder
mit Talkum und Tonerde

Talkum, auch Speckstein genannt, ist ein Magnesiumsilikat, ein reinweißes Pulver, das wir in Apotheken bekommen. Talkum ist sehr fein und weich im Griff, es überzieht die Haut mit einer sanft anhaftenden Schutzschicht, daher wird es gerne als Pudergrundlage genommen. Wegen seiner leicht austrocknenden und entzündungshemmenden Eigenschaften ist es ein ideales Mittel in Deodorants und hautpflegenden Körperpudern.

Weiße Tonerde, die wir im Handel unter der Bezeichnung *Bolus alba* finden, ist sehr fein geschlämmter weißer Ton. Das Pulver wird als wirksamer Bestandteil von Körper- und Wundpudern geschätzt. Bolus alba wirkt aufsaugend, leicht austrocknend und entgiftend.

Duftender Körperpuder

30 g Talkum
5 g Zinkoxyd
2-3 Tropfen Parfümöl nach Wahl

Zubereitung

Die Zutaten einschließlich des Öls in eine gut verschließbare Dose füllen und durch kräftiges Schütteln miteinander vermengen. Dieser feine weiße Puder hat durch den Zusatz von Zinkoxyd, das wir auch als Bestandteil der heilwirksamen Zinkpaste kennen, eine besonders stark desinfizierende Wirkung. Als Parfümierung wählen Sie am besten unter den erfrischend duftenden ätherischen Ölen aus, etwa Melissenöl, Zitronenöl oder Pfefferminzöl.

Als Deodorant oder Körperpuder können Sie den Duftpuder verwenden. Bei fetter und unreiner Haut ist er für die Körperhaut zu empfehlen, da er desinfizierende, entgiftende und aufsaugende Wirkungen hat. **Verwendung**

Pfefferminz-Körperpuder

30 g Talkum
10 g Bolus alba
5 g Zinkoxyd
4 Tropfen Pfefferminzöl

Alle Zutaten, einschließlich des Pfefferminzöls, geben Sie in ein gut verschließbares Gefäß und schütteln kräftig durch. Es entsteht ein sehr erfrischender, kühl duftender Puder, der besonders durch die Boluszugabe Feuchtigkeit zu binden vermag und daher als Deo gut geeignet ist. Falls Sie die Streukraft des Puders noch mehr verfeinern wollen, schütteln Sie ihn nach der Herstellung durch ein sehr feinmaschiges Küchensieb. **Zubereitung**

Betupfen Sie einen Wattebausch mit ein wenig Puder, und stäuben Sie ihn unter die Achseln. Abgefüllt in eine Streudose können Sie den Puder in der klassischen Form anwenden, für diesen Zweck können Sie ihn in eine Puderzuckerstreudose, die es in Haushaltswarengeschäften gibt, abfüllen. Auch als Fußpuder ist der Pfefferminzpuder wegen seiner kühlenden Wirkung zu gebrauchen. **Verwendung**

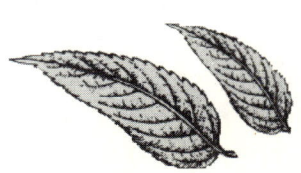

Aprikosen-Body-Soft

2 Tassen Talkum · 5g Lanolin anhydrid (¹/2 Kaffeelöffel)
¹/2 Kaffeelöffel Aprikosenkernöl
1 Kaffeelöffel Alkohol (70 %) · 3 Tropfen Ylang-Ylang-Öl
3 Tropfen Rosenholzöl

Zubereitung

Lanolin auf dem kochenden Wasserbad schmelzen, das Aprikosenkernöl hinzufügen. Zur Seite stellen und abkühlen lassen. Nun geben Sie das Talkumpulver in einen Elektromixer. Verschließen und kurz auf kleinster, dann auf mittlerer Stufe laufen lassen.

Inzwischen die ätherischen Öle im Alkohol auflösen, unter die geschmolzenen Fette rühren. Während der Talkumpuder im Mixer kreist, nehmen Sie den kleinen Innenverschluß aus dem Deckel des Mixers und geben tropfenweise die abgekühlte Fettmischung hinein. Sobald alles dazugegeben ist, schließen Sie den kleinen Innenverschluß und lassen alles noch einmal auf höchster Stufe laufen. Durch ein Küchensieb fein schütteln und in eine hübsche Dose abfüllen.

Verwendung

Der herrlich duftende, leicht fetthaltige Puder ist ganz ideal für die tägliche Körperpflege geeignet. Es läßt sich gut auf der Haut verteilen und einmassieren und verbreitet, bedingt durch die Hautwärme, einen sehr lieblichen Duft. Bei regelmäßiger Anwendung macht der Puder die Haut schön glatt, weich und glanzvoll. Sollten Sie andere Duftnoten bevorzugen, können sie ersetzt werden, achten Sie jedoch darauf, daß nicht alle ätherischen Öle für die Hautpflege geeignet sind.

Babypuder

90 g Talkum · 10 g Bolus alba

Die beiden Pulver in eine Dose geben und kräftig durch-schütteln. Anschließend durch ein feinmaschiges Küchen-sieb schütteln, damit der Puder fein verteilbar wird. In eine Streudose, die man im Haushaltswarengeschäft bekommt, abfüllen. **Zubereitung**

Dieses klassische Rezept des reizlos verträglichen Babypu-ders eignet sich ideal für die naturgesunde Babypflege. Neh-men Sie zur Reinigung Mandelöl und zur Pflege Man-delölcreme und Talkumpuder, so haben Sie eine schützende und heilende Pflege für die zarte Babyhaut. Bedenken Sie auch, daß die meist mit Desinfektionsmitteln getränkten Kunststoffwindeln äußerst ungesund sind, und wenn sich das Baby rundherum wohl fühlen soll, wäre es lieber in luft-durchlässige Mullwindeln gewickelt. Weiche Einlagen aus ungebleichtem Zellstoff nehmen die Feuchtigkeit auf und bilden keine luftundurchlässige Isolation, die zu Hitzestau und Hautentzündungen führt. **Verwendung**

Lapislazuli

Der Lapislazuli gehört zu den Heilsteinen, deren Verwen-dung wir aus vielen Kulturen kennen. In den alten süd- und mittelamerikanischen Hochkulturen wie etwa der Azteken hatte er bei kultischen Handlungen die Funktion, die Intui-tion zu stärken und die geistige Verbindung mit den Gestir-nen zu festigen. Der Lapis ähnelt mit seinen Sprenkelungen von Pyritkörnern dem Sternenhimmel, und im Orient wurde er wegen seiner magischen Kraft und seiner Sternenähnlichkeit verehrt. Es ist der Stein, der die Weisheit der Gestirne im Menschen fördert und ihm die Erde als Kosmos bewußt macht.

In der christlichen Kunst wurde der Lapis, zu Pulver gemahlen, blaue Farbgrundlage für viele Bilder der Huldigung. Lapisblau ist oft der Mantel der Mutter Maria oder die Darstellung der Tiefe in der Unendlichkeit der Himmelsgewölbe.

In Ägypten wurde der Lapis als Stein der Weisheit verehrt, die durch die Schönheit manifestiert ist. Die Schönheit der Frauen spiegelte sich in der Vollkommenheit der Natur, und über eine Königstochter großer Anmut hieß es: »Ihr Liebreiz ist wie der Liebreiz Anats/Ihre Schönheit ist wie die Schönheit Aschtarats/Ihr Haar wie Lapis schimmernd.« Die schönen Frauen Ägyptens wußten die Heilkraft der Steine, die ihnen den glanzvollen Schimmer subtiler Schönheit verlieh, auf kluge Weise zu nutzen. Sie legten bestimmte Steine in Wasser ein, das sie entweder tranken oder, je nach Art der Steine, für die Körperpflege bestimmten. Die energetische Kraft der Steine – Information für Körper, Geist und Psyche – war Heil- und Schönheitsmittel zugleich. Die Tugend der Steine sollte die Wesensverwandtschaft im Menschen aufwecken, damit er empfänglicher für das Wesen der eigenen Natur wird und seine Fähigkeiten, mit der Natur in Einklang zu sein, bewegt werden.

Rohsteine des Lapis, die wie blaue Kiesel und Geröllsteine aussehen, fallen als Nebenprodukte beim Abbau an; sie sind ungeschliffen und unbearbeitet im Handel relativ preiswert zu haben. Da wir die Steine immer wieder verwenden, lohnt sich die Anschaffung.

Legen Sie die Steine für zwei Tage in Wasser, das ab und zu erneuert wird, damit sie gründlich gereinigt werden, bevor sie für die Herstellung von Schönheitsmitteln weiterverwendet werden. Stellen Sie Kontakt zum Wesen der Steine her. Legen Sie die Steine ab und zu in die Sonne, und schenken Sie ihnen aufmerksame Zuwendung.

Lapis-Bad

Lapis-Rohsteine oder -Kiesel
3/4 l Wasser
1 Eßlöffel Jojobaöl

Die gereinigten Steine – etwa 300 g sind ideal – geben Sie in eine Flasche mit breiter Öffnung, die dreiviertel Liter Inhalt faßt. Das Jojobaöl dazugeben. Das Wasser leicht erwärmen und die Flasche damit auffüllen. Verschließen, leicht durchschütteln und 24 Stunden stehenlassen. Der Inhalt der Flasche ist ausreichend für ein Bad. Sie können, nachdem Sie das Lapiswasser dem Bad zugesetzt haben, eine neue Mischung ansetzen, damit Sie immer ausreichend Lapisbäder zur Verfügung haben.

Zubereitung

Lapis und Jojoba ergeben eine Körper-Geist-Psyche-Information von großer Subtilität. Sie bringt die zarteste Seite unseres Wesens hervor und macht uns Eigenschaften bewußt, die wir zuvor an uns nicht kannten. Es mag auf Blockaden drücken, doch das ist nur gut so, denn die Mischung hilft, alte Programme, die sich im Körper und im Denken festgesetzt haben, aufzulösen. Es hilft, alte Prozesse zu Ende zu bringen, indem es uns die Information des Neuen gibt und veränderte Perspektiven sichtbar werden läßt. Auf die Haut hat das Lapiswasser eine wunderbar pflegende Wirkung. Es ist ein Bad, das der Ganzheit des Menschen dient, und wir sollten es nie als »schnelles Reinigungsbad« nehmen, sondern mit Bewußtheit genießen.

Verwendung

Ideal ist es, das Bad am Abend zuzubereiten, bevor wir schlafen gehen, oder vor der Meditation.

Variante

Vielleicht möchten Sie das Lapis-Bad mit ein wenig Duft anreichern. Wir sollten bei der Auswahl aber vorsichtig sein, um die Alchemie nicht zu stören, sondern zu ergänzen. Ideal ist daher Jasminöl oder Ylang-Ylang-Öl. Wenn Sie das Lapiswasser in der Flasche ansetzen, geben Sie einige Tropfen dazu.

Lapis-Hautcreme

10 g Lanolin anhydrid (1 gehäufter Kaffeelöffel)
5 g Bienenwachs · 5 g Kakaobutter
40 g Avocadoöl · 40 g Orangenblütenwasser
3 Tropfen Orangenblütenöl · ca. 15 mg Lapis-Kiesel

Zubereitung

Die Lapis-Kiesel zuerst gut in kaltem Wasser waschen. Geben Sie das Orangenblütenwasser und die Lapissteine in eine kleine Schale, und lassen Sie das Lapiswasser 24 Stunden bedeckt stehen.

Lanolin, Bienenwachs und Kakaobutter auf dem kochenden Wasserbad erwärmen, bis alles flüssig geworden ist. Nun geben Sie das Avocadoöl dazu und bringen die Mischung auf 60 Grad. Die Lapissteine aus dem Orangenblütenwasser nehmen und dieses ebenfalls auf 60 Grad erwärmen. Nun mit dem elektrischen Handrührmixer die beiden Mischungen miteinander verrühren. Sobald die Creme handwarm abgekühlt ist, mit dem Orangenblütenöl parfümieren und dann die Creme weiter kaltrühren. In Cremetöpfchen abfüllen.

Verwendung

Die Verbindung Avocadoöl, Orangenblüten und Lapis ist eine sanfte, erfrischende Mischung für die Haut, daher eignet sich die Creme gut als Tagescreme für trockene Haut. Auch als Ganzkörpercreme ist sie gut zu verwenden, sie entspannt die Muskulatur, sowohl die des Gesichts wie die des Körpers.

Heilerde-Maske mit Lapis

2 Eßlöffel Heilerde · ca. 20 g Wasser
1 Spritzer Avocadoöl · Einige Lapis-Kiesel
2 Tropfen Orangenblütenöl

Zubereitung

Zuerst stellen Sie ein wenig Lapiswasser her, indem Sie einige Steine in etwas warmes Wasser einlegen, rechnen Sie etwa mit 20 g Wasser. Geben Sie einen Spritzer Avocadoöl und zwei Tropfen Orangenblütenöl dazu, bedecken Sie alles, und lassen Sie die Mischung 24 Stunden durchziehen. Dann seihen Sie die Flüssigkeit ab und erwärmen sie ganz leicht, am besten auf Ihrem Wasserbadtöpfchen. Die Heilerde unterrühren und gründlich einarbeiten, so daß eine streichfähige Paste entsteht. Eventuell geben Sie noch ein wenig warmes Wasser dazu.

Nun tragen Sie die Maske mit einem breiten, weichen Pinsel auf Gesicht und Hals auf. Nach einer Einwirkungszeit von ca. einer halben Stunde waschen Sie die Maske ab.

Verwendung

Hier haben wir eine tiefwirksame Reinigungsmaske, die wie eine Erneuerung für die Haut wirkt. Sie werden feststellen, daß sich das Hautbild von innen heraus erneuert, glättet und auf eine sehr subtile Weise glanzvoll wird. Die Maske ist für jede Haut geeignet; regelmäßig einmal in der Woche angewendet, bringt sie die gewünschten Veränderungen.

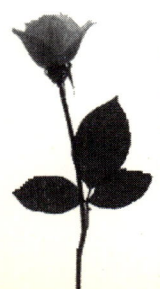

Besuche das Innere der Erde,
durch Läuterung wirst du den verborgenen
Stein finden.
Spruch der Alchimisten

Mandelöl

Mandelöl – Regenerationscreme

10 g Lanolin anhydrid (1 gehäufter Kaffeelöffel)
5 g Bienenwachs · 60 g süßes Mandelöl
40 g Rosenwasser · 3 Tropfen Blütenessenz »Heckenrose«

Zubereitung

Bienenwachs und Lanolin auf dem kochenden Wasserbad schmelzen, dann das süße Mandelöl hinzufügen und alles auf 60 Grad erwärmen. In einem Extratöpfchen das Rosenwasser auf 60 Grad bringen. Vom Feuer nehmen und die Blütentröpfchen »Heckenrose« hinzugeben. Mit dem elektrischen Handrührmixer das erwärmte Wasser in die Fettschmelze rühren. Auf kleinster Stufe rühren, bis die Creme erkaltet. In Cremetöpfchen abfüllen.

Verwendung

Die belebenden und harmonisierenden Wirkungen dieser schönen, sanften Creme sind für müde, strapazierte Haut gedacht. Kuren Sie mit der Creme, die als Tages- und Nachtcreme oder als Massagecreme für den ganzen Körper verwendet werden kann. Bei regelmäßiger Anwendung werden Sie die belebenden und verjüngenden Wirkungen feststellen. Vor allem für trockene Haut ist die Creme geeignet, und das Problem Trockenheit, das sehr häufig durch allzu wasserhaltige Emulsionen, sogenannte Feuchtigkeitsspender, zustande gekommen ist, wird durch die regelmäßige Pflege mit Cremes, die die natürliche Hautfeuchtigkeit bewahren, vergehen.

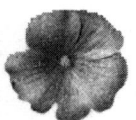

Babycreme

10 g Lanolin anhydrid · 5 g weißes Wachs
40 g süßes Mandelöl · 40 g destilliertes Wasser

Lanolin und weißes Wachs auf dem kochenden Wasserbad schmelzen, das süße Mandelöl dazugeben und auf 60 Grad erwärmen. Das destillierte Wasser auf 60 Grad bringen. Beide Flüssigkeiten miteinander vermischen und mit dem elektrischen Handrührmixer auf kleinster Stufe kaltrühren. In Salbentöpfchen abfüllen und kühl aufbewahren. **Zubereitung**

Dieses alte klassische Rezept für die sanfte Babypflege ist noch immer ideal für die Babyhaut. Ohne Duft- und Farbstoffe, ohne Konservierungsmittel, frei von Emulgatoren und Stabilisatoren, wie sie häufig in den Milchen enthalten sind, pflegen Sie das Baby mit dieser Creme auf natürlichste Weise. Ergänzend ist die Reinigung mit süßem Mandelöl und die Pflege mit Talkumpuder (siehe Seite 237) ideal. **Verwendung**

Orangenblütenwasser

2 ml Orangenblütenöl (Neroli) (20 Tropfen)
20 g Talkum · 1 l destilliertes Wasser

Geben Sie das Talkumpulver in einen Mörser. Nun träufeln Sie einige Tropfen Orangenblütenöl mit der Pipette ein und zerreiben es im Talkum mit dem zum Mörser gehörenden Stößel. Dieses sogenannte Trockenreiben des Öls im Talkum bewirkt, daß das Öl durch die Reibung ganz und gar vom Talkum aufgenommen wird und nicht zu einem nassen Brei wird oder mit Klümpchen durchsetzt ist. Deshalb geben Sie das Öl **Zubereitung**

ganz langsam und portionsweise dazu und fahren fort, es ein-
zuarbeiten, bis die Mischung gut durchgerieben ist.

Das destillierte Wasser auf 35 bis 40 Grad erwärmen. Nun
geben Sie die zerriebene Talkummischung in eine entsprechend große Flasche mit breiter Öffnung und gießen mit dem
erwärmten Wasser auf. Verschließen und wiederholt durchschütteln. Die Mischung bleibt nun sechs bis zehn Tage stehen, wobei Sie ab und zu die Flasche leicht durchschütteln.

Danach filtern Sie das Orangenblütenwasser durch Kaffeefilterpapier Format 1x6 klar. In Laborbedarfsgeschäften
bekommen Sie auch die sogenannten Faltfilter, die für diesen
Zweck gut geeignet sind. Der mit Falten geformte Filter
bewirkt, daß die Talkumreste besser im Papier hängenblei-
ben und das Abfiltern etwas rascher geht. Doch auch das
normale Kaffeefilterpapier filtert klar, es dauert nur etwas
länger, da sich das Talkum nicht so gut nach den Seiten hin
verteilt und sich auf dem Boden des Filters sammelt.

Nach der hier genannten Methode wird das Orangenblütenwasser in Apotheken zubereitet. Gelegentlich wird eine
vereinfachte Herstellungsmethode genannt: Hierbei geben
Sie die 20 Tropfen Orangenblütenöl (Neroli) in eine Flasche,
gießen mit dem destillierten erwärmten Wasser auf, verschließen die Flasche gut und schütteln die Mischung ab und
zu durch. Nach einigen Tagen abfiltern. Der Nachteil dieser
Methode besteht darin, daß sich das Orangenblütenöl im
Wasser nicht so gut verteilen kann, wie es bei der Herstellung mit Talkum der Fall ist, daher auch der Duft dieses
Orangenblütenwassers weniger gehaltvoll ist. Zudem gehen
beim Abfiltern Teile des Öls im Filterpapier verloren, was
mit dazu beiträgt, dem Orangenblütenwasser nicht die
Intensität zu geben, die es bei der Zubereitung mit Talkum
gewinnt.

Viele Rezepte in diesem Buch werden mit dem duftenden
Orangenblütenwasser zubereitet. Das Wasser hat eine bele-

bende Wirkung, daher ist es wohltuend für Körper und Psyche.

Pfefferminzwasser

1 ml Pfefferminzöl (10 Tropfen)
10 g Talkum · 1l destilliertes Wasser

Das Pfefferminzwasser bereiten Sie zu wie das zuvor beschriebene Orangenblütenwasser. Das Pfefferminzöl wird mit dem Talkum fein verrieben, mit dem auf 35 bis 40 Grad erwärmten destillierten Wasser aufgegossen und wiederholt geschüttelt. Nach sechs bis zehn Tagen klarfiltern. **Zubereitung**

Die hier genannte Methode ist die in den Apotheken übliche Herstellungsweise des Pfefferminzwassers, *Aqua Menthae piperitae*. Eine vereinfachte Form, wie sie gelegentlich genannt wird, nähmlich das Pfefferminzöl in erwärmtem destilliertem Wasser durchzuschütteln und nach einigen Tagen klarzufiltern, ergibt ein weniger gehaltvolles Pfefferminzwasser, da sich nur über den Weg der freien Talkumanreibung das Öl gut im Wasser verteilen kann.

Gelegentlich wird auch empfohlen, das Pfefferminzöl in etwas Alkohol aufzulösen und es dem destillierten Wasser beizufügen. Als Pfefferminzwasser läßt sich diese Lösung wegen ihres Alkoholgehalts allerdings nicht bezeichnen.

Krausminzewasser

Das Krausminzewasser, *Aqua Menthae crispae*, erhalten wir ebenfalls in der Apotheke. Der Name Minze beziehungsweise der lateinische Gattungsname *Mentha* leitet sich vom griechischen *minthe*, dem Namen einer Nymphe, ab, die der Sage nach von der eifersüchtigen Proserpina in eine Minzenpflanze verwandelt wurde. Es gibt zahlreiche Arten von Minzen, deren Gehalt an ätherischem Öl unterschiedlich hoch ist. Auch die Krausminze (*Mentha crispata*) ist reich an ätherischem Öl, das für die Herstellung von Krausminzewasser ebenso angewendet wird wie das Pfefferminzöl.

Verwendung Wie das Hamameliswasser, das Orangen- und das Rosenblütenwasser findet auch das Pfefferminzwasser viele Verwendungsmöglichkeiten in der Heilkosmetik. Wegen seiner belebenden, klärenden und reinigenden, mild antiseptischen und tonisierenden Eigenschaften ist es ein beliebter Zusatz in Gesichts- und Rasierwässern, Körperpflegemitteln und Kopfwässern.

Pfirsichkernöl

Zu den wertvollsten Pflanzenölen für die subtile Schönheitspflege, die ganzheitlich Körper, Geist und Psyche umfaßt, gehört das Pfirsichkernöl. Es ist eine der großen Kostbarkeiten der Heilkosmetik, da es tiefgreifende Wirkungen auf unser Bewußtsein und Gesamtbefinden hat.

Pfirsich-Hautpackung

1 Eigelb
2 Eßlöffel Pfirsichkernöl
1 Spritzer Zitronensaft

Zubereitung Geben Sie das Pfirsichkernöl langsam und tropfenweise in das Eigelb, und rühren Sie eine schöne Mayonnaise damit. Nun den Zitronensaft hinzufügen.

Mit einem breiten, weichen Pinsel tragen Sie die Packung auf Gesicht und Hals auf. Lassen Sie die Packung etwa eine halbe Stunde, in der Sie sich hinlegen, einwirken. Dann mit viel warmem Wasser abwaschen und mit Gesichtswasser nachreinigen.

Verwendung

Die Packung sättigt die Haut, sie ist wie eine Nahrung, die Ihre Haut mit Vergnügen aufnimmt. Sie klärt, reinigt und wirkt entspannend sowohl auf die Haut wie auf die Gesichtsmuskulatur. Sie löst Verkrampfungen und glättet Fältchen.

Pfirsichkern-Massageöl

100 g Pfirsichkernöl
3 Tropfen Parfümöl nach Wahl

Zubereitung

Für therapeutische Zwecke ist das Pfirsichkernöl als Massageöl ohne weitere Zusätze ideal. Da seine subtilen Eigenschaften von manchem Parfümöl gestört werden, sollten wir uns bei der Parfümierung auf die richtige Mischung beschränken.

Pfirsichkernöl wird bereichert durch Orangenblütenöl, das seine Lieblichkeit unterstreicht. Für aphrodisische Anregung eignet sich die Kombination von Orangenblütenöl und Moschus.

Verwendung

Das sanfte Pfirsichkernöl ist eine Kostbarkeit für die Körpermassage. Es entspannt das Gewebe und die Muskulatur und dient der ganzheitlichen Entspannung.

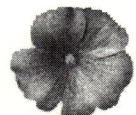

Pfirsich-Hautcreme

5 g Bienenwachs · 5 g Kakaobutter
10 g Lanolin anhydrid (1 gehäufter Kaffeelöffel)
40 g Pfirsichkernöl · 40 g Orangenblütenwasser
4 Tropfen Orangenblütenöl

Zubereitung Bienenwachs und Lanolin auf dem kochenden Wasserbad schmelzen, das Pfirsichkernöl dazugeben und auf 60 Grad bringen. Orangenblütenwasser in einem Extratöpfchen auf 60 Grad erwärmen. Mit dem elektrischen Handrührmixer auf kleinster Stufe vermischen. Sobald die Creme handwarm ist, mit dem Orangenblütenöl parfümieren und kaltrühren.

Verwendung Hier haben wir eine ideale Tagescreme, die frisch und aufmunternd wirkt und zugleich die Haut besänftigt und beruhigt. Für trockene Haut ist sie ideal, auch für müde und schlaffe Haut. Als Ganzkörpercreme für die Massage ist sie ebenso zu empfehlen.

Rasierwässer mit ätherischen Ölen

Hamamelis-Rasierwasser
für unreine Haut und Akne

100 g Hamameliswasser · 50 % Pfefferminzwasser
50 g Hamamelis-Tinktur · 0,5 g Menthol · 2 g Alaun
2 Tropfen Pfefferminzöl
2 Tropfen Melissenöl · 2 Tropfen Kardamomöl

Zubereitung Lösen Sie zuerst in der Hamamelis-Tinktur durch leichtes Schütteln die Mentholkristalle und die drei Parfümöle auf.

Nun erhitzen Sie einen Eßlöffel Hamameliswasser und lösen darin das Alaunpulver. Alles miteinander vermischen, durchschütteln. Durch Kaffeefilterpapier klarfiltern.

Dieses Rasierwasser eignet sich gut für unreine Haut und Akne-Haut, die nach der Rasur besonders gereizt ist. Vor allem durch die Beifügung von Hamameliswasser und -Tinktur wirkt das Rasierwasser klärend, heilend und erfrischend auf die Haut. Menthol sorgt für kühlenden Effekt und Alaun für adstringierende Wirkung. Das Rasierwasser hat, bedingt durch die Hamamelis-Tinktur, eine leicht grünliche Farbe, die nicht stört.

Verwendung

Sandelholz-Rasierwasser

50 g Hamameliswasser · 50 g Rosenwasser
100 g Alkohol (90 %)
0,5 g Menthol · 2 g Alaun · 10 Tropfen Sandelholzöl
5 Tropfen Rosenholzöl

Lösen Sie die Mentholkristalle im Alkohol durch kräftiges Schütteln, dann träufeln Sie die Parfümöle mit einer Pipette ein. Ein wenig Hamameliswasser erhitzen und das Alaunpulver darin lösen. Nun alle Flüssigkeiten miteinander vermischen, durchschütteln. Durch Kaffeefilterpapier klarfiltern und in eine hübsche Flasche abfüllen.

Zubereitung

Der Duft von Sandelholz wird von vielen Männern sehr geschätzt, er verbindet sich gut mit dem sanften Rosenholzöl. Menthol wirkt kühlend und Alaun adstringierend auf die Haut, insbesondere nach der Naßrasur.

Verwendung

Wacholderholz-Rasierwasser

50 g Hamameliswasser · 50 g Orangenblütenwasser
100 g Alkohol (90 %) · 0,5 g Menthol
2 g Alaun · 10 Tropfen Wacholderholzöl
5 Tropfen Rosenholzöl
3 Tropfen Kardamomöl

Zubereitung Durch Schütteln die Mentholkristalle im Alkohol auflösen, dann die Parfümöle mit der Pipette einträufeln. Ein wenig Hamameliswasser erhitzen, das Alaunpulver darin auflösen. Nun alle Flüssigkeiten miteinander vermischen und kräftig durchschütteln. Durch Kaffeefilterpapier klarfiltern.

Verwendung Eine schöne und zugleich heilwirksame Mischung ist in diesem Rasierwasser zusammengestellt. Wacholderholz hat sanft hautpflegende Eigenschaften, es wirkt auch auf kleine Hautunreinheiten und Hautflecken, während der Duft von Rosenholz den herben Charakter der Mischung etwas löst. Auch in diesem Rasierwasser wirkt das Menthol kühlend, der Alkohol erfrischend, Alaun adstringierend.

Ringelblume

Die Ringelblume mit ihren hübschen gelben und orangefarbenen Blütenblättern gehört zu den meistangepflanzten Heilkräutern in unseren ländlichen Gärten. Die Gattungsbezeichnung *Calendula officinalis* stammt von dem lateinischen *Calendae*, Kalender, und weist auf die lange Blütezeit das Jahr hindurch hin; so heißt die Ringelblume in Frankreich auch *tout le mois*, weil sie bis in den späten Herbst hinein blüht. Nicht nur als Heilpflanze hat die Ringelblume eine ruhmreiche Geschichte, sondern auch als Küchenkraut. Die getrockneten Blütenblätter werden verwendet, um Gerichten das Aussehen von safrangewürzten Speisen zu verleihen, doch ist das Aroma dem Safran nicht ähnlich. Werden die Blütenblätter durch Milch extrahiert, geben sie eine schöne gelbe Farbe ab, die zum Färben von Butter, Käse und Kuchen geeignet ist.

Ringelblumen-Tinktur

5 g getrocknete Ringelblumenblätter
100 g Alkohol (70 %)

Zubereitung

Die getrockneten Blütenblätter in ein dunkles Apotheker-glas füllen und mit dem Alkohol übergießen. Etwa zwei bis drei Wochen sollte die gut verschlossene Flasche in der Sonne oder an einem warmen Platz stehen, bevor die Tink-tur abgeseiht wird. Hierbei die Blätter im Sieb gut aus-drücken. Dann die Tinktur durch Kaffeefilterpapier klarfil-tern.

Verwendung

Mit warmem Wasser verdünnt, kann die Tinktur für feucht-warme Umschläge verwendet werden. Sie helfen bei unrei-ner Haut, bei entzündeter Haut, bei Schwellungen, Muskel-verspannungen und Quetschungen. Die Tiefenwirkung auf die Muskeln sollten wir auch nützen, wenn die Muskulatur, beispielsweise durch berufsbedingte einseitige Belastung, verspannt ist. Es ist ratsam, einen größeren Vorrat der Tink-tur für die Hausapotheke herzustellen. Der alkoholische Auszug aus den Blütenblättern ist ein vorzügliches Mittel für die ganzheitliche Heilkosmetik.

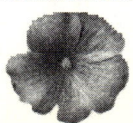

Ringelblumen-Ölauszug

10 g getrocknete Ringelblumenblätter
100 g Pfirsichkernöl

Zubereitung

Geben Sie die Blüten in ein dunkles Apothekerglas mit breiter Öffnung, und übergießen Sie die Blüten mit dem Öl. Pfirsichkernöl ist die ideale Ergänzung für die Ringelblumenblüten, sie bilden eine Partnerschaft, die einander sehr gut fördert. Gut verschlossen bleibt die Flasche an einem warmen Platz im Haus stehen, nach etwa zwei Wochen wird das goldgelbe Öl abgeseiht, wobei die Pflanzenrückstände gründlich ausgedrückt werden. Dann durch ein feinmaschiges Mulltüchlein klarfiltern.

Verwendung

Der goldgelbe Ringelblumen-Ölauszug ist eine Kostbarkeit, sowohl als Massageöl wie auch als Zugabe für Hautcremes. Er wirkt tief, sanft, beruhigend und entspannend. Die Wirkung hört nicht auf, wenn die Massage mit diesem herrlichen Öl beendet ist – sie hält noch lange an.

Für die Körpermassage nach abgeschlossenen Heilprozessen, zum Beispiel nach einer physischen oder psychischen Krise, ist es wirksam, da es in seiner Tiefenwirkung auf die Muskulatur dem gesundenden Organismus am meisten dient. Es stabilisiert und schützt auf der Ebene der wiedererlangten Gesundheit und festigt sie.

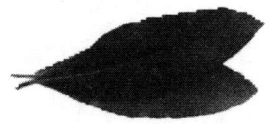

Ringelblumen-Gesichtsdampfbad

2 Eßlöffel Ringelblumen-Tinktur · 1 l Wasser

Bringen Sie das Wasser zum Kochen. Vom Feuer nehmen und die Ringelblumen-Tinktur zufügen. **Zubereitung**

Beugen Sie sich über den dampfenden Topf, und breiten Sie ein Frotteehandtuch zeltartig über den Kopf. Etwa zehn Minuten »dampfen«, dann wird das Wasser nochmals erhitzt. Das Gesichtsdampfbad reinigt und entspannt die Haut; bei verspannter Gesichtsmuskulatur, unreiner, entzündlicher Gesichtshaut ist es ideal. **Verwendung**

Ringelblumen-Potpourri-Bad

1 Eßlöffel Bienenhonig
10 g Ringelblumen-Ölauszug
3 Tropfen Orangenblütenöl
3 Tropfen Rosenöl oder Rosenholzöl

Verrühren Sie in einer Schale die Öle gründlich im Bienenhonig, und lassen Sie die Mischung eine Weile durchziehen. Dann ins heiß einlaufende Badewasser geben. **Zubereitung**

Ein ideales Bad bei körperlichen und geistigen Erschöpfungszuständen. Die Komposition hilft uns, in die Ruhe der Mitte zurückzufinden, und lenkt unsere Vorstellungen auf die tatsächliche Bedeutung der Dinge. Ein gutes Bad, wenn im Alltag das »Kleine« zu groß, und das »Große« zu klein wird. Wegen seiner hautverschönenden Wirkung ist es auch ein gutes Bad für ganzheitliches Wohlbefinden. **Verwendung**

Variante   Wenn Sie das Bad am Morgen nehmen, parfümieren Sie es zusätzlich zu Orangen- und Rosenöl mit drei Tropfen Zimtöl. Das Zimtöl regt die Aktivität an und verhilft zu mehr Vitalität.

Ringelblumen-Gesichtswasser

30 g Ringelblumen-Tinktur · 70 g Rosenwasser
2 Tropfen Rosenöl oder Rosenholzöl

Zubereitung   Lösen Sie das Rosen- oder Rosenholzöl in der Ringelblumen-Tinktur. Gut durchschütteln. Dann gießen Sie die Mischung mit Rosenwasser auf.

Verwendung   Ringelblumen und Rosen stellen eine innige Verbindung her. Die sanft duftende Mischung wirkt hautklärend, belebend und erfrischend bei müder Haut. Als Nachreinigungsmittel ist das Gesichtswasser bei trockener und verspannter Haut zu empfehlen. Der Duft wirkt auch gut über die Atmung auf verspannte Weltanschauungen, die häufig die Verursacher verspannter Gesichtszüge sind.

Ringelblumen-Nährcreme

5 g Bienenwachs
10 g Lanolin anhydrid (1 Kaffeelöffel)
40 g Ringelblumen-Ölauszug · 40 g Rosenwasser
2 Tropfen Rosenöl oder Rosengeraniumöl

Zubereitung   Auf dem kochenden Wasserbad Bienenwachs und Lanolin schmelzen, dann den Ringelblumen-Ölauszug hinzufügen und alles auf 60 Grad erwärmen. Danach erhitzen Sie in einem Extratöpfchen das Rosenwasser auf 60 Grad. Alles

vom Feuer nehmen und mit dem elektrischen Handrührmixer das Rosenwasser in die geschmolzenen Fette rühren.
Auf kleinster Stufe rühren. Sobald die Mischung handwarm
ist, mit dem Rosenöl parfümieren und weiter kaltrühren.

Die wertvolle, heilwirksame Ringelblumencreme wird von **Verwendung**
empfindlicher, nervöser und trockener Haut gut vertragen.
Die honiggelbe Creme wird hauchfein aufgetragen und ist
als Tag- und Nachtcreme gut geeignet.

Viele Dermatologen sind der Ansicht, daß es von Natur
aus trockene Haut nur selten gibt, um so häufiger aber durch
falsche Pflege mit sogenannten Feuchtigkeitsspendern syste-
matisch trockengelegte Haut. Viele dieser Öl-in-Wasser-
Emulsionen enthalten bis zu 90 Prozent Wasser, das hoch-
konserviert und mit Emulgatoren an einen Fettkörper
gebunden wird. Abgesehen von der schädigenden Wirkung
der Konservierung hat der hohe Wassergehalt jedoch die
Eigenschaft, durch Luftverdunstung der Haut Feuchtigkeit
zu entziehen, statt die hauteigene Feuchtigkeit zu schützen,
wie das bei Fettcremes, den Wasser-in-Öl-Emulsionen, der
Fall ist. Erwarten Sie daher von Ihrer Creme Heilkraft und
die tatsächliche Verwandlung von der »Problemhaut« zur
gesunden, schönen Haut.

Regenerationscreme

10 g Lanolin anhydrid (1 gehäufter Kaffeelöffel)
10 g Weizenkeimöl · 20 g Ringelblumen-Ölauszug
5 g Kakaobutter · 5 g Bienenwachs · 40 g Rosenwasser
1/2 Kaffeelöffel naturreiner Bienenhonig
2 Tropfen Rosenöl oder Rosengeranium

Lanolin, Bienenwachs und Kakaobutter auf dem kochenden **Zubereitung**
Wasserbad schmelzen, dann die beiden pflanzlichen Öle

dazugeben und alles auf 60 Grad bringen. Inzwischen erwärmen Sie das Rosenwasser und lösen den Bienenhonig darin auf. Vom Herd nehmen und mit dem Mixer die Flüssigkeit in die geschmolzenen Fette rühren. Auf kleinster Stufe rühren, bis die Creme handwarm ist. Dann mit Rosen- oder Rosengeraniumöl parfümieren und weiter kaltrühren.

Verwendung   Die fein ausgewogenen Zutaten ergänzen einander zu einer reichen, heilwirksamen Creme. Sie verleiht Ihrer Haut Geschmeidigkeit und Elastizität, sie sättigt und verfeinert die Haut und den Teint. Zur Regeneration der durch falsche Hautbehandlung »trockengelegten« Haut ist die Creme vorzüglich geeignet. Reiben Sie sich von Kopf bis Fuß damit ein, wenn Ihre Körperhaut trocken ist und natürlichen Schimmer und Glanz verloren hat.

Rose

Rosenblütenblätter, Rosenwasser und Rosenöl haben bei der Herstellung von Schönheitsmitteln großen Wert und Nutzen. Die Rose gehört zu den wirkungsvollsten Heilpflanzen, und dem in ihren Blütenblättern enthaltenen ätherischen Öl, ferner Fett und Gerbstoffen sowie Apfel-, Weinstein- und Bernsteinsäure und Vitamin C werden zahlreiche Heilwirkungen zugeschrieben. Die Rose, Symbolblume der Liebe und Schönheit, schenkt uns für die Heilkosmetik ihre liebenswerten Eigenschaften.

Aqua Rosae-Rosenwasser

5 Tropfen Rosenöl · 1 l destilliertes Wasser

Das destillierte Wasser auf 35 bis 40 Grad erwärmen. Das **Zubereitung**
Rosenöl in eine ausreichend große Flasche füllen und mit
dem destillierten Wasser aufgießen. Die Flasche verschließen
und einige Zeit schütteln. Die Mischung über Nacht stehenlassen nochmals durchschütteln und durch Kaffeefilterpapier oder Faltfilterpapier klarfiltern.

Das echte Rosenwasser fällt bei der Wasserdampfdestillation **Verwendung**
bei der Gewinnung des Rosenöls an. Es ist heute allerdings
schwierig, echtes Rosenwasser zu bekommen, zudem ist es
sehr teuer. Wenn wir in der Apotheke Rosenwasser kaufen,
wird es normalerweise nach der hier genannten Rezeptur,
die ich dem Deutschen Arzneibuch (DAB) entnehme, hergestellt. Doch ist auch der Apotheker in der Lage, echtes
Rosenwasser für Sie beim Apothekerbedarf zu bestellen.
Das sogenannte *Aqua Rosae centumplex*, das hundertfache
Rosenwasser, ist allerdings sehr teuer.

Rosen-Ölauszug

5 g Rosenblütenblätter · 100 g süßes Mandelöl

Die getrockneten Rosenblütenblätter ungespritzter, duften- **Zubereitung**
der Rosen zuerst zwischen den Händen zerreiben. In ein
dunkles Apothekerglas mit breiter Öffnung geben und mit
dem süßen Mandelöl übergießen. Etwa zwei Wochen an
einem warmen Platz im Haus stehenlassen und ab und zu
leicht durchschütteln.

Danach seihen Sie das duftende Öl ab und drücken dabei die Pflanzenrückstände gut aus. Anschließend das Öl durch ein feinmaschiges Leinentüchlein klarfiltern. Wenn Sie einen größeren Bedarf für den Rosen-Ölauszug haben, können Sie die Menge der Zutaten verdoppeln oder verdreifachen.

Verwendung Der duftende Ölauszug aus den getrockneten Rosenblüten ist ein wertvolles Ingrediens für Hautcremes und kann in der hier genannten Form als hautberuhigendes Massageöl verwendet werden.

Rosen-Gesichtsdampfbad

2 Handvoll Rosenblütenblätter
2 l Wasser

Zubereitung Das Wasser zum Kochen bringen. Die getrockneten Rosenblüten ungespritzter, duftender Rosen mit dem kochenden Wasser übergießen.

Verwendung Beugen Sie sich über die duftende Schüssel, und bedecken Sie den Kopf zeltartig mit einem Frotteehandtuch. Lassen Sie die anregenden Dämpfe etwa zehn Minuten einwirken. Dann wird die Haut abgetrocknet und mit erfrischendem Gesichtswasser nachgereinigt.

Die milde Dampfeinwirkung der lieblichen Rosen ist Duftinformation für Körper, Geist und Psyche. Über die Atmung wirkt der Duft lindernd und ist daher ein willkommenes Mittel für die Beruhigung sowohl der Haut und der Atemwege als auch für unser Gesamtbefinden.

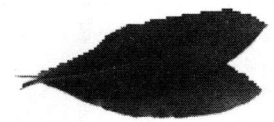

Lady Hamiltons Rosen-Lotion

1 Handvoll getrockneter Rosenblütenblätter
1/4 l naturreiner Weißwein
1 Messerspitze Alaunpulver

Die getrockneten Blütenblätter ungespritzter, duftender Rosen bekommen Sie auch in Kräuterhandlungen. Frisch geerntete Rosenblütenblätter ein paar Tage ausgebreitet im Schatten trocknen lassen, bevor sie weiterverwendet werden. Den Weißwein – er sollte aus Bio-Anbau sein – ganz leicht erwärmen, die Rosenblütenblätter dazugeben und den bedeckten Topf für zehn Minuten auf dem Herd warm halten, wobei aber die Flüssigkeit nicht zum Sieden kommen darf. Alles in eine Porzellanschüssel umfüllen und bedeckt über Nacht durchziehen lassen. Dann die Flüssigkeit absiehen und hierbei die Rosenblätter kräftig ausdrücken. Ein wenig Flüssigkeit davon nehmen, erhitzen und das Alaunpulver darin lösen. Nun alles miteinander vermischen und die Flüssigkeit durch Kaffeefilterpapier klarfiltern. In eine hübsche Flasche abfüllen.

Die schöne Lady Emma Hamilton, deren Liebesaffäre mit dem seefahrenden Helden Lord Nelson die Phantasie des 18. Jahrhunderts bewegte, gilt als Schöpferin dieser lieblichen Rosen-Lotion, die auch als »erotisierendes Wasser« bezeichnet wird. Von Lady Hamilton wurde erzählt, ihre Haut sei so blütenartig hell gewesen, daß sie magisch strahlte. Die Rosen-Lotion duftet verführerisch und wirkt zart erfrischend, belebend und adstringierend auf die Haut. Sie verfeinert die Haut, schließt die Poren und ist ein ideales Nachreinigungsmittel nach der Gesichts- und Körperwäsche.

Rosen-Creme

10 g Lanolin anhydrid (1 gehäufter Kaffeelöffel)
5 g weißes Wachs · 40 g Rosen-Ölauszug · 40 g Rosenwasser
3 Tropfen Rosenöl oder Rosengeraniumöl

Zubereitung   Die ersten beiden Zutaten auf dem kochenden Wasserbad schmelzen lassen, dann den Rosen-Ölauszug hinzufügen und alles auf 60 Grad erwärmen. Daneben erwärmen Sie das Rosenwasser in einem feuerfesten Porzellantöpfchen ebenfalls auf 60 Grad. Dann das Rosenwasser mit dem elektrischen Handrührmixer in die Fettschmelze rühren. Sobald die Mischung handwarm ist, das Rosenöl hinzufügen und kaltrühren. In Cremetöpfchen abfüllen.

Verwendung   Die duftende Rosencreme ist ideal für die Pflege trockener, nervöser und alternder Haut. Sie besänftigt, entkrampft und lindert. Fein aufgetragen kann sie als Tages- und Nachtcreme verwendet werden. Als Körpermassagecreme sollten Sie die Rosen-Creme nehmen, wenn Sie sich müde, verkrampft und nervös fühlen. Sie ist eine Wohltat für die ganzheitliche Schönheitspflege.

Rosen-Massageöl

100 g Rosen-Ölauszug
3 Tropfen Rosenöl oder Rosengeraniumöl

Zubereitung   Die beiden Zutaten in eine Flasche abfüllen und gut durchschütteln.

Die Basis des Rosen-Ölauszugs (siehe Seite 257), das süße Mandelöl, stellt mit den Rosen eine heilwirksame Verbindung her. Es wird der ganzheitlichen Schönheit dienen, wenn Sie dieses Massageöl regelmäßig verwenden, da es auf tiefer Ebene beruhigt, ins Gleichgewicht bringt und für Körper, Geist und Psyche ausgleichende Wirkungen hat. Für nervöse, unruhige Menschen, bei trockener und unvitaler Haut ist es ein ideales Pflegemittel.

Verwendung

Rosen-Bad

50 g Rosenblütenblätter · 20 g Pfefferminzblätter
1 Kaffeelöffel Bienenhonig
3 Tropfen Rosenöl oder Rosengeraniumöl

Füllen Sie die getrockneten Pflanzenteile in ein Säckchen. Zubinden, in der Badewanne mit etwas kochend heißem Wasser übergießen, so daß das Säckchen ganz bedeckt ist, und 15 Minuten im heißen Wasser ziehen lassen. Das Rosenöl mit dem Bienenhonig verrühren und dem heißen Badewasser zugeben. Behalten Sie das Kräutersäckchen im Wasser, während Sie in der Wanne sitzen, drücken Sie es ab und zu aus.

Zubereitung

Die Duftmischung wird Ihnen Freude bereiten, wird Sie entspannen und beruhigen. Das Rosen-Bad ist wunderbar, wenn Sie sich überarbeitet, erschöpft und niedergeschlagen fühlen. Es bringt die Dinge in die Mitte, verhilft Ihnen zu veränderten Perspektiven und gibt Ihnen eine beruhigte Sicht. Zudem wirkt das Bad lindernd und beruhigend auf die Haut und das Gewebe, es entspannt die Muskulatur und macht sie locker.

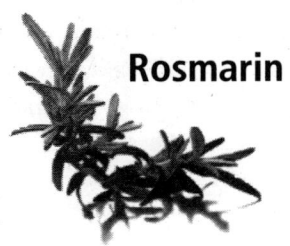

Rosmarin

Wegen seiner durchblutungssteigernden und anregenden Heilkraft findet der Rosmarin in der Heilkosmetik sehr vielseitige Anwendung. Innerlich und äußerlich wirkt er gegen Müdigkeit und Resignation; bei geistiger Erschöpfung empfahl Pfarrer Kneipp seinen Rosmarinwein. Man stellt ihn ganz einfach her, indem 70 g Rosmarin in 1 l naturreinem Weißwein eingelegt werden, vier Tage lang durchziehen lassen. Dann wird der Wein abgefiltert. Ein kleines Schnapsgläschen davon wird täglich vor den Mahlzeiten getrunken.

Aqua Reginae Hungaricae

Hier ist das Originalrezept des berühmten *Ungarischen Königinnenwassers*, auf dessen belebende und verjüngende Wirkungen viele Generationen schöner Frauen schworen. Die Herstellung der alten Rezeptur ist recht aufwendig, daher zeige ich Ihnen außer dem Original auch eine vereinfachte Methode für den Hausgebrauch.

100 g frische Rosmarinblüten
20 g frische Pfefferminzblätter
1 1/2 Alkohol (90%)
Zum Aufgießen: Rosenwasser
Zur Parfümierung: Rosmarinöl

Die frischen Rosmarinblüten und Pfefferminzblätter in ein   **Zubereitung**
weitbauchiges Gefäß mit breiter Öffnung geben und alles
mit dem Alkohol übergießen. Kräftig durchschütteln. Gut
verschlossen bleibt die Mischung sechs Wochen lang an der
Sonne oder an einem warmen Platz im Haus stehen, wobei
sie ab und zu geschüttelt wird. Dann seihen Sie die Tinktur
ab und drücken dabei die Pflanzenrückstände gut aus.
Anschließend durch ein feines Leinentuch oder durch Faltfilterpapier klarfiltern. In der duftenden Tinktur wird nun
das Rosmarinöl gelöst. Die Originalrezeptur gibt leider
dafür keine Menge an. Mein Vorschlag wäre, entsprechend
unserer Flüssigkeitsmenge etwa 20 Tropfen zu nehmen.

Nun gießen Sie den alkoholischen Pflanzenauszug mit
der gleichen Menge Rosenwasser auf, so daß eine Mischung
im Verhältnis 1:1 entsteht.

Aqua Reginae Hungaricae
Herstellung für den Hausgebrauch

2 Eßlöffel Rosmarinblüten
1/2 Eßlöffel Pfefferminzblätter
100 g Alkohol (90 %)
100 g Rosenwasser · 4 Tropfen Rosmarinöl

Die frischen oder getrockneten Pflanzenteile in ein gut ver-   **Zubereitung**
schließbares Gefäß mit breiter Öffnung geben und mit dem
Alkohol übergießen, so daß alles gut bedeckt ist. Vier bis
sechs Wochen gut verschlossen an der Sonne oder einem
warmen Platz im Haus stehenlassen und öfter durchschütteln. Dann wird die Tinktur abgeseiht und durch Kaffeefilterpapier klargefiltert. Das Rosmarinöl in der Tinktur auflösen und mit dem Rosenwasser aufgießen. Gut schütteln. In
dunkle Glasflasche abfüllen.

Verwendung   Es heißt, das *Aqua Reginae Hungaricae* habe die 70jährige Königin Isabella von Ungarn derart verjüngt, daß der König von Polen um ihre Hand anhielt. Über die Heilkraft des Ungarnwassers gibt es viele Legenden, es gehört zu den liebenswerten, sagenumwobenen Schönheitsgeheimnissen der Frauen.

Das Gesichtswasser wirkt vor allem entgiftend und reinigend. Wegen seiner naturantibiotischen Eigenschaften wurde es daher viel für die Behandlung von Bakterienbefall genommen, auch bei Pilzbefall an Finger- und Fußnägeln. In stark verdünnter Lösung diente es außerdem der Nasenreinigung, dem Austupfen der Ohren und als Zusatz zu Fußbädern. Wegen seiner reinigenden, erfrischenden und durchblutungssteigernden Eigenschaften ist es vorzüglich für unreine Haut, aber auch für müde, schlaffe Haut geeignet.

Hautkur mit Ungarnwasserkompressen

Das Ungarnwasser ist ein ausgezeichnetes Mittel für die tiefenwirksame Hautreinigung bei unreiner, fetter und großporiger Haut. Drücken Sie eine Mullkompresse in heißem Wasser aus, dem Sie ein wenig Ungarnwasser zugefügt haben. Legen Sie die Kompresse auf das gut gereinigte Gesicht, und lassen Sie sie 20 Minuten einwirken. Danach drücken Sie die Mullkompresse in kaltem Wasser aus und legen sie fünf bis zehn Minuten auf. Anschließend – und dies ist fast ein Muß – mit Hamameliswasser, dem Sie einen Tropfen Rosmarinöl zugefügt haben, nachreinigen.

Betrachten Sie die Anwendungen mit der warmen und kalten Kompresse als Hautkur, die Sie über zwei bis vier Tage täglich durchführen. Sie werden feststellen, daß sie äußerst wirksam ist und die große Reinigungsqualität des Ungarnwassers durch diese Anwendung voll bestätigt wird. Übrigens hat sich die Kur auch zur Behandlung unreiner

Hautstellen, beispielsweise am Rücken, an den Oberarmen, und bei Aknehaut bewährt.

Rosmarin-Hautcreme

5 g Bienenwachs
10 g Lanolin anhydrid (1 gehäufter Kaffeelöffel)
20 g süßes Mandelöl · 20 g Weizenkeimöl
1 Tasse destilliertes Wasser · 1 Eßlöffel Rosmarinblätter
3 Tropfen Rosmarinöl

Bringen Sie das destillierte Wasser ganz kurz zum Kochen, **Zubereitung** und übergießen Sie in einer kleinen Schale die getrockneten Rosmarinblätter damit. Bedecken und über Nacht durchziehen lassen. Am nächsten Tag seihen Sie die Flüssigkeit ab und filtern sie durch Kaffeefilterpapier klar. Erfahrungsgemäß saugen die Blätter sehr viel Flüssigkeit auf. 40 g des Rosmarintees brauchen Sie für die Weiterverarbeitung, so daß Sie unter Umständen, um diese Menge zu erreichen, mit etwas destilliertem Wasser auffüllen müssen. Lanolin und Bienenwachs auf dem kochenden Wasserbad schmelzen, dann süßes Mandelöl und Weizenkeimöl zufügen und alles auf 60 Grad bringen. Daneben wärmen Sie den Rosmarinpflanzenauszug, ebenfalls auf 60 Grad. Nun mit dem elektrischen Handrührmixer die beiden Mischungen miteinander verrühren. Sobald die Mischung handwarm ist, das Rosmarinöl zufügen und die Creme kaltrühren.

Bedingt durch das Vitamin-E-haltige Weizenkeimöl, und das **Verwendung** hautfreundliche Mandelöl haben Sie hier eine sehr heilwirksame Creme für das Hautgewebe. Bei sehr feinem, durchsichtigem Hautgewebe treten rote Äderchen oder Augenschatten häufig sichtbarer hervor als bei dichterem Gewebe. Selbstverständlich können Augenringe immer auf physische

Störungen hinweisen, etwa Nierenleiden, und die Lösung des Problems mag auf medizinischem Gebiet liegen. Doch ist auch die Hilfe dieser Creme sinnvoll, und Sie sollten sie etwa sechs bis neun Monate regelmäßig verwenden, wie eine Therapie, bis sich die grundlegende Veränderung des Hautbildes einstellt. Auch für Männer ist die Creme geeignet. Daneben hilft sie auch bei der Behandlung der Kopfhaut; sie kann vor der Haarwäsche fein in die Kopfhaut eingerieben werden, wo sie eine Weile einwirken sollte.

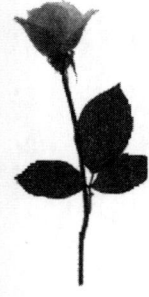

Was Liebe bewirkt
Pflicht ohne Liebe macht verdrießlich
Verantwortung ohne Liebe macht rücksichtslos
Gerechtigkeit ohne Liebe macht hart
Wahrheit ohne Liebe macht kritiksüchtig
Erziehung ohne Liebe macht widerspruchsvoll
Klugheit ohne Liebe macht gerissen
Freundlichkeit ohne Liebe macht heuchlerisch
Ordnung ohne Liebe macht kleinlich
Sachkenntnis ohne Liebe macht rechthaberisch
Macht ohne Liebe macht gewalttätig
Ehre ohne Liebe macht hochmütig
Besitz ohne Liebe macht geizig
Glaube ohne Liebe macht fanatisch
Volksweisheit

Seife

Die Frage, ob für die Gesichtswäsche Seife benutzt werden sollte oder nicht, ist seit langem ein Streitobjekt zwischen Kosmetikerinnen und Schönheitsexperten. Manche würden niemals erlauben, das Gesicht mit Seife in Berührung zu bringen, andere schwören auf die tägliche Seifenwaschung. Viele Frauen und Männer mit gesunder, schöner Haut haben sich das ganze Leben lang mit Seife das Gesicht gewaschen, und wir können nicht leugnen, daß die Seife ein sinnvolles Hautreinigungsmittel ist. Es geht also weniger um die Frage, ob Seife oder nicht, sondern um welche Seife, da nicht unbedingt alle Seifen günstig für die Gesichtshaut sind.

Eine gute, überfette Seife ist ein Schönheitsmittel, daher sollten wir für die Hautreinigung die richtige Seife finden. Generell kann man sagen, daß minderwertige Seifen Kalium enthalten und bei der Gesichtswäsche die Haut reizen können. Viel milder sind weiße Seifen, die Natron enthalten, vorausgesetzt, sie sind gut ausgesalzen und es ist kein ungebundenes Natron vorhanden. Weiße, überfette Seifen wie Lanolinseife, Olivenölseife, Mandelölseife oder andere weiße Seifen auf der Basis von pflanzlichen Ölen sind deshalb für die Hautreinigung am besten geeignet.

Vorsicht ist geboten mit Seifen auf Detergenzienbasis, desodorierenden Seifen, flüssigen Seifen oder Seifen mit »sauren« Zusätzen. Von einer Seife können wir nicht verlangen, daß sie wie eine Creme wirkt. Was wir fordern können ist bestenfalls, daß die Seife mild und schonend reinigt, allein darin besteht ihr hautpflegender Charakter.

Insbesondere in Verbindung mit kalkarmem Wasser weist die milde, überfette Seife gute Waschwirkungen auf und ist dabei, im Vergleich zu anderen Reinigungsmitteln 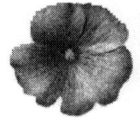 wie etwa detergenzienhaltigen Reinigungsmilchen, weniger entfettend und deshalb auch hautschonend. Immer bringt das Waschen mit Seife eine kurzfristige Steigerung des basischen ph-Wertes der Hautoberfläche mit sich. Wird die Haut nach dem Waschen gründlich mit warmem Wasser gespült, so tritt schon nach fünf bis zehn Minuten die natürliche Säuerung der Haut wieder ein. Um wasserunlösliche Kalk- und Seifenrückstände von der Haut restlos zu entfernen und die rasche Regenerierung des natürlichen Hautsäuremantels zu fördern, sollte unbedingt nach jeder Hautwäsche die Nachreinigung mit Gesichtswasser, das wie alle in diesem Buch genannten Wässer saure ph-Werte hat, folgen. Je kalkhaltiger das Wasser, desto schwieriger sind die unsichtbaren Kalkrückstände von der Haut zu lösen; deshalb ist die Anwendung von Gesichtswasser ein Muß für die ganzheitliche Schönheitspflege. Wenn Sie kein Gesichtswasser zur Hand haben, setzen Sie der letzten Spülung mit Wasser einen Spritzer Obstessig oder Zitronensaft zu.

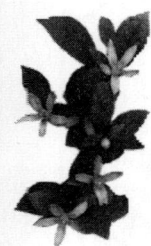

So haben wir also die weiße, überfette Seife auf der Basis von Pflanzenölen als gutes Reinigungsmittel für die Gesichtshaut. Es sei noch erwähnt, daß Glyzerinseifen für die Reinigung der Gesichtshaut nicht geeignet sind, da sie Hautreizungen bei empfindlicher Haut auslösen können. Die Glyzerinseife sollte daher nur als Handwaschseife verwendet werden.

Ein Problem der Gesichtsreinigung mit Seife ergibt sich daraus, daß wir fettlösliches Make-up, insbesondere Augen-Make-up, nicht mit Seifenschaum entfernen können. Deshalb besteht die einfachste Methode der sinnvollen Hautreinigung darin, mit etwas pflanzlichem Öl die Haut vorzureinigen, damit sich die fettlöslichen Make-up-Teilchen von der Haut lösen. Reizlos verträglich sind die milden Pflanzenöle wie süßes Mandelöl, Aprikosen- oder Pfirsichkernöl. Auch Vaselinöl wird gerne genommen, da es die Eigenschaft hat, nicht in die Haut einzudringen, sondern auf der Oberfläche zu bleiben, was für die Hautreinigung günstig ist. Wenn Sie also die Seifenwäsche schätzen, massieren Sie vor der Hautwäsche das Gesicht mit Pflanzenöl ein, und nehmen mit einem feuchtwarmen Wattepad das Öl ab. Nach der Seifenwäsche folgt die gründliche Spülung mit warmem Wasser und anschließend die Nachreinigung mit Gesichtswasser. Denken Sie auch daran, einmal in der Woche ein Gesichtsdampfbad zu nehmen, welches eine Tiefenreinigung von Haut und Atemwegen bewirkt.

Sesamöl

Auf heilwirksame Kosmetik greifen heute immer mehr Menschen zurück, und auch für die Sonnenkosmetik beginnen wir uns wieder auf die Heilkräfte der Natur zu besinnen, da mehr und mehr chemisch hergestellte Lichtschutzfaktoren für die Entstehung von Allergien verantwortlich gemacht werden.

Manche pflanzlichen Öle enthalten natürliche Lichtschutzmittel, wie etwa das Sesamöl und das Avocadoöl. Greifen wir also auf die Naturstoffe zurück, die der Menschheit seit Jahrhunderten gedient haben. Das Sesamöl enthält einen Wirkstoff, der Oxydation verhindert und ultraviolette Strahlen absorbiert; natürliche Lichtschutzfaktoren enthält auch das Avocadoöl. Gefährlich waren nie die Sonnenstrahlen für Mensch, Tier und Natur; gefährlich ist der Umgang der Menschen mit der Welt, denn nicht die Sonne hat das Ozonloch geschaffen, sondern der sorglose Umgang mit Chemiegiften. Und Chemiegifte sollten wir auch nicht verwenden, um die Haut vor der Sonne zu schützen, da das Prinzip, den Teufel mit dem Beelzebub auszutreiben, noch nie auf gesunde Weise Probleme gelöst hat. In der Sonne zu rösten allerdings ist schädlich für die Haut. Es kommt beim Sonnenbad auf die richtige Dosierung an, und das Schönheitsmittel Sonne will mit Bedacht angewendet werden. Sanft und natürlich bräunt die Haut im Schatten, wir vermeiden damit die Austrocknung der Haut, und die Bräune hält länger an.

Sesam-Sonnencreme

5 g Bienenwachs
10 g Lanolin anhydrid (1 gehäufter Kaffeelöffel)
40 g Sesamöl · 40 g destilliertes Wasser

Zubereitung

Wachs und Lanolin auf dem kochenden Wasserbad schmelzen. Dann das Sesamöl zugeben und die Schmelze auf 60 Grad bringen. Inzwischen in einem Extratöpfchen das destillierte Wasser auf 60 Grad erwärmen. Die geschmolzenen Fette vom Feuer nehmen, das destillierte Wasser zugeben und mit dem elektrischen Handrührmixer kaltrühren.

Verwendung

Die feinverstreichbare Sesam-Creme schützt ausreichend, wenn Sie sich in der Sonne aufhalten, aber nicht, wenn Sie sich zum Grillen hinlegen. Reiben Sie sich von Kopf bis Fuß mit der Creme ein, sie bewahrt die Haut vor Austrocknung, hält sie glatt und geschmeidig und bewahrt sie vor hautstrapazierenden äußeren Einflüssen.

Sonnenöl

1 Teil Sesamöl
1 Teil Avocadoöl

Zubereitung

Die beiden Öle miteinander vermischen und gut durchschütteln.

Verwendung

Für ein Sonnenbad in praller Sonne sollten Sie das Öl nicht verwenden, dagegen ist es als Hautschutz bei Luft- und Schattenbädern sehr gut geeignet. Da auch das Haar gegenüber Sonne und Salzwasser empfindlich ist, können Sie beim

Badeurlaub am Strand die Haarspitzen mit dem Öl einreiben, damit sie geschützt bleiben.

Traubenkernöl

Für die Herstellung spezieller Mittel zur Behandlung unreiner Haut ist das dünnflüssige Traubenkernöl geeignet.

Traubenkern-Hautcreme
für unreine Haut

5 g weißes Wachs
10 g Lanolin anhydrid (1 gehäufter Kaffeelöffel)
40 g Traubenkernöl · 40 g Hamameliswasser
2 Tropfen Pfefferminzöl

Zubereitung

Das weiße Wachs auf dem kochenden Wasserbad schmelzen, Lanolin zufügen und weiterschmelzen. Sobald eine klare Fettschmelze entstanden ist, das Traubenkernöl hinzufügen und alles auf 60 Grad erwärmen. Das Hamameliswasser in einem Extratöpfchen auf 60 Grad erwärmen. Die Fettschmelze vom Feuer nehmen und das erwärmte Hamameliswasser mit dem elektrischen Handrührmixer einrühren. Sobald die Mischung handwarm ist, das Pfefferminzöl einträufeln und weiterrühren, bis die Creme erkaltet. In Cremetöpfchen abfüllen.

Verwendung

Die angenehm nach Pfefferminz duftende, sahnig weiche Creme läßt sich leicht verstreichen und kann als Tages- und Nachtcreme verwendet werden. Die Creme eignet sich für die Pflege unreiner Haut, und es ist empfehlenswert, die Behandlung mit Heilerdepackungen zu unterstützen, wie zum Beispiel mit der Heilerde-Maske mit Lapis (siehe Seite

241). Sobald sich der Zustand der Haut verbessert hat, wenden Sie eine weniger intensiv wirkende Creme an, etwa eine Hautcreme mit süßem Mandelöl, Avocadoöl oder Jojobaöl.

Zink-Creme

50 g weiße Zinkpaste
30 g Traubenkernöl

Zubereitung

Weiche Zinkpaste *(Pasta Zinci mollis)* bekommen Sie offen in der Apotheke zu kaufen. Bringen Sie die Paste auf dem kochenden Wasserbad zum Schmelzen, und sobald eine Temperatur von 60 Grad erreicht ist, fügen Sie das Traubenkernöl hinzu und erwärmen alles erneut auf 60 Grad. Vom Feuer nehmen und kaltrühren.

Verwendung

Die reine Zinksalbe ist eine ganz ausgezeichnete Heilsalbe. Sie wird hergestellt, indem man einer indifferenten Salbengrundlage das weiße, pulvrige Zinkoxyd zusetzt. Obwohl die Zinksalbe entzündungshemmend und adstringierend wirkt, kann sie die Haut aber auch austrocknen.

In der hier vorgeschlagenen Rezeptur wird ihr die austrocknende Wirkung durch die Beifügung von Traubenkernöl genommen.

Tragen Sie die Mischung auf unreine Hautstellen auf, sei es im Gesicht, an den Armen oder auf dem Rücken. Sie bringt Hautunreinheiten zum Abklingen, wirkt lindernd auf Rötungen und Reizungen. Für die ständige Hautpflege ist die Paste nicht geeignet, sondern sie dient ganz gezielter Anwendung.

Vaseline

Die weiße Vaseline ist eine zäh-salbenartige Paste, die wir, wie das Vaselinöl, offen in der Apotheke bekommen.

Vaseline wird bei der Erdölgewinnung durch Destillation erzeugt und kommt in der Heilkosmetik für ganz bestimmte Zwecke zum Einsatz. Da sie als anorganisches, körperfremdes Fett nicht von der Haut resorbiert werden kann, das heißt als »Fettschicht« auf der Haut bleibt, nutzen wir sie für die Hautreinigung oder für die Herstellung wasserabstoßender Handschutzeremes.

Vaseline-Scrub

50 g weiße Vaseline · Kristallines Meersalz

Zubereitung

Vaseline bekommen Sie in der Apotheke, Meersalz in Naturkostläden. Reiben Sie die Handinnenflächen mit ein wenig Vaseline ein, so daß die Salbe in den Händen durch die Körperwärme geschmolzen wird. Nun die Handinnenflächen mit Meersalz bestreuen. Eine unkomplizierte Methode besteht darin, etwas Meersalz auf einen flachen Unterteller zu streuen und die Handinnenflächen daraufzudrücken.

Verwendung

Reiben Sie nun sehr sanft das Gesicht und den Hals mit den Händen ab. Nach gründlicher, sorgfältiger Abreibung mit viel warmem Wasser abwaschen und mit dem für die Nachreinigung bestimmten Gesichtswasser die Haut abreiben.

Nachreinigung

100 g Pfefferminzwasser
2 Tropfen Blütenessenz »Gelbes Sonnenröschen«

Zubereitung

Das Pfefferminzwasser, das Sie in der Apotheke bekommen oder selbst zubereiten können, mit den Blütentröpfchen vermischen. Gut durchschütteln und in eine dunkle Apothekerflasche abfüllen.

Verwendung

Die sorgfältig aufeinander abgestimmten Zutaten dieser kombinierten Vor- und Nachreinigung ergänzen einander und sollten deshalb miteinander angewendet werden Die Abreibung mit Salzvaseline ist eine hautbelebende Anwendung, die abgestorbene Zellen abträgt und die Haut gleichzeitig tief und gründlich reinigt und durchblutet.

Die tief belebende und erfrischende Nachreinigung mit Pfefferminzwasser und der Essenz vom Gelben Sonnenröschen durchblutet die Haut, regt die Zellneubildung an und wirkt intensiv auf die Klärung des Hautbildes. Die Anwendung von Vaseline-Scrub mit der ergänzenden Nachreinigung ist nicht als täglich anzuwendende Hautreinigung gedacht, sondern eher als Intensivkur für ein schöneres Hautbild. Zwei- bis dreimal wöchentlich können wir die Kur anwenden. Sie ist für fette und unreine Haut ebenso geeignet wie für trockene oder spröde Haut.

Crème de Vaseline

70 g Vaseline · 5 g Kakaobutter
10 g Lanolin anhydrid (1 gehäufter Kaffeelöffel)
5 Tropfen Rosengeraniumöl oder Rosenholzöl

Zubereitung

Die klassische Handschutzsalbe, deren Rezept aus England stammt, ist ganz einfach herzustellen. Zuerst schmelzen Sie die Vaselinesalbe auf dem kochenden Wasserbad, dann fügen Sie die Kakaobutter und Lanolin hinzu und schmelzen alles auf 70 Grad. Vom Feuer nehmen, mit dem elektrischen Handrührmixer rühren. Sobald die Mischung handwarm abgekühlt ist, das Parfümöl einträufeln und kaltrühren. In Cremedose abfüllen.

Verwendung

Die relativ schwere Handcreme ist als Schutzsalbe gedacht. Sie ist ideal für die Pflege der Hände bei Haushaltsarbeiten, für die Gartenarbeit und für alle Arbeiten, die die Hände strapazieren. Da die Creme stark wasserabstoßend ist, wirkt sie hautschützend und bewahrt die Haut vor Rissen, Schrunden, Rötung und Entfettung. Stellen Sie Ihren Topf mit Vaselinecreme in die Küche, damit er griffbereit ist und Sie nicht vergessen, die Hände damit zu pflegen.

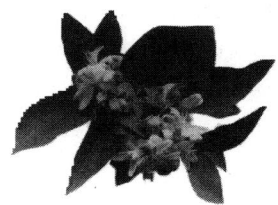

Wacholderholz

Wacholderholz-Körperlotion

3 g Bienenhonig (¹/₂ Kaffeelöffel)
100 g Orangenblütenwasser
20 g Alkohol (70 %) · 5 Tropfen Nachtkerzenöl
5 Tropfen Wacholderholzöl

Zubereitung　　Ein wenig Orangenblütenwasser erwärmen und den Bienenhonig darin auflösen. Im Alkohol das Nachtkerzenöl und Wacholderholzöl auflösen, kräftig durchschütteln. Dann alle Zutaten miteinander vermischen und in eine dunkle Glasflasche abfüllen.

Verwendung　　Eine erfrischende und hautpflegende Körperabreibung bietet diese Kombination von heilwirksamen Wirkstoffen. Sie wirkt aufmunternd, daher ist sie für die Körperpflege am Morgen gut geeignet. Die Lotion hat günstige Wirkungen auf ein nervöses, fleckiges Hautbild, und wegen ihrer adstringierenden Kraft ist sie ein schönes Mittel für müde, energielose Haut.

Erfrischendes Tonikum

50 g Pfefferminzwasser · 50 g Orangenblütenwasser
5 g Alkohol (70 %) 5 Tropfen Wacholderholzöl

Zubereitung　　Das Wacholderholzöl im Alkohol lösen, kräftig schütteln. Dann alle Zutaten miteinander vermischen und in eine hübsche Flasche abfüllen.

Als erfrischendes Gesichtswasser für die Nachreinigung der **Verwendung**
Haut nach der Gesichtswäsche ist diese Mischung ideal. Sie
belebt die Haut, erfrischt die Poren, reinigt, klärt und ist für
fleckige, nervöse Haut gut geeignet.

Nachtkerzenöl-Creme

10 g Lanolin anhydrid (1 gehäufter Kaffeelöffel)
5 g Bienenwachs · 20 g Nachtkerzenöl
20 g süßes Mandelöl · 40 g Rosenwasser
5 Tropfen Wacholderholzöl

Lanolin und Bienenwachs auf dem kochenden Wasserbad **Zubereitung**
schmelzen, Nachtkerzen- und süßes Mandelöl hinzufügen
und auf 60 Grad erwärmen. Das Rosenwasser ebenfalls auf
60 Grad erwärmen. Anschließend alles vom Feuer nehmen
und das Rosenwasser mit dem elektrischen Handrührmixer
in die geschmolzenen Fette rühren. Sobald die Creme handwarm abgekühlt ist, mit dem Wacholderholzöl parfümieren
und weiter kaltrühren. In Cremetöpfchen abfüllen.

Eine vorzügliche Hautcreme für die Regeneration und Bele- **Verwendung**
bung der Haut. Sie erneuert die Haut auf tiefer Ebene, sie
entspannt die Muskulatur und hilft bei der Zellneubildung.
Daher ist die Creme auch gut zur Massage des Körpers
geeignet. Für den Nacken und den Rücken ist sie ideal, wenn
die Muskulatur verspannt ist. Bei unruhigem Hautbild, bei
fleckiger, nervöser und trockener Haut ist sie ein vorzügliches Heil- und Pflegemittel.

Weizenkeimöl

Weizenkeim-Eicremepackung

1 Eigelb · 2 Eßlöffel Weizenkeimöl
1 Kaffeelöffel reiner Bienenhonig

Zubereitung

Das Weizenkeimöl tropfenweise in das Eigelb rühren, so daß eine glatte Mayonnaise entsteht. Den Bienenhonig zügig unterrühren, bis eine streichfähige Paste zustande kommt.

Verwendung

Mit einem breiten, weichen Pinsel tragen Sie die Packung auf das gut gereinigte Gesicht und den Hals auf. Etwa eine halbe Stunde einwirken lassen und dann mit viel warmem Wasser abrubbeln. Diese angenehme Packung kräftigt die Haut und das Gewebe, sie macht die Haut sehr schön weich und zart, und da sie viel Vitalität gibt, ist sie besonders für müde, apathische Haut zu empfehlen.

Körperpackung mit Weizenkeimöl

1 Eigelb · 1 Spritzer Zitronensaft
1 Eßlöffel Weizenkeimöl · 3 Tropfen Rosengeraniumöl

Zubereitung

Das Eigelb in eine kleine Porzellanschüssel geben und mit dem Weizenkeimöl, das tropfenweise zugefügt wird, zu einer Mayonnaise rühren. Den Obstessig und Zitronensaft unterziehen. Schön glattrühren.

Verwendung

Reiben Sie den ganzen Körper mit dieser schönen goldgelben Sahne verschwenderisch ein. Wenden Sie die Körperpackung nach dem Bad an, wenn die Poren geöffnet sind und aufnahmebereit für die guten Heilwirkungen. Die Packung regt die Zellneubildung an, sie verhilft zu tiefer Entspannung, sie gibt Ihnen mehr Körperbewußtsein, mehr Bewußtheit Ihrer Schönheit. Wickeln Sie sich in ein warmes Tuch, und genießen Sie das Wohlbefinden.

Weizenkeim-Nachtcreme

10 g Lanolin anhydrid (1 gehäufter Kaffeelöffel)
5 g Bienenwachs · 5 g Kakaobutter
20 g Nachtkerzenöl · 20 g Weizenkeimöl
40 g Rosenwasser
2 Tropfen Rosengeraniumöl

Zubereitung

Lanolin und Bienenwachs schmelzen, dann die Kakaobutter und Nachtkerzen- und Weizenkeimöl zufügen und alles auf 60 Grad bringen. Das Rosenwasser auf 60 Grad erwärmen. Auf kleinster Stufe mit dem elektrischen Handrührmixer das Rosenwasser in die geschmolzenen Fette rühren. Sobald die Mischung handwarm ist, das Parfümöl einträufeln und bis zum Erkalten der Creme weiterrühren. In Cremetöpfchen abfüllen.

Verwendung

Die üppige Weizenkeimcreme ist eine Wohltat für trockene, spröde und schuppige Haut. Besonders für die Hautpflege im Winter ist sie hilfreich. Reich an Vitamin E, wirkt sie heilend auf den Gesamtzustand der Haut, regt die Zellneubildung an und fördert das Abtragen der toten Hautzellen. Als Ganzkörpercreme kann sie bei trockener Körperhaut verwendet werden, oder auch als Cremepackung. Hierbei tragen Sie die Creme üppig wie eine Packung auf Gesicht und Hals auf, lassen Sie so lange wie möglich einwirken und nehmen dann die überschüssigen Reste mit einem weichen Papiertüchlein ab.

Praktische Hinweise

Informationen über Blütenessenzen erhalten Sie über:
Arbeitskreis
Blütenwerkstatt
Oberrödel 11
91161 Hilpoltstein

Ätherische Öle
Ronald Reike
Versandhandel ätherischer Öle
Kielort 21 a
22850 Nordersted

Heilsteine
Krystallos
Dr. Paul Meienberg
Ainmillerstraße 13
80801 München

Kosmetische Rohstoffe
Kosmetik Küche
Versand kosmetischer Rohstoffe
Margot Keppler
Schloßstraße 1
72160 Horb

Hobbykurse und naturkosmetische Behandlungen

Biologisches Kurhotel
Christl und Gabi Kurz
Schulstraße 1
88438 Bischofswiesen/
    Obb.

Mille Fleurs
Helga Karp
Schießgrabenstraße 28 f
86159 Augsburg

Gabriele Kreuz
Flemischweg 43
80689 München

Irmi Göbel
Löhnberger Straße 3 a
35792 Löhnberg
    Niedershausen

Mechthild Thiel
Upper Borg 89
28357 Bremen

Helene Tochtermann
Rothenberg Süd 10
82431 Kochel am
    See/Obb.

Regina Lohr
Waldschulstraße 62
81827 München

QUELLENVERZEICHNIS

Diane Ackermann, Natural History of the senses. New York 1990

Dr. Edward Bach, Gesammelte Werke – Von der Homöopathie zur Bach-Blütentherapie. Übersetzt von Karl-Friedrich Horner. Grafing 1988

Bhagavad-Gita, Religionsphilosophisches Gedicht. Hrsg. und kommentiert von Bhaktivedanta Swami Prabhupada. The Bhaktivedanta Book Trust, 1983

Hildegard von Bingen, Heilmittel. Übersetzt von Marie-Louise Portmann. Basel 1983. (Erste vollständige und wortgetreue Übersetzung, bei der alle Handschriften berücksichtigt sind.)

Dsbe., Metaphysik der Seele. Ausgewählt von Stephanie Faber. München 1989

Hedy Brusius, Die Magie der Edelsteine – Ihre kosmische Bedeutung, Wirk- und Strahlkraft. Genf 1996

Patricia Davis, Aromatherapie von A–Z. Übersetzt von Rita Höner und Rudolf Pohl. München 1990

Deutsches Arzneibuch, 6. Ausgabe 1926. Neudruck Stuttgart 1951

Wolfram Eberhard, Lexikon chinesischer Symbole – Die Bildsprache der Chinesen. München 1989

Meister Eckehart, Deutsche Predigten und Traktate. Hrsg. und übersetzt von Josef Quint. Zürich 1993

Edward Edinger, Der Weg der Seele – Der psychotherapeutische Prozeß im Spiegel der Alchemie. Übersetzt von Hans-Ulrich Möhring. München 1990

Epikur, Von der Überwindung der Furcht. Übersetzt von Olof Gigon. Zürich 1983

Stephanie Faber, Schön und gesund – Der umfassende Ratgeber für Naturkosmetik und gesunde Schönheitspflege. München 1989

Dsbe., Hobbykurs Kosmetik – Naturkosmetik zum Selbermachen. München 1985

Dsbe., Kräuterkosmetik – 200 Kosmetikrezepte mit Heilkräutern. München 1984

Dsbe., Das Rezeptbuch für Naturkosmetik – 318 Rezepte zum Selbermachen. München 1992

Dsbe., Mein Farbenbuch – Die Magie der Farben. München 1990

Paul Faure, Magie der Düfte – Eine Kulturgeschichte der Wohlgerüche. Übersetzt von Barbara Brumm. Zürich 1991

Pawel Florenski, All den Wasserscheiden des Denkens – Ein Lesebuch. Übersetzt von Nicolai von Bubnoff, Fritz Mierau, Jörg Milbradt, André Sikojev, Ulrich Werner. Berlin 1994

M. Furlmeier, Kraft der Heilpflanzen. Zürich 1979

Johann Wolfgang von Goethe, Naturwissenschaftliche Schriften. Hrsg. von Rudolf Steiner. Dornach 1982

Dsbe., Gedichte. Hrsg. von Heinz Nicolai. Frankfurt/M. 1990

Andreas Guhr/Jörg Nagler, Mythos der Steine, Hamburg 1986

Gerd Heinz-Mohr/Volker Sommer, Die Rose – Entfaltung eines Symbols. München 1988

The Herbalist Almanac, Hrsg. von Clarence Meyer. Meyerbooks, Glenwood, USA, 1977

Hippokrates, Auserlesene Schriften. Übersetzt von Wilhelm Capelle. Zürich 1984

J. Holfert/Eduard Hahn, Spezialitäten und Geheimmittel – Mit Angabe ihrer Zusammensetzung. Berlin 1893

Homer, Ilias/Odyssee. Übersetzt von Johann Heinrich Voß. München 1996

Franz Hübotter, Chinesisch-Tibetische Pharmakologie und Rezeptur. Ulm 1929

Gerhard Jäger, Die Rezepturen der königlich bayerischen Leib- & Hofapotheke. Bayreuth 1984

Peter Kelder, Die fünf Tibeter – Das alte Geheimnis aus den Hochtälern des Himalaya läßt Berge versetzen. Übersetzt von Christopher Baker. Wessobrunn 1989

Arnold Keyserling, Durch Sinnlichkeit zum Sinn. Südergellersen 1986

Koll/Kowalczyk, Fachkunde der Parfümerie und Kosmetik. Leipzig 1957

Arnold Krumm-Heller, Osmologische Heilkunde – Die Magie der Düfte. Berlin 1955

Vasant Ladt/David Frawley, Die Ayurweda Pflanzen-Heilkunde. Übersetzt von Christopher Baker. München 1993

Albert Y. Leung, Chinesische Heilkräuter. Übersetzt von Angelika Feilhauer. München 1985

Lukrez, De rerum natura – Welt aus Atomen. Übersetzt von Karl Büchner. Stuttgart 1973

Lisa Malin, Die schönen Kräfte – Eine Arbeit über Heilen in verschiedenen Dimensionen. Frankfurt 1993

Helen Morgenthau Fox, Gardening with herbs for flavor and fragrance. New York 1970

Rose-Marie Nöcker, Heilerde – Gesundwerden aus der Kraft der Natur. München 1985

Wally und Jenny Richardson, Die geistigen Heilkräfte der Edelsteine. Übersetzt von Susanne Harrington. Grafing 1997

Ina Rösing, Die Verbannung der Trauer – Nächtliche Heilungsrituale in den Hochanden Boliviens. Nördlingen 1987

Annemarie Schimmel, Gärten der Erkenntnis. Das Buch der vierzig Sufi-Meister. München 1991

Desbe., Mystische Dimensionen des Islam – Die Geschichte des Sufismus. München 1995

Gershom Scholem, Von der mystischen Gestalt der Gottheit. Studien zu Grundbegriffen der Kabbala. Frankfurt a. M. 1977

Walter Schumann, Der neue BLV Steine- und Mineralienführer. München 1994

Gustav Schwab, Die schönsten Sagen des klassischen Altertums. Berlin 1991

Geshe Lhündub Söpa/Jeffrey Hopkins, Der tibetische Buddhismus. Übersetzt von Burkhard Quessel. München 1995

Heinz J. Stammel, Die Apotheke Manitous. Das medizinische Wissen der Indianer und ihre Heilpflanzen. Hamburg 1986

Tom Stobart, Lexikon der Gewürze. Übersetzt von Gerd Hochheide und Dorothea Bemmann. Bonn 1972

Ann Tucker-Fettner, Potpourri – Incense and other fragrant concoctions. New York 1977

Upanishaden: Die Geheimlehren der Inder. München 1996

Mellie Uyldert, Verborgene Kräfte der Edelsteine. Übersetzt von Hedwig Jolenberg. München 1994

Jean Valnet, Aromatherapie – Gesundheit und Wohlbefinden durch pflanzliche Essenzen. München 1996

Die Versokratiker. Hrsg. Wilhelm Capelle. Stuttgart 1968

Wolfhart Westendorf, Erwachen der Heilkunst – Die Medizin im Alten Ägypten. Zürich 1992

Richard Willfort, Gesundheit durch Heilkräuter. Linz 1995

Fred Winter, Handbuch der gesamten Parfümerie und Kosmetik. Wien 1952

R. C. Zaehner, Der Hinduismus. Seine Geschichte und seine Lehre. München 1986

Bildnachweis

Register